WeightWatchers
FAMILIENkochBUCH

Inhalt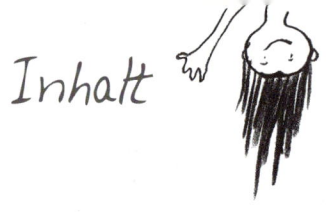

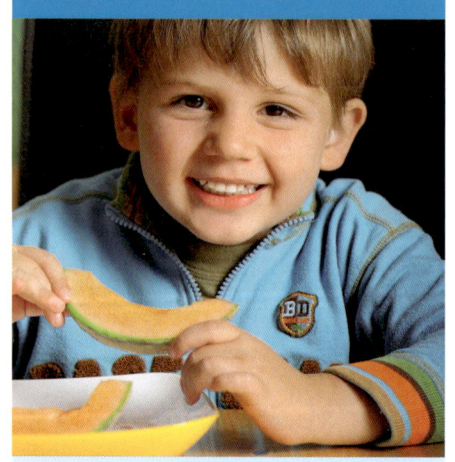

eins

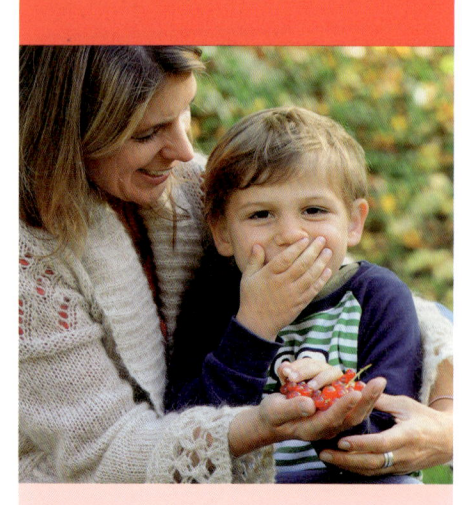

zwei

Schlanke Kinder haben's leichter

Seite 14

Kleiner Erziehungs-ratgeber

Seite 34

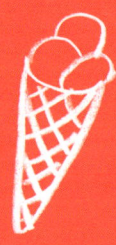

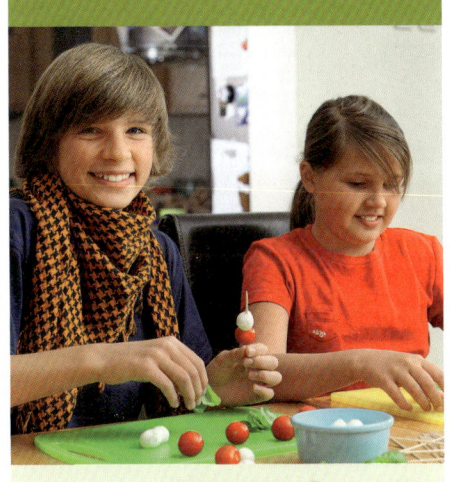

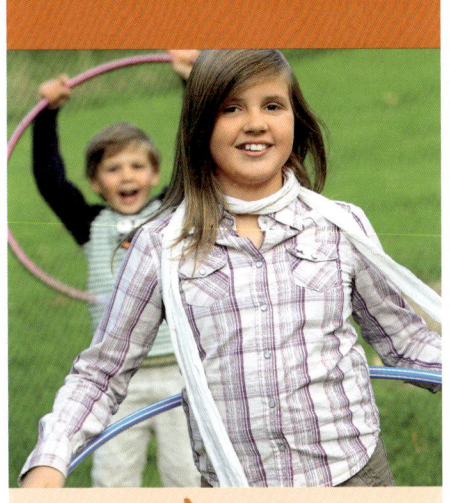

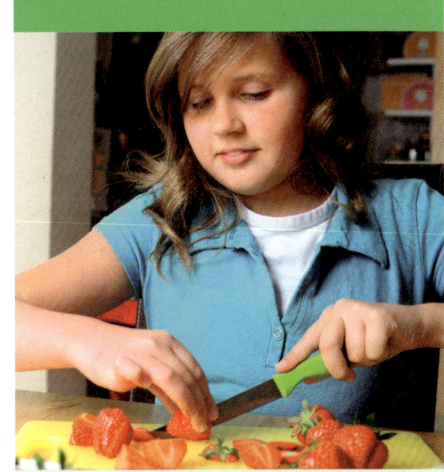

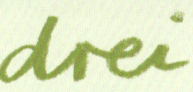

drei

vier

fünf

Vom Kochen und Essen mit Kindern

Seite 60

So macht Bewegung allen Spaß

Seite 86

60 Rezepte, die Kindern gut schmecken

Seite 108

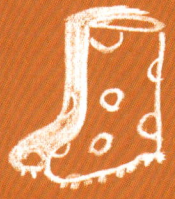

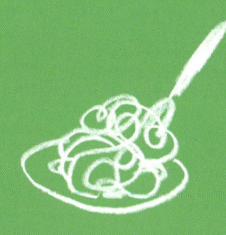

Vorwort

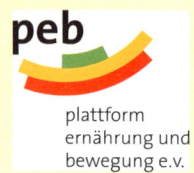

Die *Plattform Ernährung und Bewegung e. V. (peb)* vereint Mitglieder aus allen relevanten gesellschaftlichen Bereichen, die sich für einen gesundheitsförderlichen Lebensstil bei Kindern und Jugendlichen einsetzen. Die Akteure aus Politik, Wissenschaft, Ernährungswirtschaft, Sportverbänden, Gewerkschaften und Elternvertretungen, Krankenkassen und Medizin bilden mit *peb* das europaweit größte Netzwerk zur Vorbeugung von Übergewicht bei Kindern und Jugendlichen.

Spaß an einem gesunden Lebensstil!

Der Appell, der in diesem Buch steckt, weist große Gemeinsamkeiten mit den drei Säulen des gesunden Lebensstils der *Plattform Ernährung und Bewegung e. V. (peb)* auf: ausgewogen essen und trinken, viel Bewegung sowie Zeit zum Spielen & Entspannen. Wer dies von klein auf erfährt, hat die besten Chancen für einen gesunden Start ins Leben.

Warum ist es aber so schwierig, diese einfachen Regeln im Alltag in ausreichendem Umfang zu berücksichtigen – gerade für unsere Kinder, die doch eigentlich nichts lieber tun als Spielen, Toben und Genießen?

Der Lebensstil von uns allen und damit auch der Lebensstil unserer Kinder hat sich geradezu revolutionär verändert. War der Alltag der meisten Kinder noch vor 25 Jahren von Halbtagsschulen, Familienmahlzeiten und nachmittäglichem Draußen-Spielen geprägt, so bestimmen heute Bildschirmbeschäftigungen oft den ganzen Tag und entfalten eine Sogwirkung, der sich Kinder kaum entziehen können. Und wir Erwachsenen verwechseln zum Beispiel durch Computerspiele beruhigte Kinder viel zu oft mit ruhigen Kindern. Das zeigt auch unsere peb-Studie »Junge Eltern«: Eltern vermeiden Konflikte mit ihren Kindern und stellen diese viel zu oft – zumeist unbewusst – mit Medienkonsum oder kleinen Zwischenmahlzeiten ruhig. Innerhalb weniger Jahrzehnte hat die motorische Leistungsfähigkeit unserer Kinder dramatisch abgenommen, verbunden mit dem Anwachsen des Übergewichts. Kinder bewegen sich heute durchschnittlich nur noch etwa eine halbe Stunde am Tag intensiv und eine halbe Stunde leicht, die übrige Zeit des Tages verbringen sie liegend, sitzend oder stehend.

Daher will die *Plattform Ernährung und Bewegung* Eltern zu einem gesünderen Lebens- und Erziehungsstil mit ausgewogener Ernährung und mehr Bewegung

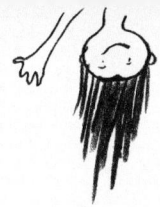

im Alltag motivieren. Und das nicht durch Appelle und Mahnungen – die zumeist kontraproduktiv wirken –, sondern durch praktische Alltagshilfen und Vorbilder. Die Anregungen, die dieses Buch dazu gibt, sollten durchaus ernst genommen werden. Zwar soll ein gesunder Lebensstil Spaß machen, dieser kann im Alltag jedoch nur wirken, wenn es klare Regelungen beispielsweise für den TV-Konsum oder fürs Essen gibt.

Das vorliegende »Familien(koch)buch« von Weight Watchers gibt Tipps und Hilfestellungen für einen aktiven Lebensstil in der Familie und entspricht damit genau der präventiven Philosophie von *peb*. Übergewicht ist ein Problem mit vielen Ursachen, das nicht durch eine Institution allein – sei es die Familie, die Schule, der Kindergarten, die Lebensmittelwirtschaft, die Wissenschaft oder die Politik – gelöst werden kann. Alle, die für die Lebenswelt von Kindern Verantwortung tragen, sind aufgefordert, ihren Beitrag zu einer gesunden Lebenswelt zu leisten. Dem wird Weight Watchers in vorbildlicher Weise unter anderem mit diesem Buch und dem Engagement in der *Plattform Ernährung und Bewegung* gerecht. Denn je früher Kinder einen gesunden Lebensstil erlernen, desto höher ist die Wahrscheinlichkeit, dass sie diesen für ihr gesamtes späteres Leben verinnerlichen. Weitere Tipps und Anregungen finden Sie im Internet auf der Website www.ernaehrung-und-bewegung.de.

Die *Plattform Ernährung und Bewegung* wünscht allen Leserinnen und Lesern mit ihren Familien viel Freude beim Essen, Bewegen, Spielen & Entspannen!

Dr. Andrea Lambeck
Geschäftsführerin der *Plattform Ernährung und Bewegung*

Ein Wort über Weight Watchers

Übergewicht bei Kindern ist ein Problem wachsenden Ausmaßes, das wir bei Weight Watchers sehr ernst nehmen. Denn wir wissen: Je früher das Übergewicht auftritt und je länger es besteht, umso schwerer wird es, neue Gewohnheiten zu erlernen. Viele Eltern kennen Weight Watchers als den weltweit erfolgreichsten Anbieter von Gewichtsmanagementprogrammen. Unsere Teilnehmer lernen mit uns, ihre Gewichtsentwicklung selbst in die Hand zu nehmen und über eine gesunde Lebensführung nachzudenken. Wir haben von ihnen gelernt, dass sie auch für ihre Familien immer nur das Beste wollen. Und dabei ist es manchmal gar nicht so einfach, praxisnahe Empfehlungen zu bekommen, die sich zu Hause wirklich umsetzen lassen.

Tatsächlich sind Eltern die wichtigste Instanz, wenn es um eine im wahrsten Sinne unbeschwerte Jugend geht. Gute Ernährungs- und Bewegungsgewohnheiten, die sich in jungen Jahren entwickeln, können Kinder ihr ganzes Leben lang begleiten, stärken und schützen. Wir möchten mit unserer wissenschaftlichen Kompetenz und 40-jähriger Erfahrung Eltern bei dieser wichtigen Aufgabe unterstützen.

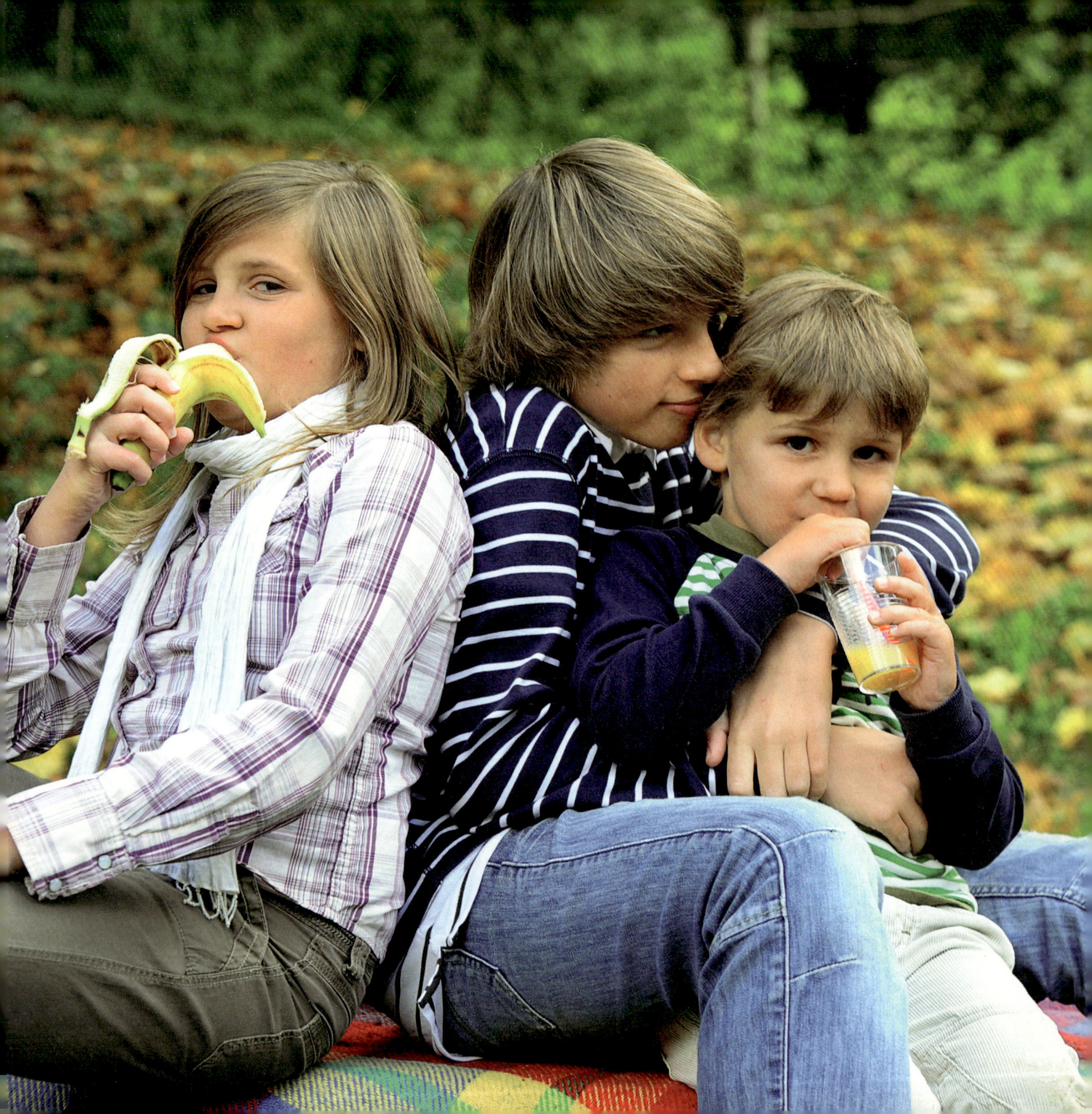

Nein, Sie täuschen sich nicht: Eltern zu sein bedeutet heute nicht mehr das Gleiche wie damals, als Sie klein waren. Einige Themen sind natürlich zeitlos – wie bringt man Kinder dazu, ihr Zimmer aufzuräumen, wie kann man ihnen helfen, mit einem Spielplatzrowdy klarzukommen? Aber auch ganz neue Probleme sind aufgetaucht. Die Eltern von heute fragen sich: »Wie können meine Kinder feste Werte und ein gesundes Selbstbewusstsein entwickeln, wenn sie in einer Kultur aufwachsen, in der man nie zu reich oder zu dünn sein kann? Wie bringe ich meine Kinder dazu, gesund zu essen, wenn überall süße, fettige Snacks lauern? Wie kriege ich sie von der Couch runter, wenn Fernsehen und Videospiele nun mal ihre liebsten Hobbys sind? Und wie kann ich sie draußen spielen lassen, wenn ich nicht die Zeit habe, auf sie aufzupassen?«

Über die Herausforderung, heute Eltern zu sein

Sie haben viele Rollen inne, die auch Ihre Eltern hatten – Sie sind Lehrer, Ratgeber, Regelmacher, Türsteher, Publikum und Vorgesetzte –, doch diese Aufgaben sind sehr viel komplexer geworden. Ihre Familie lebt in einer Welt, die niemals schläft, einer Welt, in der die Möglichkeiten endlos zu sein scheinen. Der Fluss der Informationen ist unbegrenzt und ständig im Wandel. In dieser Welt kommen Sie als Mutter kaum einmal dazu, abzuschalten und einen Tag frei zu nehmen von all den weiteren Rollen, die Ihnen das Leben so zugeteilt hat (Angestellte, Tochter, Krankenpflegerin, beste Freundin …). Wann haben Sie einmal Zeit für sich selbst? Vermutlich nur sehr selten.

Diese neue Welt hat auch neue Rollenbilder. Wer ist zum Beispiel für die Betreuung der Kinder zuständig? In vielen Familien ist es heute ganz normal, dass beide Eltern arbeiten. In Scheidungsfamilien ist geteiltes Sorgerecht verbreitet, die Kinder pendeln zwischen zwei Wohnungen hin und her. Kleinere Kinder werden zeitweise von Tagesmüttern, Babysittern oder in einer Kindertagesstätte versorgt. Wenn die Kinder älter und selbstständiger werden, sind sie ständig auf dem Sprung. Viele ernähren sich von Fast Food und Snacks oder essen oft bei Freunden. So kann es passieren, dass sie – von der Kleidung über Essgewohnheiten und

Freizeitgestaltung bis hin zu ihrer Körperwahrnehmung – in hohem Ausmaß von ihren Freunden beeinflusst werden.

So viele neue Herausforderungen! Verständlich, wenn Sie bei alltäglichen Entscheidungen gern mal Fünfe gerade sein lassen möchten und sich für den einfacheren und bequemeren Weg entscheiden. Überlegen Sie trotzdem einmal: Geben Sie manchmal zu schnell auf? Hören Sie sich öfter schulterzuckend »Wie du willst« sagen, wenn es darum geht, was die Kinder essen wollen und wie viel Fernsehen pro Tag erlaubt ist?

Noch eine Frage: Wie fühlen Sie selbst sich eigentlich in Ihrem Leben und in der Welt? Wenn Sie das Gefühl haben, nicht die Hilfe zu bekommen, die Sie brauchen, wenn Sie sich nicht sicher fühlen, oder Ihre Nachbarschaft Ihnen kaum soziale Kontakte bietet, dann fehlen Ihnen die Strukturen und die Unterstützung, die Ihre Eltern noch ganz selbstverständlich hatten.

Mütter wollen ihre Kinder gesund, glücklich und selbstbewusst sehen – und machen sich Sorgen, dass Übergewicht dem Selbstbild ihrer Kinder schaden könnte.

Bei allem, was sich heute verändert hat, gibt es doch eine Konstante: Genau wie Ihre Mutter wollen auch Sie Ihr Bestes tun, damit Ihre Familie gesund und glücklich ist. Sie wollen die beste und verantwortungsvollste Mutter sein. Eltern – so gut wie alle Eltern – legen ein ungeheures Verantwortungsbewusstsein an den Tag, wenn es um ihre Kinder geht, gerade auch bezüglich Essgewohnheiten und körperlicher Betätigung. In einer Reihe von Studien, die 2008 für Weight Watchers durchgeführt wurden, gaben alle befragten Frauen an, dass sie ihre Kinder gesund, glücklich und selbstbewusst sehen wollten – und sie machten sich Sorgen, dass Hänseleien oder das Gefühl, durch Übergewicht »anders« zu sein, dem Selbstbild ihrer Kinder schaden könnten.

Diese Sorgen sind berechtigt, denn Übergewicht ist heute kein Einzelfall mehr, sondern schon eher eine Epidemie. Ob Jungen oder Mädchen, Kinder oder Erwachsene – immer mehr Menschen sind übergewichtig. Besonders unter Kindern nimmt das Problem rasant zu.

Das Robert-Koch-Institut hat eine große Studie zur Gesundheit von Kindern und Jugendlichen in Deutschland durchgeführt (KiGGS 2003–2006). Diese zeigt, dass 15 Prozent der 3- bis 17-Jährigen Übergewicht haben. 6,3 Prozent von ihnen sind sogar adipös, also fettsüchtig. Die Häufigkeit von Übergewicht und Adipositas nimmt bei den Kindern und Jugendlichen mit steigendem Alter zu.

Was Kinder schützt und stark macht

Die gesunde Entwicklung Ihrer Kinder ist nichts, was Sie dem Zufall überlassen sollten. Gewichtsprobleme können in jedem Alter und in jeder Phase der Kindheit auftreten. Je früher Sie also gesunde Ess- und Bewegungsgewohnheiten in Ihr Familienleben einführen, desto größer ist die Chance, Ihre Kinder vor Übergewicht zu schützen. Glücklicherweise ist es nie zu spät, um anzufangen. Kinder werden größer, sie können also noch in ihr Gewicht »hineinwachsen« – wenn die nötigen Änderungen im Lebensstil erfolgt sind. Zudem haben die meisten Kinder einen starken natürlichen Bewegungsdrang. Geben Sie ihnen einfach die Möglichkeit dazu – vielleicht wird es Sie überraschen, wie leicht es dann für die Kinder ist, aktiv zu werden und zu bleiben.

Unsere Umwelt macht es uns schwer, nicht zuzunehmen. Wir pflegen einen Lebensstil, der das Dickwerden fördert. Übermäßige Kalorienaufnahme und geringere körperliche Aktivität verschwören sich zu unerwünschten Pfunden. Die meisten von uns bewegen sich zu wenig, verbringen zu viel Zeit vor dem Fernseher, am Computer, an den Spielkonsolen. Ungesunde Essgewohnheiten haben viele Gesichter: Essen im Übermaß, zu viele zuckerhaltige Getränke, das falsche – nämlich kalorienreiches, aber vitamin- und mineralstoffstoffarmes – Essen. Es gibt viele Gründe dafür, dass Kinder übergewichtig werden. Es kann daran liegen, dass sie einfach das Vorbild ihrer Eltern oder Freunde nachahmen, oder es kann eine Veranlagung zum Übergewicht vorliegen (in diesem Punkt sind sich jedoch die Experten einig: Die Gene müssen kein Schicksal sein). Ein komplexes Zusammenspiel von genetischen und umfeldbedingten Faktoren kann zu einer Gefährdung des Kindes durch Übergewicht oder sogar zu krankhaftem Übergewicht führen. Während unsere Gene sich über die letzten Generationen nicht nennenswert verändert haben, hat unser Umfeld das sehr wohl getan – zwischen dem Lebensstil unserer Vorfahren und dem unseren liegen Welten. Nun bedenken Sie noch, dass Kinder durch die Medien beeinflusst werden, die sie mit Werbung für süße Frühstückszerealien und kalorienreiche Snacks und Leckereien von zweifelhaftem Nährwert bombardieren. Später dann, im Supermarkt, betteln die Kinder ihre Eltern natürlich an, diese Dinge zu kaufen.

> *Es gibt viele Gründe dafür, dass Kinder übergewichtig werden. Eine gewisse Rolle spielen die Gene, entscheidender aber sind Essverhalten, Vorbilder, Werbung, Bewegungsmangel ...*

Hier kommt trotz alledem eine gute Nachricht: Als Elternteil, Versorger und Vorbild haben Sie in all diesen Bereichen maßgeblichen Einfluss, im Guten wie im Schlechten. In Studien hat sich gezeigt, dass die Ess- und Bewegungsgewohnheiten der Eltern großen und nachhaltigen Einfluss auf das Gewicht eines Kindes haben. So wurde das Familienumfeld 5- bis 11-jähriger Mädchen untersucht – und die Befunde waren eigentlich nicht überraschend: Wo die Eltern selbst zu viel aßen und sich zu wenig bewegten, war bei den Mädchen ein stärkerer Anstieg des Body-Mass-Index (kurz BMI – eine Maßzahl für das Verhältnis von Gewicht und Körpergröße) zu verzeichnen als dort, wo die Eltern gesündere Ernährungs- und Bewegungsgewohnheiten hatten. Die Forscher schlossen daraus: »Das Umfeld, das die Eltern durch ihre eigenen Gewohnheiten erschaffen, kann einen nachhaltigen negativen Effekt auf die Gewichtskurve ihrer Kinder haben. Es kann das Verhalten der Kinder beeinflussen, also Essmuster, die Übergewicht begünstigen können.«

Dabei geht es nicht nur um die Ästhetik. Die möglichen Folgen des Übergewichts bei Kindern sind zahlreich. Hier ein paar Studienergebnisse und Fakten, die nachdenklich stimmen:

Hier kommt eine gute Nachricht: Als Eltern, Versorger und Vorbild haben Sie maßgeblichen Einfluss – im Guten wie im Schlechten.

- Eine Umfrage, die in den USA durchgeführt wurde, zeigte: Eltern übergewichtiger Kinder zwischen 6 und 13 sagten erheblich häufiger aus, Schikane sei ein großes Problem für ihre Kinder, als Eltern normalgewichtiger Kinder.
- Übergewicht bei Kindern kann zu Knochen- und Gelenkproblemen führen, etwa zu Hüftbeschwerden und O-Beinen. Es kann auch zu einer ablehnenden Haltung gegenüber körperlicher Betätigung führen – diese wiederum kann Gewichtsprobleme verstärken.
- Starkes Übergewicht kann dazu führen, dass Kinder frühzeitig gesundheitliche Probleme entwickeln, die gewöhnlich erst bei Erwachsenen auftreten (hoher Blutdruck, Cholesterin- und Leberauffälligkeiten und obstruktive Schlafapnoe). Bei einer Analyse im Rahmen der Bogalusa-Herzstudie haben Forscher festgestellt, dass unter den als fettleibig geltenden Kindern 39 Prozent mindestens zwei Risikofaktoren für Herzkrankheiten besaßen (dazu zählen zum Beispiel Cholesterinauffälligkeit, hoher Insulinspiegel und hoher Blutdruck).

- Übergewichtige Kinder werden mit größerer Wahrscheinlichkeit als ihre normalgewichtigen Altersgenossen auch übergewichtige Erwachsene – es sei denn, sie ändern rechtzeitig ihre Gewohnheiten.
- Die Grundlage lebenslanger Gewichtsprobleme entsteht oft schon viel früher, als man glauben möchte.

Ein gutes Erbe weitergeben

Natürlich sind die meisten Eltern mit Leidenschaft dabei, wenn es um das Gewichtsmanagement der ganzen Familie geht, denn sie wissen: Wer sich heute an gesundes Essen gewöhnt, wird morgen besser leben. Schließlich wollen Eltern nur das Beste für ihre Kinder – ein glückliches, erfüllendes Leben, ein gesundes Selbstwertgefühl, Gesundheit, Sicherheit, Geborgenheit und vieles mehr. Nur ist es in den vergangenen Jahrzehnten immer schwieriger geworden, zu erkennen, wie man den Kindern dazu verhelfen kann.

Aber: So schwierig muss es gar nicht sein. Es ist Familiensache, kleine Gesundheitstricks zu entwickeln, mit denen alle gut leben können – Familiensache unter Ihrer Leitung.

Die Experten von Weight Watchers, dem weltweit führenden Serviceanbieter im Gewichtsmanagement, möchten Eltern zuverlässige Informationen und sinnvollen Rat zum Wohlbefinden ihrer Kinder geben können. Deshalb haben wir sehr viele Forschungsergebnisse gesichtet und mit Eltern von Klein- und Schulkindern über ihre größten Sorgen gesprochen. Im Frühjahr 2008 führte Weight Watchers eine Onlinebefragung unter 448 aktuellen und ehemaligen Teilnehmern durch – die meisten davon Frauen, alle mit Kindern unter 18 Jahren, die zu Hause bei den Eltern wohnten. Wir wollten herausfinden, was gerade Müttern am meisten am Herzen liegt, wenn es um die gesunde Entwicklung ihrer Kinder geht. Einige Ergebnisse finden Sie hier:

- Ganz obenan steht für Mütter das Glück ihrer Kinder, gefolgt von ihren Essgewohnheiten und ihrer Fähigkeit, Freunde zu finden.
- Mütter, die als Kinder selbst übergewichtig waren, sorgen sich mehr um die Essgewohnheiten ihrer Kinder im Schulalter.
- Nur wenige Eltern sehen ihre Kinder im Kleinkind- oder Vorschulalter als übergewichtig an. Das ändert sich deutlich, wenn diese älter werden. Wenn die Kinder

das Schulalter erreichen, glauben 25 Prozent der Mütter, dass ihre Kinder zumindest ein wenig übergewichtig sind. Diese Zahl klettert noch einmal auf 32 Prozent, wenn die Kinder das Alter zwischen 10 und 13 erreichen.

◉ 44 Prozent dieser Frauen sind nur einmal die Woche oder seltener gemeinsam mit ihren Kindern sportlich aktiv.

◉ Die Zeit, die Kinder vor dem Fernseher oder Computer verbringen, steigt mit dem Alter signifikant an; mehr als ein Drittel der Kinder unter 10 Jahren verbringt einen großen Teil oder die gesamte Freizeit vor einem Bildschirm.

◉ Viele Frauen fühlen sich außerstande, die Essgewohnheiten ihrer Kinder zu ändern, obwohl die Mehrzahl dieser Mütter genau beobachtet, was ihre Kinder essen und trinken – genauer, als es ihre eigenen Eltern getan haben.

Es ist ganz klar, dass Essensfragen zu den großen Herausforderungen in der Erziehung gehören. Schließlich drückt sich auch in der Art, wie Sie Ihre Kinder ernähren, Ihre Liebe zu ihnen aus. Es ist ein Mittel, Freude und Genuss zu teilen. Anders gesagt: Wenn Sie selbst eine gesunde Einstellung zum Essen haben und gesundes Essen für Sie die Regel ist, können Sie Ihrem Kind helfen, Ihrem Beispiel zu folgen. Darum ist es so immens wichtig, früh im Leben Ihres Kindes die Weichen richtig zu stellen, wenn es um Essen und körperliche Betätigung geht.

Der Schlüssel zum Erfolg

Viele Eltern möchten ihren Kindern durch die Ernährung unbedingt etwas Gutes tun, aber oft trauen sie ihren Instinkten nicht und zweifeln ihr eigenes Urteilsvermögen in diesen Dingen an. In den Befragungen von Weight Watchers zeigte sich: Prinzipiell wollen Frauen zwar, dass ihre Kinder gut versorgt und glücklich sind. In der Praxis kämpfen sie auf dem Weg zu diesem Ziel aber oft mit sich selbst und sind unsicher, ob sie das Richtige tun. Viele Frauen sind von ihrer Verantwortung schier überwältigt. Ständiger Zeitdruck gibt ihnen das Gefühl, sie würden nur unzureichend dafür sorgen, dass ihre Familie gesund lebt. Das kann Schuldgefühle, Angst und Panik hervorrufen – und Verwirrung bei den Kindern, die diese Signale nicht zu deuten wissen.

Aber Sie können die Kontrolle zurückgewinnen. Sie können Ihren Kindern gesunde Ess- und Bewegungsgewohnheiten und ein gutes Körperbewusstsein vermitteln. Sie müssen das Gewicht Ihres Kindes nicht dem Schicksal überlassen, im

Gegenteil: Sie üben einen enormen Einfluss aus. Der Schlüssel zum Erfolg ist, gewisse Aspekte Ihres Lebensstils zu ändern. So werden alle Familienmitglieder lernen, Essen zu wählen, das ihnen guttut, weniger unnötige Kalorien aufzunehmen und die Kalorienverbrennung durch körperliche Aktivität anzukurbeln.

Diese Veränderungen werden sich freilich nicht über Nacht einstellen. Sie erfordern Planung und eine achtsame Herangehensweise. Aber mit der Zeit wird es einfacher, weil Kinder anpassungsfähig sind und schnell lernen. Die kleinen Neuerungen werden schnell der Normalzustand für Ihre Familie sein – besonders, wenn Mutter und Vater als Vorbilder dienen. So werden Sie eine Umgebung schaffen, in der stets eine gesunde Auswahl von Lebensmitteln zur Verfügung steht und viel Bewegung für jedes Familienmitglied ganz selbstverständlich ist.

Ein Weg für die ganze Familie

Unser Familien(koch)buch will mit Ihnen gemeinsam den Weg zu einem gesünderen, dynamischeren Leben beschreiten. Weight Watchers wertet einerseits wissenschaftliche Informationen zum Gewichtsmanagement aus und betrachtet andererseits die ganz praktischen Sorgen und Herausforderungen, mit denen Eltern im täglichen Geschäft der Kindererziehung konfrontiert werden. Durch diese kombinierte Herangehensweise möchten wir Ihnen helfen, dauerhafte Veränderungen im Lebensstil Ihrer Familie durchzusetzen, und das auf eine realistische, praxisnahe Weise.

Unsere Ziele: ein respektvoller Umgang mit dem Körper, Gefallen an einer ausgewogenen Ernährung, förderliche Essgewohnheiten und Freude an Bewegung.

In diesem Buch finden Sie eine Vielzahl von Tipps und Hilfsmitteln, die Sie dazu anregen sollen, genau auf Ihre eigenen Worte und Handlungen zu achten. So werden Sie Ihren Kindern diejenigen Botschaften übermitteln, die auch wirklich zu gesünderem Verhalten führen. Wir wollen Ihnen zeigen, wie Sie Ihren Kindern helfen können, sich gesund zu ernähren und auf ihren Körper zu achten.

Das Familien(koch)buch hat vier Ziele, die alle Familienmitglieder erreichen sollen: einen positiven, respektvollen Umgang mit dem eigenen Körper, Gefallen an einer ausgewogenen Ernährung, förderliche Essgewohnheiten und Freude an Bewegung. Diese vier zentralen Elemente gilt es, zu einem festen Bestandteil des Alltags zu machen. Sie werden Kindern und Erwachsenen helfen, sich fit, stark und sicher in ihrer eigenen Haut zu fühlen – ein Leben lang.

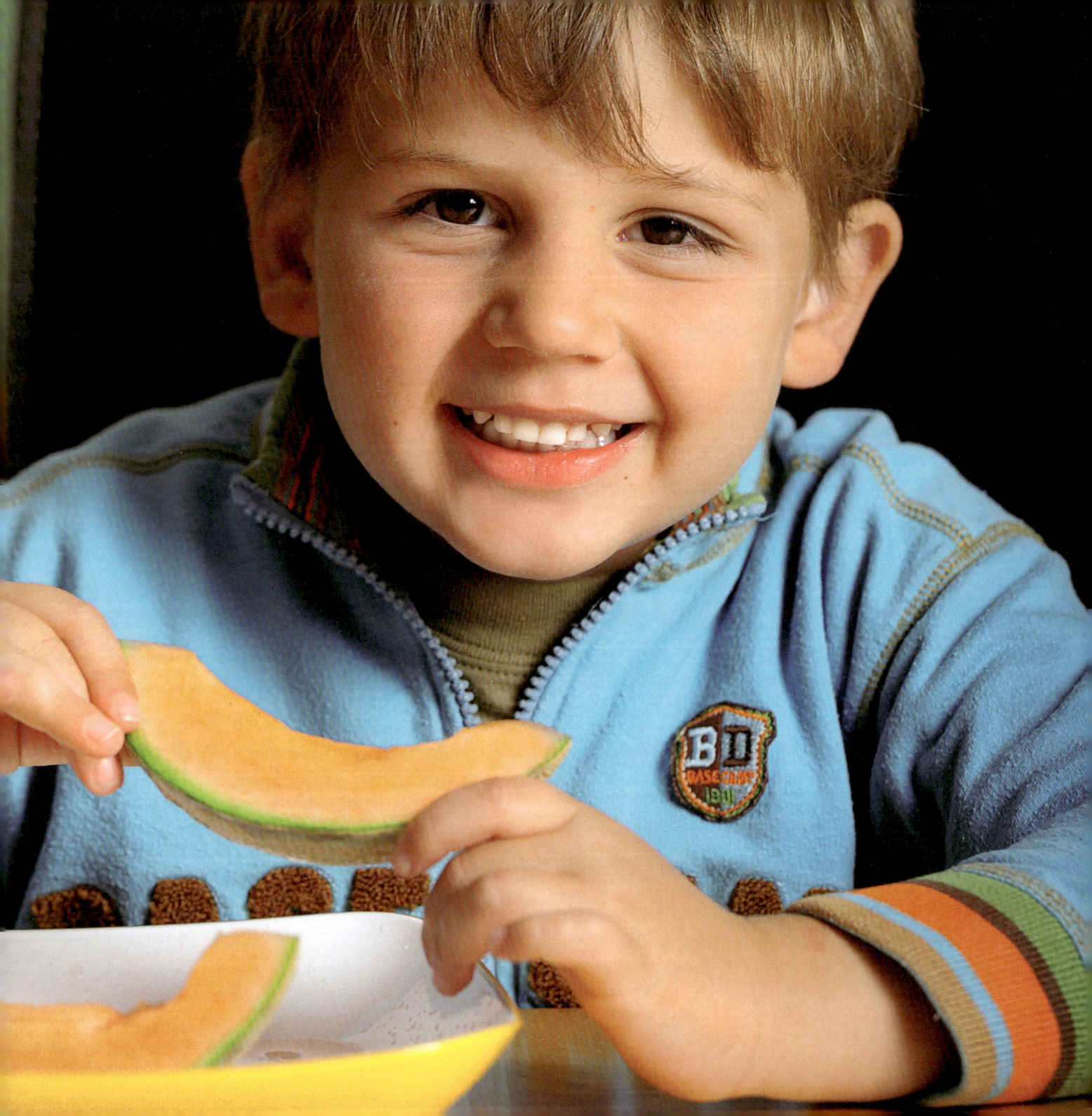

eins

Schlanke Kinder haben's leichter

Wenn Ihr Kind übergewichtig wäre, wüssten Sie es – denken Sie das nicht auch? Liebe macht manchmal blind. Elternliebe auch. Viele Eltern täuschen sich über das Gewicht ihrer Söhne und Töchter. Eine Studie mit 5500 Kindern im Alter von 2 bis 11 hat ergeben, dass 32 Prozent aller Mütter von übergewichtigen Kindern deren Gewicht als »ganz in Ordnung« bewerten würden. Forschungen der *University of Queensland* in Australien haben ergeben, dass 40 Prozent der Mütter übergewichtiger Kinder ihr Kind irrtümlich für normal- oder sogar untergewichtig halten.

Das Robert-Koch-Institut hat 2003 bis 2006 eine große Untersuchung zur Gesundheit von Kindern und Jugendlichen in Deutschland durchgeführt. Diese ergab, dass 15 Prozent der 3- bis 17-Jährigen Übergewicht haben. 6,3 Prozent von ihnen sind sogar adipös (fettsüchtig). Die Häufigkeit von Übergewicht und Adipositas nimmt bei Kindern und Jugendlichen mit steigendem Alter zu.

In diesem Kapitel werden wir uns deshalb ein paar wichtige Themen rund um das Gewicht von Kindern näher ansehen:

- Ergebnisse der Forschung über Gewichtsprobleme bei Kindern.

- Die aktuell gültigen Definitionen, was als dick gilt und was nicht.

- Die sicherste Methode, zu erkennen, ob Ihr Kind überschüssige Pfunde ansetzt.

- Die Bedeutung von Körperfett und Nahrungsfett für die Gesundheit.

- Wie Sie ein drohendes Gewichtsproblem Ihres Kindes mit Hilfe des Kinderarztes effektiv angehen können.

Zu Beginn aber stellen wir Ihnen erst einmal die fünf Säulen einer gesunden Lebensführung vor, die in jedem Zuhause gelten sollten: fünf einfache Regeln für ein gesundes Gewicht und eine starke Familie.

Die fünf einfachen Regeln

Ein gesundes Gewicht zu halten ist gar nicht so schwierig. Letztlich geht es um einen ausgeglichenen Kalorienhaushalt. Das erste Ziel ist, vorwiegend kalorienarme, aber nahrhafte Lebensmittel zu essen – das zweite, aktiver zu werden, sich mehr zu bewegen, weniger stillzusitzen. Entscheidend für den Erfolg: dass die ganze Familie an einem Strang zieht.

1 Wählen Sie gesunde, nahrhafte Lebensmittel

Eine ausgewogene und gewichtsbewusste Ernährung basiert auf vollwertigen, gesunden Lebensmitteln. Solche Lebensmittel enthalten viele Vitamine, Mineralstoffe und wichtige Nährstoffe, gleichzeitig aber wenig Kalorien. Sie müssen das Kernstück des Ernährungsplans werden, bei normalen Mahlzeiten wie auch bei kleineren Snacks. Die Konzentration auf diese Lebensmittel hilft nicht nur, ein gesundes Gewicht zu erlangen, sondern steigert die Gesundheit und das allgemeine Wohlbefinden.

Entscheiden Sie sich so oft wie möglich für Vollkornprodukte. Diese Lebensmittel enthalten alle guten Inhaltsstoffe aus dem ganzen, ungeschälten Korn. Gerade in der Schale sitzen viele Vitamine und Mineralstoffe, die beim Schälen verloren gehen. Vollkornlebensmittel liefern auch Ballaststoffe, die helfen, den Verdauungsapparat gesund zu erhalten, und die das Sättigungsgefühl verstärken. Eine ballaststoffreiche Ernährung kann auch Verstopfungen lindern, ein Problem, unter dem viele Kinder leiden.

Empfehlenswert: Wasser, ungesüßter Tee und fettarme Milch. Kalorienreiche Softdrinks gehören für viele Kinder zum Alltag. In den letzten Jahrzehnten ist der Softdrinkkonsum gewaltig angestiegen. Gleichzeitig ist der Milchverbrauch pro Kopf gesunken – eine Entwicklung, die schon häufig mit Gewichtszunahme in Verbindung gebracht wurde. Softdrinks enthalten sehr viel Zucker und liefern deshalb eine Menge Kalorien. Weniger davon zu trinken, kann deshalb schon viel bewirken. In einer englischen Studie hat sich gezeigt, dass Kinder innerhalb eines Jahres an Gewicht verloren, wenn sie einfach nur weniger Cola, Limo & Co. tranken. Kinder, die bei ihren gewohnten Softdrinks blieben, legten an Gewicht zu.

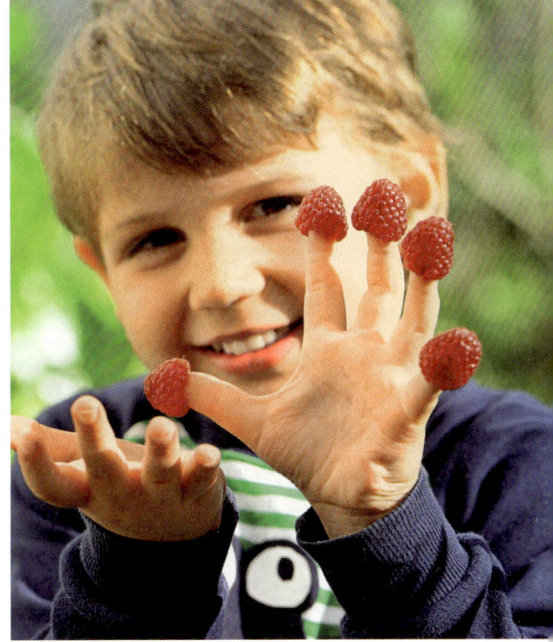

Lieber mal mit Essen spielen, mit frischen Lebensmitteln Spaß haben, als immer nur Fertiges aus der Packung konsumieren.

17

Vollwertige Lebens-
mittel, abwechslungs-
reiches Essen, regel-
mäßige gemeinsame
Mahlzeiten – das ist
die Basis für eine
gesunde Ernährung.

Leider enthalten auch Fruchtsäfte neben gesunden Inhaltsstoffen ganz schön viele Kalorien. Deshalb ist es sinnvoll, die tägliche Menge kalorienhaltiger Getränke – ausgenommen Milch, aber inklusive Fruchtsäfte – zu beschränken.

Bringen Sie jeden Tag reichlich Obst und Gemüse auf den Tisch. Obst und Gemüse enthalten wichtige, gesunde Inhaltsstoffe, die keine anderen Lebensmittel liefern können, und zusätzlich eine Menge Ballaststoffe. Sie bestehen zu einem großen Teil aus Wasser, das bedeutet, sie enthalten nur wenige Kalorien und machen trotzdem schön satt. Je höher also der Gemüseanteil am Essen ist, desto geringer die Kalorienzufuhr. In einer Studie mit Kindern zwischen 9 und 14 Jahren wurde der stärkste BMI-Rückgang bei den Jungen festgestellt, die das meiste Gemüse aßen. Experten raten jedermann, mindestens fünfmal am Tag Obst oder Gemüse zu essen. Die Menge sollte auf das Alter abgestimmt sein. Als Faustregel kann gelten: Fünfmal am Tag eine Portion Obst oder Gemüse. Eine Portion passt in zwei Hände – und mit den Kinderhänden wachsen die Portionen.

Nehmen Sie kleine Mengen gesunder Öle zu sich. Weniger Fett zu essen ist zwar eine effektive Möglichkeit, weniger Kalorien aufzunehmen, es kann aber auch die Aufnahme notwendiger Nährstoffe reduzieren. Vitamin E zum Beispiel findet sich vor allem in bestimmten Ölen. Geringe Mengen von Raps- oder Olivenöl beispielsweise helfen Kindern wie Erwachsenen, das Vitamin E zu bekommen, das sie brauchen. Ein Öl-Dressing über den Salat zu geben oder Fleisch kurz in hochwertigem Pflanzenöl anzubraten, sind zwei einfache Möglichkeiten, diese Öle in den Ernährungsplan zu integrieren.

Achten Sie bei abgepackten Lebensmitteln und Fertiggerichten auf versteckte Fette und Zucker. Fette und Zucker erhöhen die Kalorienmenge drastisch. Die Gesamtmenge an Fett und Zucker steht normalerweise auf der Verpackung unter »durchschnittliche Nährwerte«. Es hilft aber auch, die Inhaltsstoffliste zu lesen: Wenn Fett oder Zucker unter den ersten drei Zutaten auftauchen, können Sie sicher sein, dass es sich um ein sehr fettiges oder sehr zuckerhaltiges Produkt handelt. (Zucker kann übrigens unter verschiedenen Namen auftauchen – etwa Melasse, Zuckerrohrsirup, Fruchtsaftkonzentrat, Honig, Dextrose, Fruktose, Saccharose, Mais- oder Malzsirup.)

Viele Leute greifen gern zu solchen Fertiglebensmitteln. Man kann aber auch aus Basislebensmitteln wie magerem Fleisch, frischem Obst und Gemüse und Vollkornprodukten ganz schnell einfache, nahrhafte und sehr schmackhafte Gerichte zaubern. Halten Sie Ausschau nach schnellen und leichten Rezeptideen – zum Kochen, Backen, Grillen, Braten, Pochieren und Dünsten.

Frühstücken Sie täglich. Das ist die perfekte Gelegenheit, mit Vollkornbrot, Vollkornmüsli, Obst und kalziumreicher Milch in einen guten Tag zu starten. Ein ausgewogenes Frühstück hilft bei der Gewichtsregulierung, und gemeinsam als Familie zu frühstücken, fördert das Zusammengehörigkeitsgefühl. Man hat festgestellt, dass Kinder, die frühstücken, weniger zu Übergewicht neigen. Wenn das Frühstück zu einer festen Angewohnheit wird, ist das ein Gewinn fürs ganze Leben, weil auch bei Erwachsenen das regelmäßige Frühstücken mit Gewichtsabnahme in Verbindung gebracht wird.

Versuchen Sie, geregelte Essenszeiten einzuhalten. Kinder, denen feste Essenszeiten fehlen und die deshalb öfter kleine Snacks zu sich nehmen, essen oft zu viele Süßigkeiten.

Essen Sie so oft wie möglich mit der ganzen Familie. Kinder, die zu Hause mit der Familie zu Abend essen, ernähren sich erwiesenermaßen besser und ausgewogener als Kinder, die das nicht tun. Sie nehmen mehr Vitamine und Ballaststoffe zu sich, trinken weniger Softdrinks und essen weniger Gebratenes oder Frittiertes.

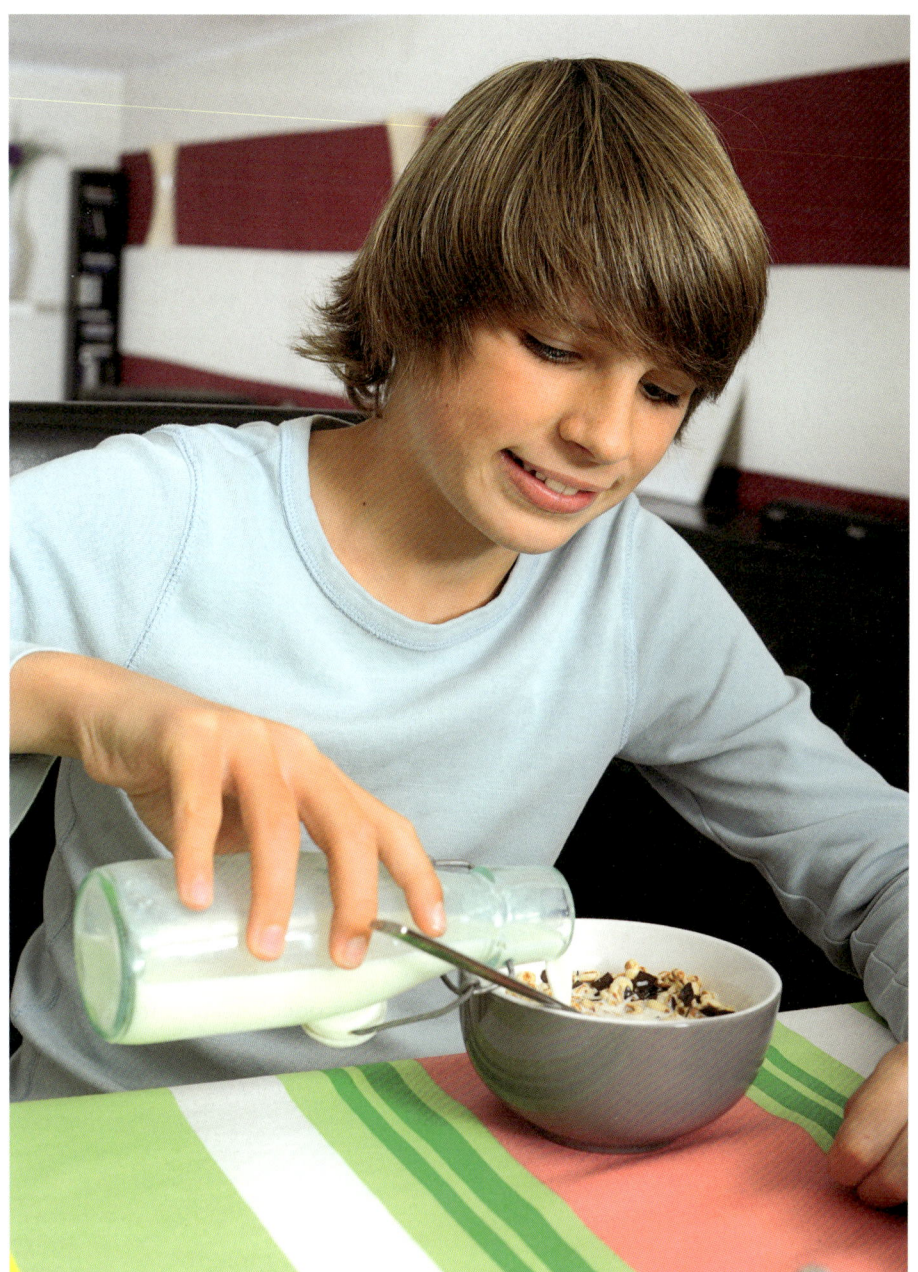

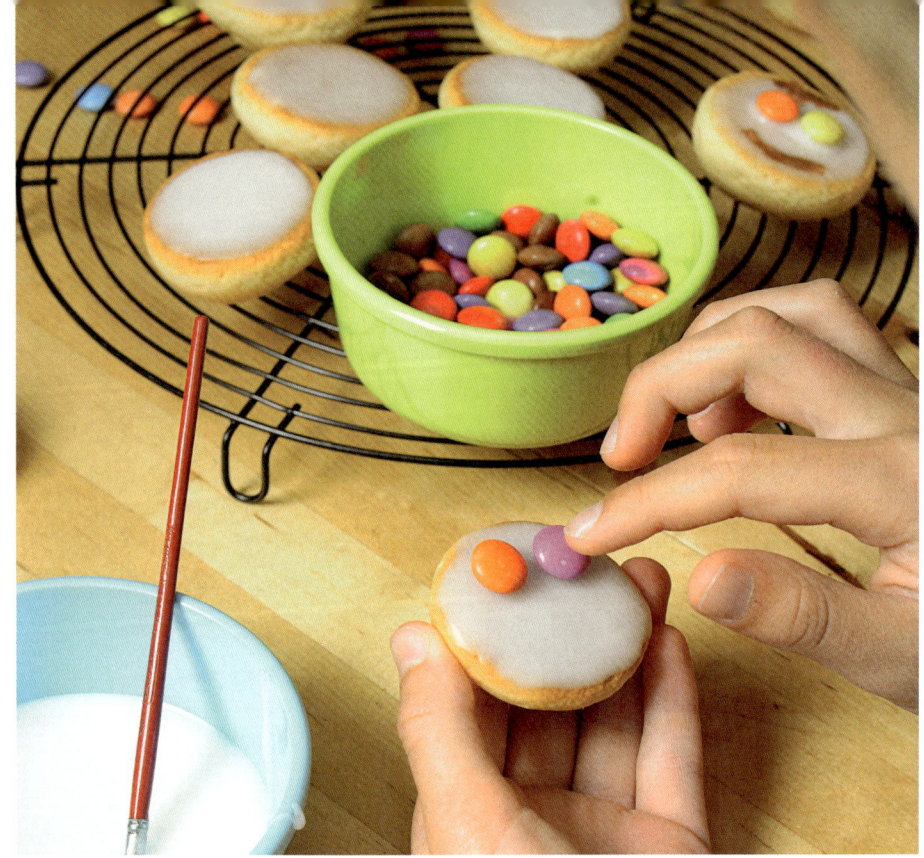

Leckermäuler müssen nicht darben. Gönnen Sie Ihren Kindern ruhig täglich ein, zwei Naschereien – aber helfen Sie ihnen, maßzuhalten.

2 Leckereien nicht vergessen

Leckereien enthalten eine Menge Kalorien, gelten nicht gerade als gesund – und stehen ganz oben auf der Liste der Glücklichmacher: zum Beispiel Softdrinks, die meisten Desserts, Bonbons und stark verarbeitete Fertiggerichte. Leckereien sind nicht gleich Zwischenmahlzeiten. Eine Zwischenmahlzeit ist eine Minimahlzeit aus gesunden, nahrhaften Lebensmitteln. Kinder brauchen sie, weil ihre kleinen Mägen gar nicht genug Essen aufnehmen können, um sie von Hauptmahlzeit zu Hauptmahlzeit zu bringen.

Naschen gehört dazu, und Sie sollten Ihren Kindern ruhig ein- oder zweimal täglich eine kleine Leckerei gönnen. Das steigert den Spaß am Essen, lässt kein Gefühl des Verzichts aufkommen und unterstützt damit letztlich gute Essgewohnheiten. Die Portionen müssen aber in einem vernünftigen Rahmen bleiben: So wie unser Gewicht in den letzten 30 Jahren angestiegen ist, sind auch unsere

Essensportionen gewachsen. Was in Restaurants und Fast-Food-Ketten aufgetischt wird, ist bis zu achtmal mehr als empfohlen. Achtung, Eltern: Unsere Kinder, die nie in einer Welt der kleinen Portionen gelebt haben, können auch nicht wissen, was eine vernünftige Portionsgröße ist. Für sie sind Halbliterflaschen Cola und Kingsize-Schokoriegel normal. Mehrere Studien belegen, dass Kinder dazu neigen, mehr zu essen, wenn sie größere Portionen serviert bekommen.

Leckereien können und dürfen ein Teil des Alltags sein. Es ist nie gut, Leckereien als Belohnung zu verteilen oder sie einem Kind zur Strafe vorzuenthalten. Leckereien werden nur umso begehrenswerter, wenn sie als Belohnung oder Bestrafung dienen. Kinder müssen damit ganz normal umzugehen lernen.

Was genau eine Leckerei ist, ist Geschmackssache. Jeder mag etwas anderes. Daher sollte die Entscheidung, was als Leckerei gilt, jedem Familienmitglied selbst überlassen bleiben. Sie nehmen vielleicht ein Glas Wein zum Abendessen – ein Vorschulkind natürlich nicht. Das freut sich dafür über einen Keks.

3 Begrenzen Sie die Bildschirmzeiten

Schulkinder in Deutschland verbringen im Durchschnitt 2,3 Stunden pro Tag vor dem Fernseher und 1,1 Stunden vor dem Computer (laut Informationen des Bundesministeriums für Gesundheit). Diese täglichen Stunden vor dem Bildschirm werden immer wieder mit Gewichtszunahme in Verbindung gebracht. Forschungen weisen außerdem darauf hin, dass die Fernsehgewohnheiten der jüngsten Generation »gewichtige« Folgen haben, wenn diese Kinder erwachsen werden. Eine Studie hat zum Beispiel ergeben, dass diejenigen Erwachsenen, die als Kinder am meisten ferngesehen hatten, mehr wogen und weniger fit waren als diejenigen, die als Kinder weniger ferngesehen hatten.

Bei den Hausaufgaben und beim Lernen geht es heute kaum noch ohne Computer ab. An dieser Zeit zu sparen ist schwierig. Wenn Sie trotzdem das Gefühl haben, dass Ihre Kinder wegen der Hausaufgaben zu viel am Computer sitzen, kann es helfen, das Gespräch mit den Lehrern zu suchen – vielleicht gibt es ja andere Möglichkeiten, die Aufgaben zu gestalten. Für »Freizeit« vor dem Computer – Surfen im Internet, Onlinespiele, Chats und dergleichen – sollte das Gleiche gelten wie fürs Fernsehen.

Wie kann ich meine Kinder neue Erfahrungen machen lassen, wenn ich das Gefühl habe, ich dürfte sie nicht aus den Augen lassen?

Es ist nicht zu leugnen, dass sich manches geändert hat, seit Sie klein waren. Gelegenheiten, mit anderen Kindern frei herumzutollen und die Welt zu erkunden, sind selten geworden. Es ist zwar wichtig, für Sicherheit zu sorgen, dabei dürfen Sie aber nicht überfürsorglich werden und jeden Schritt, den Ihre Kinder tun, überwachen. Diese Art übertrieben schützenden Verhaltens fördert letztlich die Abhängigkeit, nicht das persönliche Wachstum eines Kindes.

Schaffen Sie Ihren Kindern einen sicheren und gesunden Rahmen, um sich weiterzuentwickeln, und zwar in einer Umgebung, bei der Sie keine Bedenken haben. Das kann bedeuten, dass die Kinder bei guten Freunden oder Verwandten spielen, an Schulgruppen (etwa Chor, Theater) oder Kindersport teilnehmen. Auch wenn Sie dabei sind und ein Auge auf sie haben, bleiben Sie im Hintergrund und lassen Ihre Kinder die Situation selbst meistern. Vertraute Grenzen zu überschreiten, Herausforderungen zu bestehen und aus Fehlern zu lernen, ist wichtig für Kinder, um sozial und emotional zu wachsen.

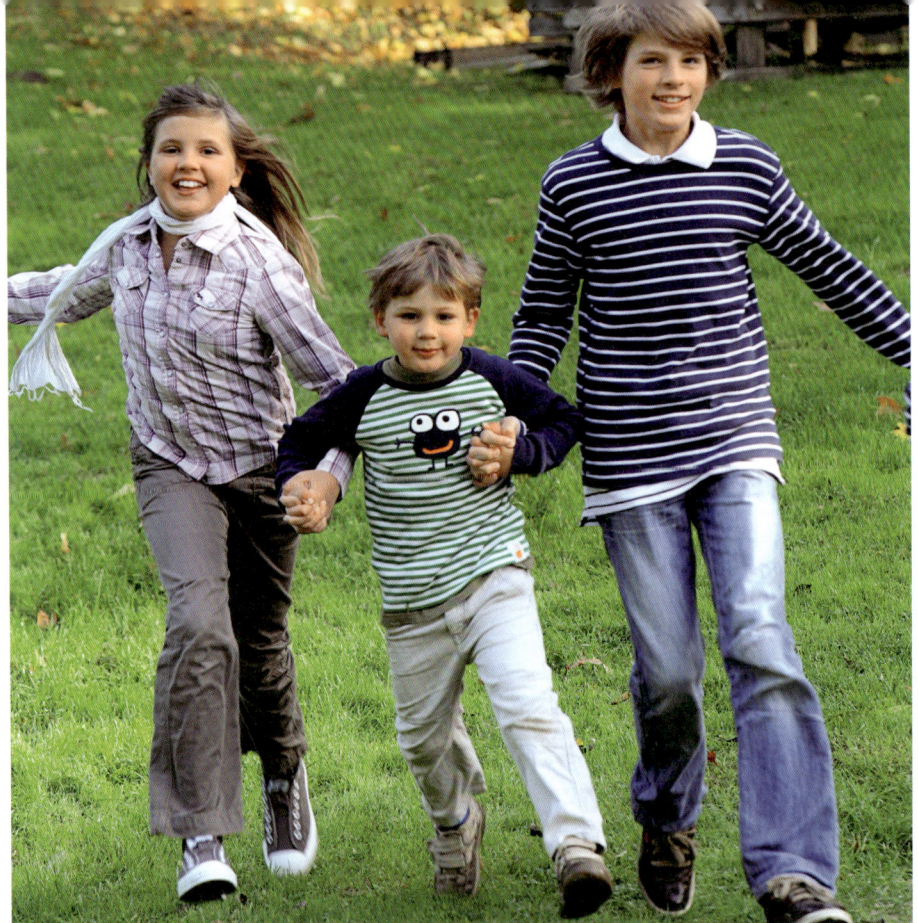

Die Zeit, die Kinder ab zwei Jahren vor dem Bildschirm verbringen, sollte auf maximal zwei Stunden pro Tag begrenzt werden, um den Trend zum Übergewicht einzudämmen. (Kinder unter zwei Jahren sollten am besten gar nicht fernsehen.)

In unserer medienzentrierten Welt erscheint dieses Ziel vielleicht unrealistisch. Wie viel Zeit verbringt jedes einzelne Mitglied Ihrer Familie vor einem Bildschirm? Reduzieren Sie diese Stundenzahl anfangs nur ein klein wenig. Sie werden staunen, was passiert. Die Begrenzung der Fernsehzeiten schafft Raum für spontane Betätigungen und Familienaktivitäten.

Es ist auch ratsam, Fernseher, Videospiele und Computer aus den Schlafzimmern zu verbannen.

Eine Stunde Bewegung am Tag mag viel klingen, allerdings zählt alles dazu: das Spielen im Freien ebenso wie die Fahrradfahrt zum Supermarkt.

4 Seien Sie mindestens eine Stunde täglich aktiv

Empfehlungen zufolge sollen Kinder sich täglich mindestens eine Stunde lang körperlich betätigen. Das ist die gleiche Zeit, die Erwachsenen empfohlen wird, um nach einer Abnahme ihr Gewicht zu halten.

Die meisten Kinder bewegen sich ungefähr 30 Minuten am Tag, also nur halb so viel, wie sie sollten. Die Experten sind sich einig, dass das nicht genug ist, um die Entwicklung von Übergewicht zu vermeiden oder gar eine Gewichtsabnahme zu unterstützen. Eine Stunde am Tag mag viel klingen, allerdings zählen alle möglichen Arten der Bewegung dazu – also alles vom Spielen im Freien bis hin zum Fahrradfahren zum Supermarkt.

Leider kann man sich nicht darauf verlassen, dass in der Schule für ausreichend Bewegung gesorgt ist. In fast allen Schularten wurde die Stundenzahl für den Sportunterricht zugunsten anderer Fächer reduziert. Zwei Stunden Sport pro Woche sind besser als nichts – aber längst nicht genug.

Wenn ein Kind älter wird, nimmt die Zeit, die es mit aktivem Spielen verbringt, in den meisten Fällen ab, und das gilt in besonderem Maße für Kinder mit Gewichtsproblemen. Aber unabhängig vom Gewicht sind die Möglichkeiten für ältere Kinder oft eingeschränkt. Sportmannschaften werden immer wettkampfbetonter, und wer darauf keine Lust hat, sieht vielleicht wenig Alternativen.

Aber es gibt genug Möglichkeiten, die »träge« Zeit mit Bewegung zu füllen. Dabei sollten Sie immer berücksichtigen, was Ihre Kinder gern tun. Man hört oft, es könne nie schaden, ein Kind in einem Sportverein anzumelden, aber viele Kinder sind lieber auf andere Weise aktiv, und das sollte respektiert werden.

Was genau ein Kind tut, um die empfohlene Stunde Bewegung am Tag zu erreichen, ist nicht annähernd so wichtig, wie dass es dabei Spaß hat. Studien zufolge sind zum Beispiel Tanzen und Spazierengehen sehr gut geeignet, um bei Kindern den Aktivitätsgrad zu erhöhen und den BMI zu senken.

5 Die Regeln gelten für alle

Eine gewichtsbewusste Lebensführung ist nicht nur für Menschen mit Gewichtsproblemen wichtig. Die fünf einfachen Regeln funktionieren am besten, wenn sich alle Familienmitglieder daran halten, auch diejenigen, die ein gesundes Gewicht haben.

Heutzutage sind es nicht nur Familienangehörige, die sich um unsere Kinder kümmern. Wenn beide Eltern berufstätig sind, sorgen häufig andere Menschen für die Mahlzeiten. Nun könnte es sein, dass Aufsichtspersonen nicht verstehen, wie wichtig gesundes Essen oder Aktivität für die Kinder sind. Im gewichtsbewussten Zuhause müssen die Regeln aber immer und für alle gelten – ausnahmslos. Damit das klappt, kann man zum Beispiel genaue Anweisungen für Mahlzeiten und Zwischenmahlzeiten, Leckereien, Fernseh- und Bewegungszeiten geben. Es ist wichtig, dass diese Anweisungen befolgt werden, denn nur durch Beständigkeit prägen sich die Regeln ein.

Die fünf einfachen Regeln funktionieren am besten, wenn jedes Familienmitglied sich daran hält, ob mit oder ohne Gewichtsproblem.

Wie viel ist zu viel?

Denken Sie, dass Sie das Gewicht Ihrer Familie realistisch einschätzen können? Falls nicht: Sie sind nicht allein. Es mag daran liegen, dass manche Eltern ihre Kinder durch die rosarote Brille sehen, sodass sie nicht bemerken, wie ihre Kinder überschüssige Pfunde zulegen. Aber es könnte auch sein, dass vieles, was mittlerweile als »normal« gilt, in Wahrheit längst überdimensioniert ist.

So wie in den letzten Jahrzehnten der Durchschnittsbürger sukzessive an Gewicht zugelegt hat, werden heute Kinder und Erwachsene, die in den 1970ern oder 1980ern noch als dick gegolten hätten, als normal angesehen.

Zudem glauben viele Eltern, es wäre ja nur Babyspeck, der von allein verschwindet, wenn die Kinder älter werden. Tatsächlich verlieren aber nicht alle Kinder ihren Babyspeck. Kalifornische Forscher haben bei einer Studie mit 1042 Kindern herausgefunden, dass diejenigen, die während der Vor- und Grundschule übergewichtig waren, fünfmal häufiger auch im Alter von zwölf übergewichtig waren als Kinder, die nie als übergewichtig galten.

Früher haben Kinderärzte das Wort »adipös« nicht benutzt, wenn sie das Gewicht eines Kindes beschreiben sollten – aber das hat sich in den letzten Jahren geändert. Das Vokabular, das heute unter Medizinern Verwendung findet, ist für Kinder und Erwachsene gleich. Kinder werden nun also – ebenso wie Erwachsene – als untergewichtig, normalgewichtig, übergewichtig oder adipös eingestuft.

Body-Mass-Index und Perzentilenkurven

Einige Unterschiede bleiben jedoch bestehen. Die Standards für Erwachsene basieren auf dem Body-Mass-Index, der aus Gewicht und Größe der Person berechnet wird. Die Kriterien für Kinder fußen dagegen auf alters- und geschlechtsspezifischen BMI-Kurven oder Perzentilenkurven, die anzeigen, wie sich Gewichts- und Größenmaße des Kindes zu denen von Altersgenossen verhalten. Dies ist wichtig, weil Kinder noch im Wachstum begriffen sind und Gewichts- und Größenverteilung sich mit jedem Jahr ändern.

Body-Mass-Index (BMI)

Der BMI berechnet sich aus dem Körpergewicht (kg) dividiert durch das Quadrat der Körpergröße (m^2). Die Formel lautet:
BMI = Gewicht in kg ÷ Größe in m^2.
Die BMI-Einheit ist demnach kg/m^2.
Der Body-Mass-Index für Erwachsene wird – anders als für Kinder – folgendermaßen eingeteilt: untergewichtig (BMI unter 18,5), normalgewichtig (BMI zwischen 18,5 und 24,9), übergewichtig (BMI zwischen 25 and 29,9) und adipös (BMI 30 oder höher).

24

Perzentilen sind Prozentangaben. Ein BMI auf der 50. Perzentile bedeutet, dass 50 Prozent der Kinder gleichen Alters und gleichen Geschlechts einen kleineren BMI haben als das betreffende Kind; ein BMI auf der 97. Perzentile bedeutet, dass 97 Prozent der vergleichbaren Kinder einen kleineren BMI haben.

Die Perzentilen geben keinen Idealverlauf wieder, sondern das Ergebnis statistischer Auswertungen. Dementsprechend können sich die Definitionen, was als normal-, über- oder untergewichtig gilt, ändern.

Sollten Sie unsicher sein, ob Ihr Kind ein angehendes Gewichtsproblem hat, so können Sie das selbst überprüfen. Auf der Internetseite www.mybmi.de können Sie ganz einfach das gegenwärtige Gewicht Ihres Kindes, sein Alter, seine Größe und sein Geschlecht eingeben, und Sie erfahren, wie das Gewicht Ihres Kindes sich zu dem seiner Altersgenossen verhält. Es ist allerdings auch wichtig, die Größenentwicklung Ihres Kindes zu verfolgen, um einen guten Gesamteindruck des Wachstums zu bekommen. Ihr Kinder- oder Hausarzt kann dann bei der jährlichen Standarduntersuchung all diese Informationen in ein Somatogramm einsetzen und so das Größen- und Gewichtswachstum Ihres Kindes von Jahr zu Jahr im Auge behalten. Dies hilft dem Arzt, zwischen gesunder und übermäßiger Gewichtszunahme zu unterscheiden.

Wenn das Gewicht Ihres Kindes zwischen der 90. und der 97. Perzentile liegt – also im Bereich des Übergewichts –, so muss das kein so großes Problem sein, wie es zunächst erscheint. Das überschüssige Gewicht kann von wachsender Knochengröße oder Muskelmasse herrühren, es muss nicht unbedingt überschüssiges Körperfett sein. Bei Kindern, deren BMI in den obersten drei Perzentilen liegt – im Bereich der Adipositas also –, kommt das überschüssige Gewicht allerdings fast immer durch zu viel Körperfett zustande. Derzeit wird darüber diskutiert, eine weitere Kategorie einzuführen – extreme Adipositas –, um die Kinder zu beschreiben, die auf der 99. Perzentile oder darüber liegen, da diese Kinder sehr viel stärker von Krankheiten betroffen werden können.

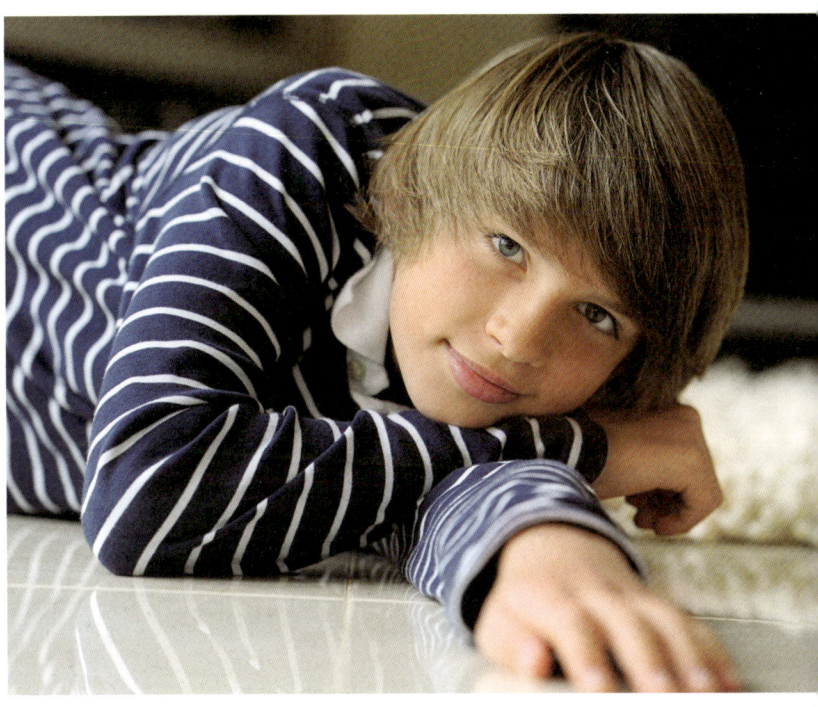

Ein vergleichsweise höheres Gewicht kann von wachsender Knochengröße oder Muskelmasse herrühren, es muss nicht unbedingt auf überschüssiges Körperfett hinweisen.

Die aktuellen Gewichtskategorien für Kinder

Markieren Sie im Koordinatensystem den Punkt, der dem BMI Ihres Kindes und seinem Alter entspricht (BMI-Formel siehe Kasten Seite 24). Nun können Sie auf einen Blick sehen, wo das Gewicht Ihres Kindes im Vergleich zu dem seiner Altersgenossen liegt.

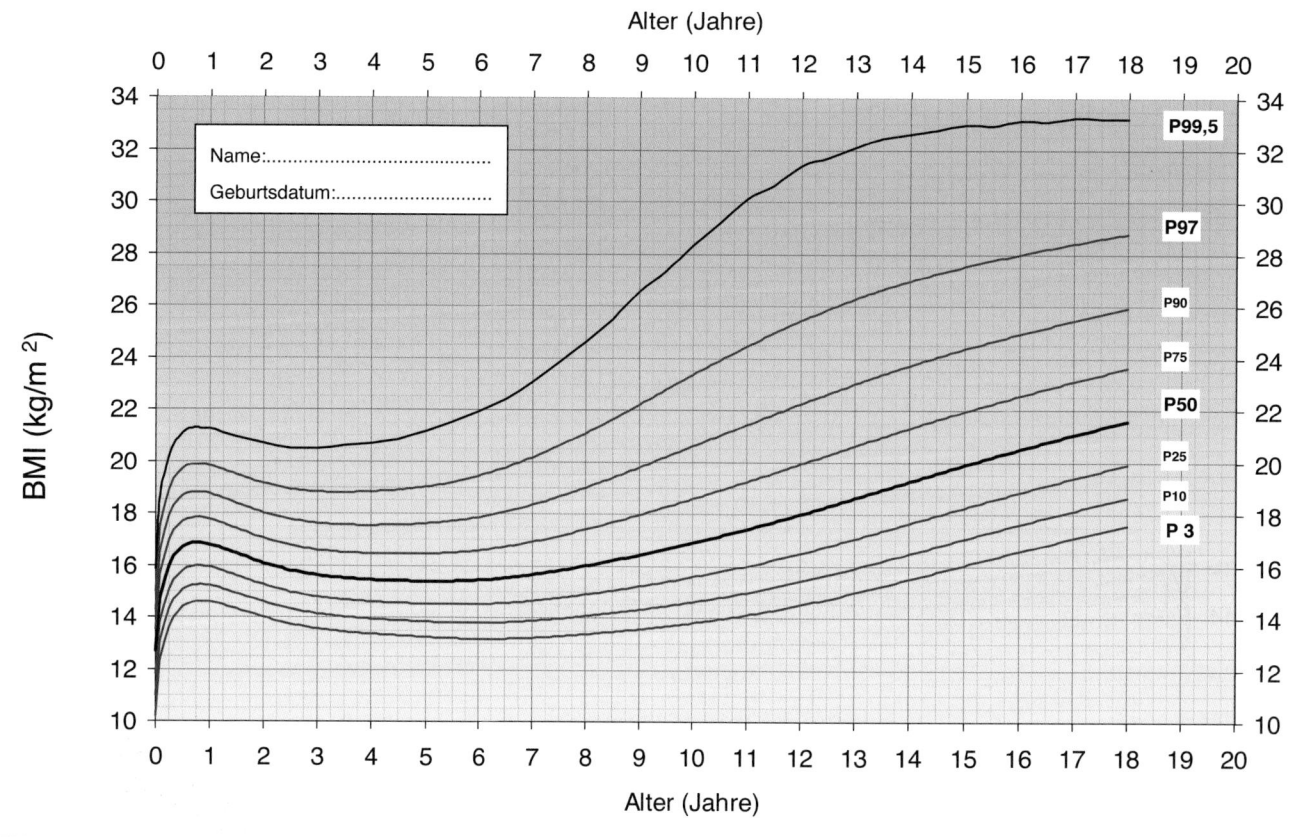

Perzentilkurven für den Body Mass Index (Jungen 0 - 18 Jahre)

Name:..............................

Geburtsdatum:..............................

K. Kromeyer-Hauschild, M. Wabitsch, D. Kunze et al.: Monatsschr. Kinderheilk. 149 (2001) 807–818

Kinder, deren BMI unterhalb der 10. Perzentile liegt, gelten als untergewichtig, ein gesundes Gewicht liegt zwischen der 10. und 89. Perzentile der Kinder einer Altersklasse. Derzeit werden Kinder, die zwischen die 90. und die 97. Perzentile fallen, als übergewichtig, solche, die darüber liegen, als adipös bezeichnet.

In der Onlineumfrage von Weight Watchers (unter 448 ehemaligen und derzeitigen Teilnehmern, deren Kinder unter 18 Jahre alt sind und zu Hause leben) gaben die Frauen an, sie könnten am sichersten durch eigene Beobachtung und durch Hinweise ihrer Kinderärzte feststellen, ob ihr Kind Übergewicht hat. Sollten Sie diesbezüglich unsicher sein, können Sie das mit Hilfe der Internetseite www.mybmi.de selbst überprüfen. Der Rechner sagt Ihnen anhand der eingegebenen Daten, wo Ihr Kind im Verhältnis zu seinen Altersgenossen steht.

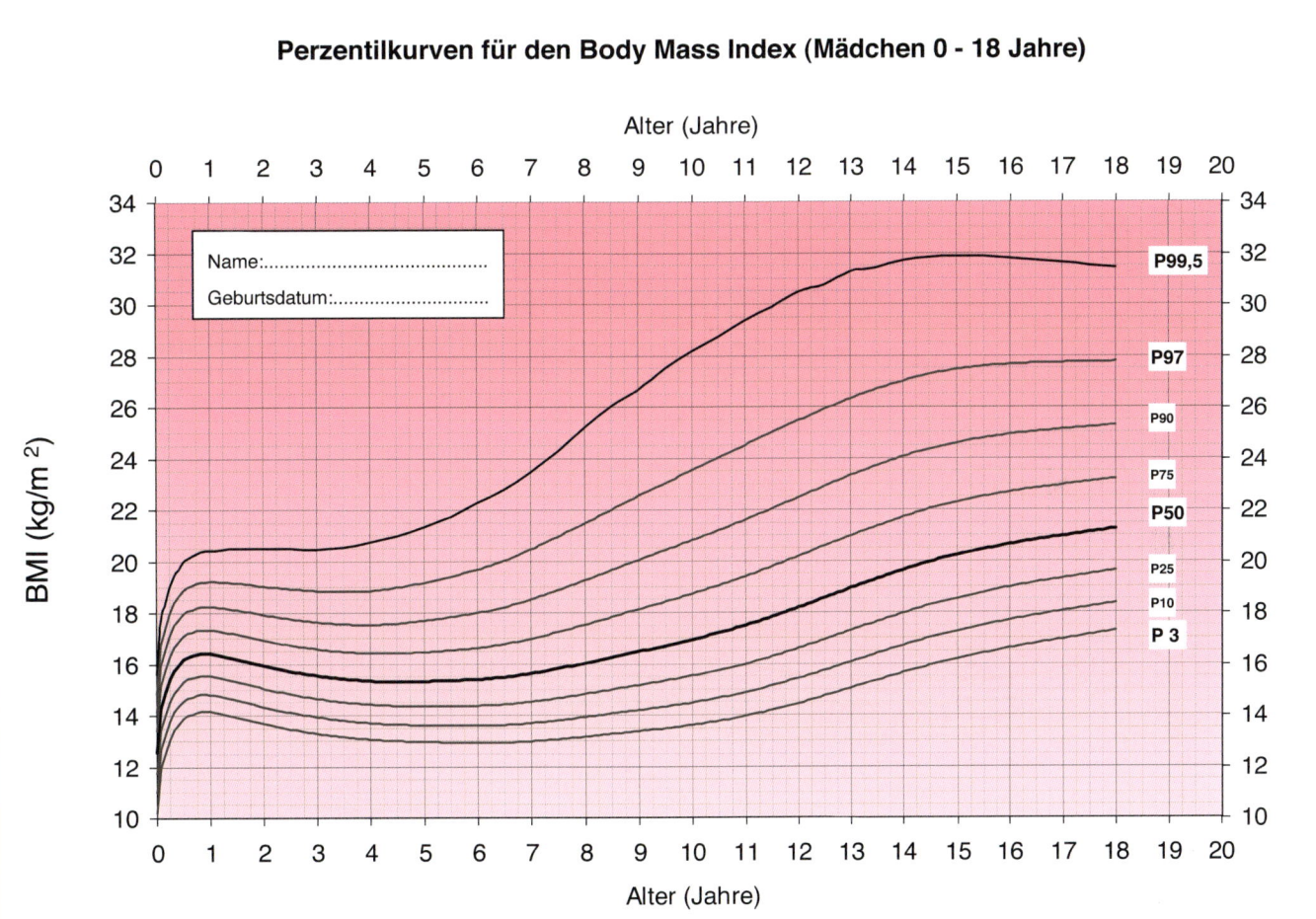

Perzentilkurven für den Body Mass Index (Mädchen 0 - 18 Jahre)

Mit dem Kinderarzt reden

Wenn Sie sich Gedanken über das Gewicht Ihres Kindes machen, sprechen Sie mit Ihrem Kinderarzt darüber. Er sollte Ihnen sagen können, ob es Anlass zu berechtigter Sorge gibt und ob man Schritte gegen ein beginnendes Gewichtsproblem unternehmen sollte. Hilfreich ist es, wenn Sie beide dabei »die gleiche Sprache sprechen«.

Falls Sie befürchten, dass Ihr Kind ein Gewichtsproblem entwickelt, schneiden Sie das Thema unbedingt beim Kinderarzt an.

Wenn Ihr Kinderarzt oder Ihre Kinderärztin nicht von sich aus das Gewicht Ihres Kindes anspricht, fragen Sie danach. Manchmal haben Ärzte so viele andere Dinge im Kopf, dass sie Gewichtsprobleme vergessen; oder vielleicht denken sie auch, Sie wüssten bereits, dass Ihr Kind Schwierigkeiten auf diesem Sektor hat. Wie auch immer – falls Sie sich Sorgen machen, schneiden Sie das Thema unbedingt beim Kinderarzt an.

Wie spricht Ihr Kinderarzt über das Gewicht Ihres Kindes – gelassen oder besorgt? Vielleicht ist er ja allgemein ein gelassener oder besorgter Typ. Wenn er generell eine beruhigende Art hat, könnte es sein, dass er die Gewichtsprobleme Ihres Kindes sehr harmlos darstellt. Wenn er ein Verfechter der harten Linie ist, könnte er recht energisch auftreten. Es ist wichtig, dass Sie und Ihr Arzt eine gemeinsame Sprache finden. Wenn Sie schlecht mit seinem Stil zurechtkommen, ist es wichtig, den Arzt vorsichtig darauf hinzuweisen. Erklären Sie ihm einfach, wie Ihre eigene Einstellung zu diesen Dingen ist.

Anstatt einen sehr bestimmenden Kurs zu fahren, sind die Kinderärzte heutzutage angehalten, offene, nichtkonfrontative Fragen zu stellen. Zum Beispiel könnten sie sagen: »Der BMI Ihres Kindes liegt über der 97. Perzentile. Machen Sie sich Sorgen über das Gewicht Ihres Kindes, und wenn ja, welche?«

Wenn Sie Ihre Sorgen ausdrücken, sollte Ihr Arzt mit Ihnen besprechen, wie bei Ihnen zu Hause die Ess- und Bewegungsgewohnheiten aussehen, und Änderungen vorschlagen. Dazu könnte man etwa zuckerhaltige Getränke und Fast Food einschränken, die ganze Familie ermutigen, mehr Obst und Gemüse zu essen, die Fernsehstunden reduzieren und tägliche körperliche Betätigung fördern. Wenn Ihr Kind ein Gewichtsproblem hat, sollte Ihr Kinderarzt Ihnen auch dabei helfen,

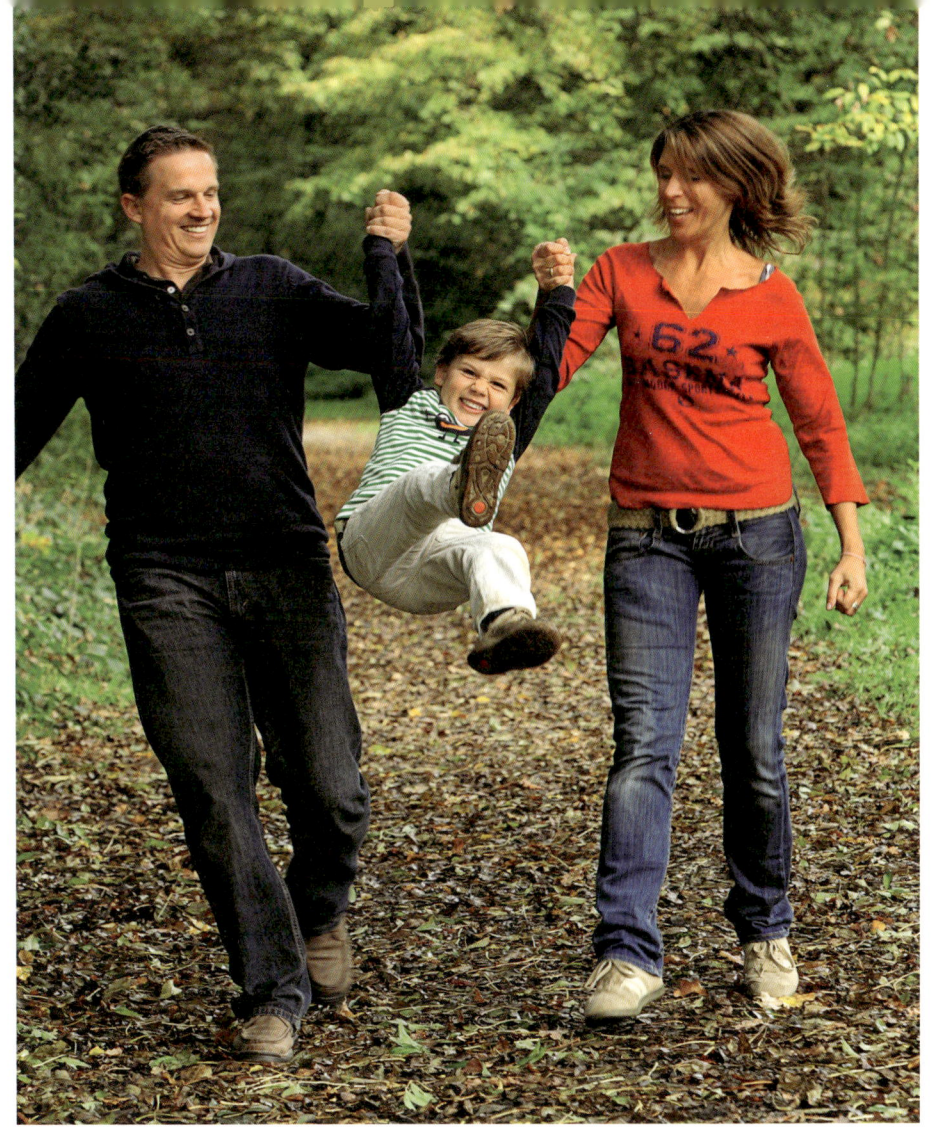

Die gute Nachricht:
Schon kleine Ver-
änderungen in den
Gewohnheiten Ih-
rer Familie können
sich positiv auf
das Gewicht Ihres
Kindes auswirken.

eine angemessene Strategie zu entwickeln. Das Alter des Kindes, der Grad des Übergewichts und der allgemeine Gesundheitszustand müssen berücksichtigt werden. Verschiedene Ansätze sind denkbar: die Geschwindigkeit der Gewichts-zunahme reduzieren, versuchen, das Gewicht zu halten, während der Körper weiterwächst, oder aber einen langsamen, allmählichen Gewichtsverlust unter-stützen. Es ist wichtig für das Kind, ein dem Alter angemessenes Gewicht zu er-reichen und zu halten. Dabei muss gewährleistet sein, dass sich der kindliche Körper normal weiterentwickeln kann.

Darüber reden

Sollte es eine auch noch so geringe Wahrscheinlichkeit geben, dass ein Gespräch mit dem Kinderarzt über das Gewicht Ihres Kindes einen negativen Ton annimmt, stellen Sie sicher, dass Ihr Kind nicht anwesend ist. Das Letzte, was Sie oder der Arzt wollen, ist, dass ein Kind sich für den eigenen Körper schämt. Vielleicht heben Sie sich dieses Gespräch für das Ende des Arztbesuchs auf und sagen Ihrem Kind, es möge schon einmal in den Warteraum gehen, während Sie noch eine letzte Sache besprechen. Um den Arzt vorzuwarnen, können Sie ihm am Anfang der Sitzung eine Notiz zuschieben. Oder Sie können, wenn er dafür offen ist, später ein Nachgespräch per Telefon oder E-Mail führen – sicher das beste Vorgehen, wenn Ihr Kind noch zu klein ist, um allein im Warteraum zu sitzen.

Fragen Sie den Kinderarzt:

- **Wie steht es um das Gewicht meines Kindes?**
- **Wie entwickelt sich das Gewicht meines Kindes im Verhältnis zu seiner Größe?**

Sollte Ihr Arzt Ihnen sagen, dass Ihr Kind übergewichtig ist, fragen Sie weiter:

- **Besteht die Gefahr, dass mein Kind durch sein Übergewicht gesundheitliche Probleme bekommt?**
- **Was können wir in unserem Leben verändern, um am besten gegen die überflüssigen Pfunde vorzugehen?**
- **Was ist das Ziel? Muss das Kind wirklich Gewicht verlieren, oder reicht es, das Gewicht zu halten, während das Kind weiter wächst?**

Sie sollten dem Kinderarzt auch erzählen, ob Sie selbst einmal Gewichtsprobleme hatten. Falls solche Probleme in Ihrer Familiengeschichte oder in der Ihres Partners verbreitet sind, so sagen Sie dem Arzt auch, welche gewichtsbedingten Gesundheitsprobleme die betroffenen Familienmitglieder haben oder hatten. So hat der Arzt mehr Hintergrundinformationen, die ihm helfen können, das aufkeimende Gewichtsproblem eines Kindes systematisch anzugehen.

Der Entwicklung von Übergewicht sollte man rechtzeitig vorbeugen.

Machen Sie sich Folgendes klar: Wenn ein Kind übergewichtig ist, ist das noch lange nicht sein Schicksal. Aber je länger ein Kind übergewichtig bleibt, desto schwerer wird es sich tun, ein gesundes Gewicht zu erreichen, und desto größer ist die Wahrscheinlichkeit, dass es auch als Erwachsener Gewichtsprobleme hat. Starkes Übergewicht kann die Gefahr erhöhen, dass ein Kind gewichtsbedingte Probleme und Krankheiten entwickelt, die früher den Erwachsenen vorbehalten schienen – Typ-2-Diabetes (sogenannter Alterszucker), hoher Blutdruck, Cholesterinauffälligkeiten, Schlafapnoe (nächtliche Atemstillstände), beginnende Arterienverkalkung und Leberveränderungen, um nur einige zu nennen.

Die gute Nachricht: Schon kleine Veränderungen in den Ess- und Bewegungsgewohnheiten Ihrer Familie können sehr positive Auswirkungen auf das Gewicht Ihres Kindes haben. Und wenn Ihr Kind auf diese Weise bereits in jungen Jahren gesunde Angewohnheiten entwickelt, ist es viel wahrscheinlicher, dass es sie bis ins Erwachsenenalter beibehält.

Fett ist wichtig – nur allzu viel ist ungesund

Die Welt, in der wir leben, fürchtet das Fett. Das Nahrungsfett in Lebensmitteln wird als schlimmster Feind eines erfolgreichen Gewichtsmanagements angesehen, und Körperfett gilt häufig nicht nur als unattraktiv, sondern auch als Zeichen von Schwäche. Beide Einschätzungen sind falsch – und dies ist eine wichtige Erkenntnis für Ihr Kind.

Menschen brauchen eine gewisse Menge an Fetten in ihrem Ernährungsplan, um Zellmembrane zu bilden und zu erhalten, um fettlösliche Vitamine aufnehmen zu können (etwa die Vitamine A, D, E und K) und für die Entwicklung des Gehirns. Ebenso ist auch ein gewisser Anteil an Körperfett für die Gesundheit nötig: Es hält bei schlechtem Wetter warm, schützt innere Organe wie Herz und Nieren, dient als entscheidende Quelle von Energiereserven. Bei Mädchen ist Körperfett auch wichtig für die Hormonproduktion und -regulierung sowie für die Fortpflanzung. Deshalb lagern Mädchen während der Pubertät ganz natürlich zusätzliches Fett ein.

Zu viel Fett kann allerdings die Gesundheit gefährden. Anstatt sich auf das Körperfett als solches zu konzentrieren, sollten Kinder wie Erwachsene sich bemühen, in Abhängigkeit von ihrer Größe, ihrem Körperbau, ihrem Alter und anderen wichtigen Faktoren ein normales Gewicht zu erlangen und zu halten.

Was der Körper braucht, um gesund zu bleiben

Das Beste, was Kinder für ihre wachsenden und sich stetig verändernden Körper tun können, ist ausgewogen zu essen und sich viel zu bewegen. Darum müssen Sie Ihrem Kind hier ein gutes Vorbild sein und ihm die Bedeutung dieser Punkte in einer Sprache erklären, die es versteht. Sie könnten zum Beispiel erzählen, dass Sie sich gut um Ihr Auto kümmern müssen – den richtigen Treibstoff tanken, es regelmäßig fahren und zur Inspektion bringen –, wenn Sie wollen, dass es gut läuft und schnell fährt. Genauso kann Ihr Kind dafür sorgen, dass sein Körper viel Energie hat und gut funktioniert, indem es nahrhafte Lebensmittel aufnimmt, sich regelmäßig bewegt und vom Doktor untersuchen lässt. Sie können Ihr Kind darauf hinweisen, dass diese einfachen Maßnahmen es körperlich und emotional stark und belastungsfähig machen werden, während es wächst und seine Kindheit durchläuft.

Das Letzte, was Sie oder der Arzt wollen, ist, dass ein Kind sich für den eigenen Körper schämt.

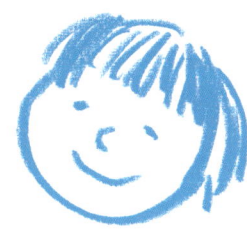

Fragen an die Expertin: Dr. Christine Graf

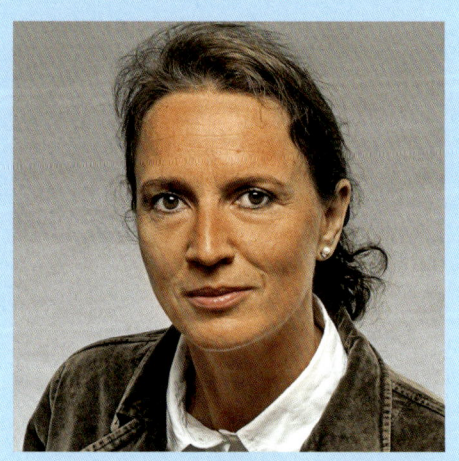

Priv. Doz. Dr. Dr. Christine Graf leitet die Abteilung für Bewegungs- und Gesundheitsförderung an der Deutschen Sporthochschule in Köln. Als Ärztin und Sportwissenschaftlerin ist sie Expertin für schwer übergewichtige Kinder.

Wie können Eltern das Körpergewicht ihres Kindes richtig einschätzen?

Als Faustformel dient die alte Broca-Formel: Das Kind sollte nicht mehr wiegen als die Körpergröße minus 100. In der Kinderarztpraxis wird wie bei Erwachsenen der BMI genutzt, allerdings – weil Kinder ja noch wachsen und das Geschlecht eine wesentliche Rolle spielt – gibt es Normogramme, sogenannte Perzentilen. Das sind Kurven, die vielen Eltern schon aus den Untersuchungsheften bekannt sind.
Nun aber zur Einordnung: Wo steht mein Kind? Bis zur 90. Perzentile ist ein Kind normalgewichtig. Liegt der BMI zwischen der 90. und 97. Perzentile, ist es übergewichtig und oberhalb der 97. Perzentile ist es adipös.

Gibt es nach Ihrer Erfahrung Faktoren in der Familie und der näheren Umgebung, die eine Gewichtszunahme bei Kindern begünstigen können?

Leider ja. Zum einen gibt es eine genetische Komponente, das heißt, wenn Übergewicht in der Familie liegt, ist das Risiko für ein Kind, ebenfalls übergewichtig zu werden, erhöht. Dann aber ist es natürlich eine Frage des familiären Lebensstils. Vor allem Fernsehen und wenig Bewegung, aber auch hochkalorische Ernährung, zum Beispiel Limos, Süßigkeiten und Chips, steigern das Risiko.

Wie viel Bewegung sollten Kinder täglich haben und wie viel Fernsehen ist vertretbar?

Grundsätzlich sollten Kinder (auch Jugendliche) sich mindestens eine, besser zwei Stunden am Tag bewegen. Die Fernsehzeit (inklusive PC-Zeit) sollte so gering wie möglich gehalten werden. Man muss auch gar nicht jeden Tag fernsehen. Kindergartenkinder nach Möglichkeit gar nicht! Wenn, dann sollten sie maximal 30 Minuten pro Tag vor dem Bildschirm verbringen, Grundschulkinder maximal 60 Minuten und Kinder ab 12 Jahren maximal 120 Minuten.

Was raten Sie Eltern, deren Kinder »heikle Esser« sind und sich gegen gesunde Ernährung sträuben?

Einfach ausprobieren. Die Kinder sollen sich beim Einkaufen selbst das Obst und/ oder das Gemüse aussuchen, das sie essen oder probieren möchten. Die Regel »Zumindest einmal wird getestet« hat schon manche auf den Geschmack gebracht. Wichtig ist – vor allem bei jüngeren Kindern –, dass Obst und Gemüse bereits vorgeschnitten ist, zum Beispiel Äpfel. Außerdem sind die Geschmäcker von Kindern anders, sie bevorzugen Gemüse eher roh, zum Beispiel Kohlrabi.

Warum ist es so wichtig, auf ein gesundes Gewicht bei Kindern zu achten?

Leider finden sich mit einem deutlich erhöhten Gewicht bei Kindern bereits die gleichen unangenehmen Folgeerkrankungen wie bei Erwachsenen, zum Beispiel Bluthochdruck, Fettstoffwechselstörungen und sogar Diabetes Typ 2, der sogenannte Alterszucker. Außerdem drückt Übergewicht auf noch wachsende Knochen und kann den Bewegungsapparat schädigen. Besonders leiden die Kinder, nicht alle, aber einige, unter Hänseleien. Auch Depressionen können vorkommen. Umso wichtiger, ein gutes Fundament mit ausreichender Bewegung und viel gesundem Essen zu legen. Das fördert auch die Gehirnentwicklung!

Was sollte für Eltern, die sich Sorgen um das Gewicht ihres Kindes machen, der erste Schritt sein?

Wenn man sich Sorgen macht, ist es ratsam, den Kinderarzt aufzusuchen. Heutzutage sind in den Untersuchungsheften die entsprechenden Kurven enthalten, sodass er schnell sagen kann, ob die Sorgen berechtigt sind.
Wenn sich tatsächlich Übergewicht anbahnt, ist es wichtig, möglichst rasch und frühzeitig durch die oben genannten Dinge gegenzusteuern. So erspart man dem Kind möglicherweise viel Leid.

33

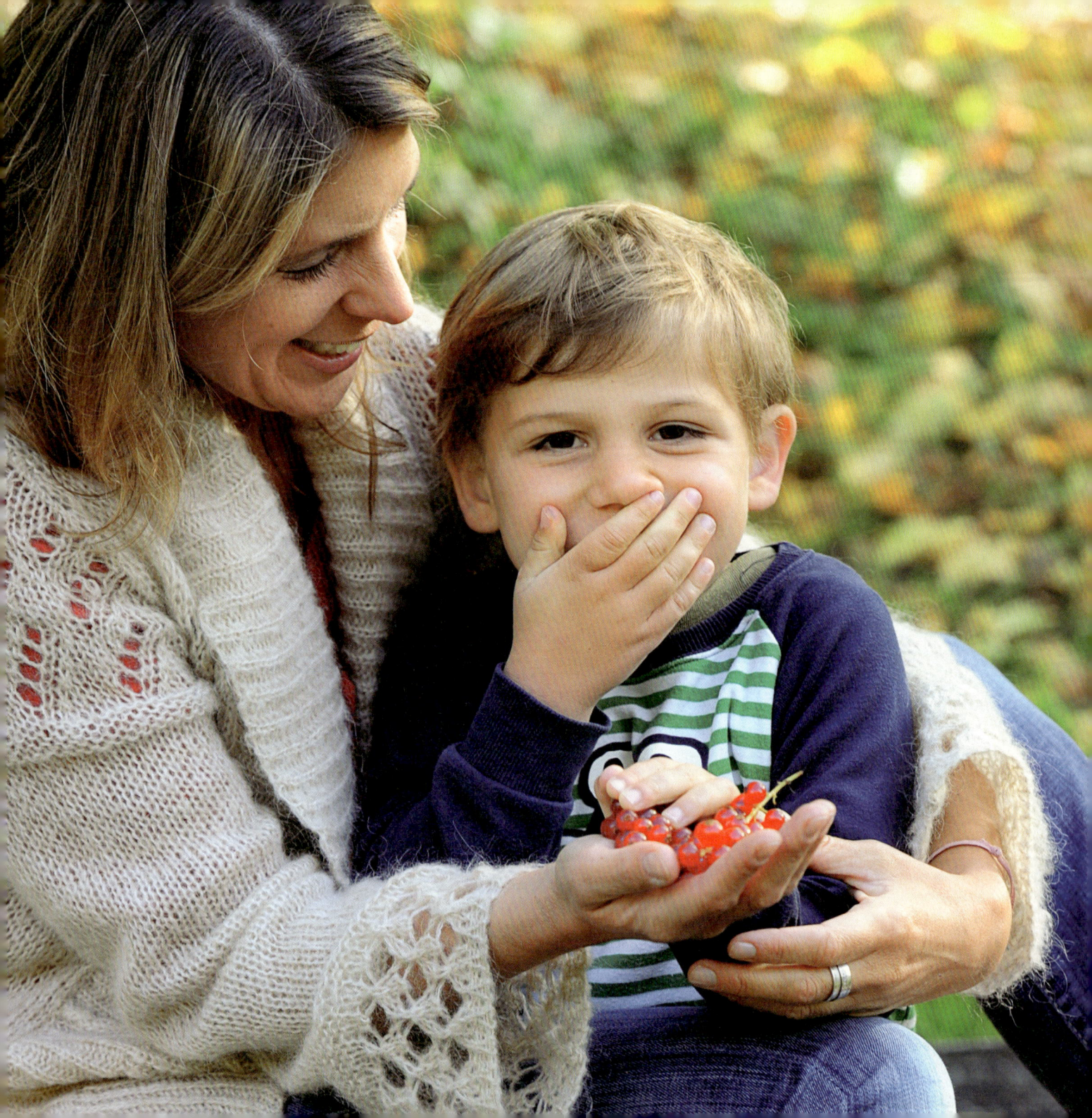

zwei

Kleiner Erziehungs-ratgeber

Es ist eine der größten Herausforderungen und eine der größten Bereicherungen im Leben: Eltern sein. Bei so viel Verantwortung möchten Sie natürlich sichergehen, die richtigen Entscheidungen zu treffen. Wie sehen Sie selbst eigentlich Ihre Rolle oder genauer: Ihren Erziehungsstil? Diese Frage zieht weitere nach sich: Welchen Einfluss haben Ihr Wohnumfeld, Ihre eigene Erziehung und auch die Ihres Partners auf Ihre Kinder? Und schließlich: Welche Rolle spielt Ihr eigenes Körpergefühl in der Erziehung Ihrer Kinder?

Vielleicht sind Ihnen diese Fragen nicht neu. Aber nehmen Sie sich unbedingt noch einmal Zeit für sie. Sie werden dabei sicher mehr über sich selbst erfahren. Und das ist wichtig – für Sie und Ihre Kinder.

Darum geht es in diesem Kapitel:

- Machen Sie sich klar, mit welchem Erziehungsstil Sie *die* Eltern und Vorbilder für Ihre Kinder sein können, die Sie gern sein möchten.

- Erkennen Sie, wie äußere Einflüsse auf Ihre Entscheidungsfindung wirken.

- Machen Sie sich bewusst, welches Verhältnis Sie zu Ihrem Körper haben und wie sich das auf Ihre Kinder auswirken kann.

- Achten Sie darauf, was Sie tun und sagen, um ein gesundes Körperbild bei Ihren Kindern zu fördern.

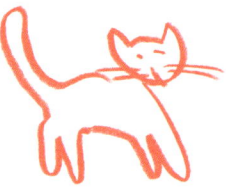

Den eigenen Stil finden

Erziehungsstil, was bedeutet das überhaupt? Es ist die Summe aus Ihren Strategien und Reaktionen auf die Bedürfnisse und Wünsche Ihrer Kinder: wie Sie sie anleiten, fördern und sozialisieren. Wenn Sie bewusster mit Ihren Kindern umgehen wollen, sollten Sie herausfinden, welcher Erziehungsstil Ihnen am ehesten liegt, womit Sie sich wohlfühlen.

Erst einmal gilt es, verschiedene Rollen unter einen Hut zu bringen: Versorger, Regelmacher, Beschützer und Vorbild. Vielleicht haben Sie es sich noch nie bewusst gemacht, aber all diese Aufgaben stehen im Jobprofil für Eltern:

◎ In Ihrer Rolle als Versorger bestimmen Sie, was die Familie isst, und sorgen für regelmäßige Essenszeiten. Außerdem ermutigen Sie Ihre Kinder, sich draußen zu bewegen und zu spielen, und versorgen sie mit allem, was sie brauchen, um sich gesund zu entwickeln.

◎ Als Regelmacher bestimmen Sie, welche Regeln zu Hause gelten – also auch, wann Essenszeit ist, wann Zeit zu spielen, wann Fernsehzeit, Schlafenszeit und so fort – und Sie setzen die Regeln auch durch.

◎ Als Beschützer sorgen Sie für die Sicherheit, die physische und emotionale Gesundheit Ihrer Familie.

◎ Als Vorbild geben Sie ein gutes Beispiel ab; Sie zeigen Ihrer Familie, wie man gesund isst und aktiv bleibt, indem Sie es vorleben.

Wie Sie all diese Aufgaben erfüllen, das hat viel mit Ihrem Erziehungsstil zu tun – ob Sie zum Beispiel eher strikte Regeln vorgeben oder Ihren Kindern gegenüber nachsichtiger sind. Umgekehrt hängt Ihr Erziehungsstil davon ab, inwieweit Sie überhaupt dazu bereit sind, die einzelnen Aufgaben zu erfüllen. Wenn Sie zum Beispiel nicht gern Regeln aufstellen, sind Sie vielleicht sehr nachgiebig beim Thema Fernsehen, selbst wenn Sie eigentlich finden, dass Ihre Kinder schon mehr als genug Zeit vor der Glotze verbracht haben; oder Sie lassen sie nach Lust und Laune naschen, anstatt Grenzen zu setzen.

Eltern müssen verschiedene Rollen übernehmen. Die Art und Weise, wie Sie das tun, also Ihren Erziehungsstil, können Sie wählen.

Seien Sie selbstsicher!

Selbstsichere Eltern sind gut für Kinder, denn sie senden positive Signale aus: ein solides Selbstverständnis, ein harmonisches Selbstbild. Damit das gelingt, müssen Sie Ihren persönlichen Stil finden. Die meisten Eltern setzen viele verschiedene Erziehungsstile ein. Um besser zu erkennen, welche Methoden Ihnen liegen, treten Sie einen Schritt zurück und fragen Sie sich selbst:

◎ Bin ich zufrieden mit meinen Entscheidungen, wenn es um die Essgewohnheiten meiner Kinder geht?

◎ Habe ich das Gefühl, dass meine Kinder mit meiner Hilfe eine gesunde Einstellung zum eigenen Körper entwickeln?

◎ Habe ich das Gefühl, dass ich meine Kinder in die richtige Richtung lenke und auch in schwierigen Situationen die Kontrolle behalte?

Stile und Aufgaben – fällt Ihnen die Unterscheidung noch schwer? Dann versuchen Sie, die Sache mal so anzugehen: Ihre Erziehungsaufgaben reflektieren die unterschiedlichen Verantwortungsbereiche, die Sie als Elternteil haben; Ihr Erziehungsstil reflektiert die Art und Weise, wie Sie diese Aufgaben angehen. Schauen Sie sich die Unterschiede einmal genau an – das wird Ihnen helfen, zu erkennen, wie Sie selbst in der Kindererziehung handeln. Und glauben Sie uns: Es ist die Mühe wert. Sie werden sich gut fühlen, wenn Sie zunehmend bewusst und zielgerichtet an das Thema Erziehung herangehen, und Ihre Kinder profitieren von klaren Vorbildern und eindeutigen Erwartungen.

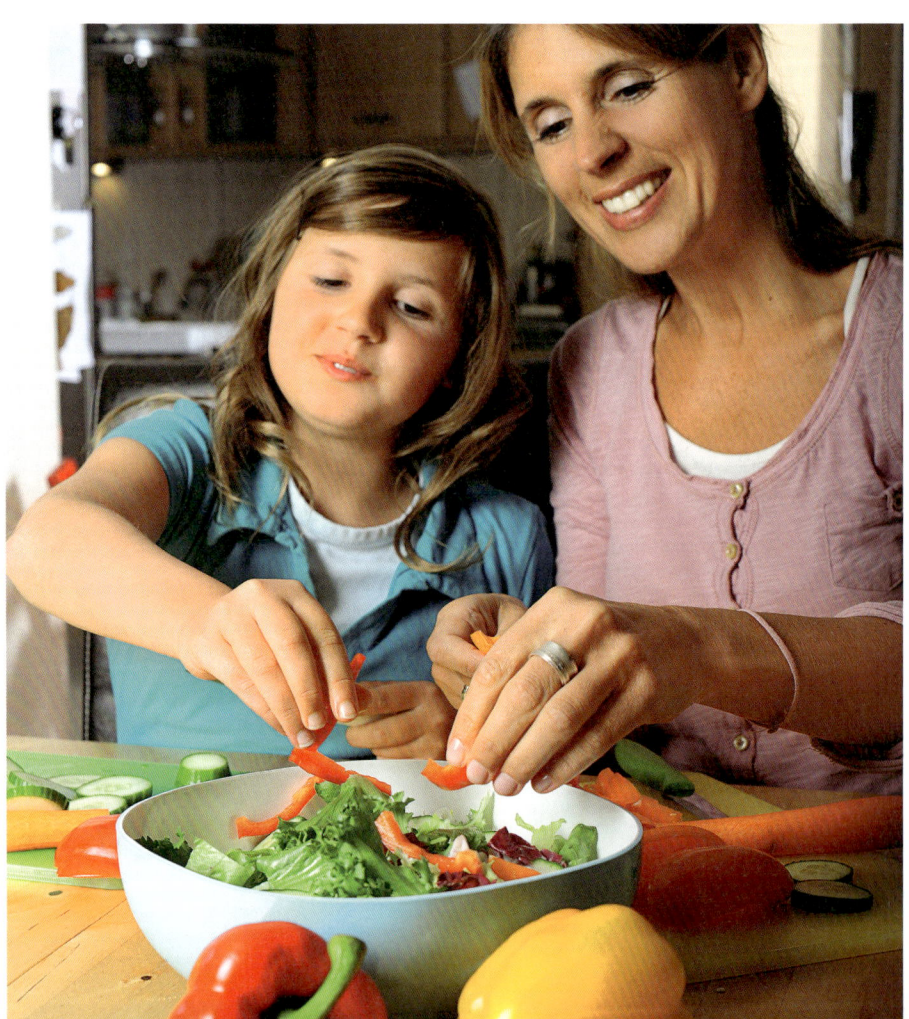

TEST: Welcher Stil liegt Ihnen?

Schon vor Jahrzehnten haben Entwicklungspsychologen vier große Erziehungsstile benannt, und jeder hat seine Vor- und Nachteile. Wenn Sie wissen, welcher Erziehungsstil Ihrem Naturell entspricht, können Sie anfangen, all die guten Dinge, die Sie bereits tun, zu optimieren, und diejenigen zu korrigieren, die besser sein könnten. Sie erkennen Ihren persönlichen Erziehungsstil, wenn Sie über alltägliche Situationen nachdenken und sich überlegen, wie Sie wohl damit umgehen würden. Beantworten Sie die folgenden Fragen, um ein Gespür dafür zu bekommen, wie Ihr Verhalten in Erziehungsfragen bisher aussieht.

Ihre Kinder kommen schlecht gelaunt und hungrig von der Schule nach Hause. Um sie wieder munter zu machen, werden Sie …

a) ihnen eine nahrhafte Zwischenmahlzeit anbieten.
b) ihnen die Wahl zwischen zwei gesunden Snacks lassen.
c) sie essen lassen, was sie gerade am liebsten wollen.

Bei Entscheidungen über Schlafenszeiten, Bewegung und anderen Dingen, die die Lebensführung Ihrer Familie angehen, neigen Sie dazu, …

a) Regeln aufzustellen, solange Sie es können, weil die Kinder noch unter Ihrem Dach wohnen.
b) die Bedürfnisse und Eigenheiten Ihrer Kinder zu berücksichtigen und entsprechend flexible Richtlinien festzulegen.
c) Ihre Kinder maßgeblich bei den Dingen mitentscheiden zu lassen, die sie direkt betreffen.

Es ist ein wundervoller Sonntagnachmittag, und Ihre Kinder hängen vor dem Fernseher herum. Sie werden vermutlich …

a) die Glotze ausmachen und darauf bestehen, dass die Kinder nach draußen gehen – sonst dürfen sie später etwas anderes nicht tun.
b) vorschlagen, dass Sie und Ihre Kinder zusammen eine Fahrradtour oder einen Spaziergang durch den Park machen.
c) Ihre Meinung zu der Sache sagen, aber die Entscheidung letztendlich den Kindern überlassen.

Welcher der folgenden Aussagen stimmen Sie am ehesten zu?

a) Ich habe die Pflicht, meinen Kindern beizubringen, dass sie Regeln befolgen müssen und dass es Konsequenzen hat, wenn sie es nicht tun.
b) Es ist wichtig, Kinder in Entscheidungen mit einzubinden, die sie betreffen, damit sie lernen können, ihren Weg durch die Welt zu gehen.
c) Es ist wichtig, den Kindern zuzuhören und ihre Wünsche und Bedürfnisse so weit wie möglich zu erfüllen.

Sie nehmen Ihre Kinder am späten Nachmittag mit zum Einkaufen. An der Kasse beginnen sie, um Süßigkeiten zu betteln. Wahrscheinlich werden Sie …

a) nein sagen und dabei bleiben. Eine Regel lautet, dass es vor dem Abendessen keine Süßigkeiten gibt.
b) jedem Kind eine Leckerei kaufen unter der Bedingung, dass sie diese bis nach dem Abendessen aufheben.
c) ihnen kaufen, was sie wollen, und es sie um des lieben Friedens willen auch gleich essen lassen.

Wenn ein Kind eine Regel übertritt oder eine Fehlentscheidung trifft, was passiert typischerweise bei Ihnen zu Hause?

a) Es gibt eine angemessene Bestrafung, sodass es seine Lektion lernt.
b) Sie reden mit dem Kind darüber, warum das, was es getan hat, falsch war, und was es das nächste Mal anders machen könnte.
c) Sie versuchen keine große Sache daraus zu machen. Kinder machen eben manchmal Fehler.

Wenn Ihre Kinder Sie mit einem Schlagwort beschreiben sollten, welcher der folgenden Begriffe wäre das wohl?

a) Unser Chef.
b) Unser Coach.
c) Unser Freund.

Sie haben zufällig mitbekommen, dass Ihre Tochter ihren eigenen Körper kritisiert oder sich vor einer Freundin schlechtgemacht hat. Wie reagieren Sie?

a) Sie mischen sich in die Unterhaltung ein und sagen Ihrer Tochter, dass sie nicht schlecht über sich selbst reden sollte.
b) Sie fragen sie später, warum sie so über sich denkt oder spricht, und versuchen, ihr zu einem besseren Selbstbild zu verhelfen.

c) Sie lassen die Sache auf sich beruhen. Sich selbst herabzusetzen, ist nur Ausdruck einer Phase, die Kinder durchmachen.

Sie haben ein Kind für eine neue Sportart angemeldet, und es fühlt sich mit der Sache recht unwohl. Um es zu motivieren, werden Sie …

a) Ihrem Kind sagen, dass es den Sport wenigstens ausprobieren wird – ohne Wenn und Aber.
b) vor der ersten Stunde ein wenig mit Ihrem Kind üben, um sein Selbstvertrauen zu stärken.
c) die Entscheidung, ob es teilnehmen möchte, dem Kind überlassen. Sie halten es für falsch, Kinder zu Dingen zu zwingen, die sie nicht wollen.

Beim Spielen hat Ihr Vorschulkind ein riesiges Chaos in seinem Zimmer angerichtet und ist dann in einen anderen Raum gegangen, um dort weiterzuspielen. Vermutlich werden Sie …

a) darauf bestehen, dass es sein Zimmer aufräumt, und zwar flott, sonst gibt es einen Tag lang kein Fernsehen.
b) vorschlagen, gemeinsam das Zimmer aufzuräumen und dabei die Lieblingslieder Ihres Kindes zu singen.
c) das Chaos sein lassen, solange es weder Sie noch das Kind stört, oder es später selbst aufräumen.

Zählen Sie nun zusammen, wie oft Sie a, b oder c gewählt haben, und lesen Sie unten den Abschnitt, der demnach am ehesten auf Sie zutrifft.

Das Ergebnis

Vorwiegend a): Ihr Erziehungsstil ist überwiegend autoritär. Sie haben vermutlich hohe Erwartungen an Ihre Kinder und deren Verhalten. Bei Ihnen gibt es strenge Regeln sowie klar definierte Konsequenzen, falls diese Regeln einmal nicht eingehalten werden. Ihr Haushalt ist wahrscheinlich wohlgeordnet und durchstrukturiert, und Ihre Kinder wissen, was sie an Regeln, Belohnungen und Strafen zu erwarten haben. Bei diesem Erziehungsstil liegt die Entscheidung eindeutig in Ihren Händen, und über Regeln wird keinesfalls diskutiert. Kinder sollen Ihre Definition von Richtig und Falsch ganz einfach annehmen. Beim autoritären Stil gibt es keinen Zweifel daran, wer die Verantwortung trägt – Sie sind das.

Vorwiegend b): Ihr Erziehungsstil ist am ehesten autoritativ. Sie setzen Ihren Kindern deutliche Grenzen und haben klare Erwartungen an sie, aber ermutigen sie auch immer wieder, unabhängig zu sein und ihr Verhalten selbst zu kontrollieren. Sie hören sich die Meinungen Ihrer Kinder an und reagieren flexibel in Ihren Erziehungsmethoden. Sie unterstützen den offenen Meinungsaustausch über das Zusammenleben in der Familie. Diese

Haltung hilft Ihren Kindern, unabhängig zu werden und sich in der Welt zurechtzufinden. Bei Ihnen zu Hause herrscht vermutlich ein demokratisches Klima vor; jeder ist in bestimmtem Umfang daran beteiligt, Ziele zu setzen, Entscheidungen zu treffen und Probleme zu lösen. Trotzdem sind Sie jederzeit in der Lage, die Kontrolle zu übernehmen, wenn es nötig wird.

Vorwiegend c): Ihr Erziehungsstil ist am ehesten permissiv (auch: nachgiebig).
Das bedeutet nicht, dass Sie keine Prinzipien hätten, aber es bedeutet, dass Sie dazu neigen, den Wünschen und Bedürfnissen Ihrer Kinder sehr weit entgegenzukommen. Sie geben Ihren Kindern das, was sie wollen. Es liegt Ihnen weniger, als Vorbild zu dienen oder Verantwortung zu übernehmen. Eltern, die einen permissiven Erziehungsstil praktizieren, sind warmherzig, einfühlsam und verständnisvoll. Infolgedessen sind sie auch sehr nachsichtig, was das Verhalten ihrer Kinder angeht, und geben ihnen viel Freiraum, um die Welt zu erkunden.

In der Forschungsliteratur über Entwicklungspsychologie und Erziehung findet sich noch ein vierter Erziehungsstil, der oft **vernachlässigender Erziehungsstil** genannt wird. Eltern, die diesen Stil praktizieren, sind ihren Kindern gegenüber weder besonders reaktionsfreudig noch besonders fordernd. Sie erfüllen ihre grundlegenden Pflichten, aber sie neigen dazu, sich mehr um ihr eigenes Leben

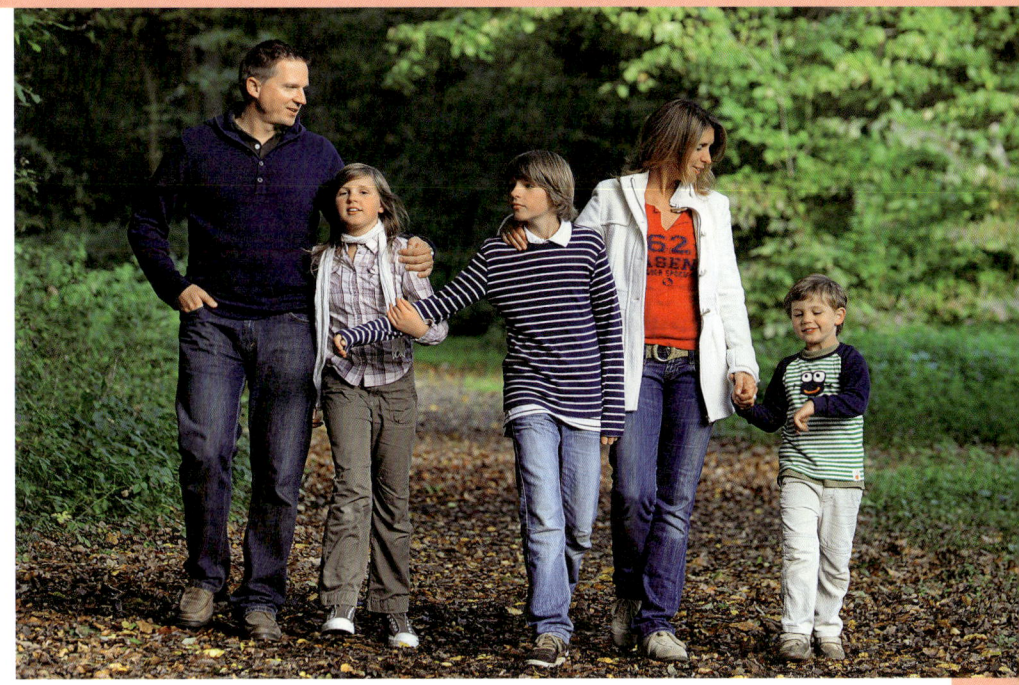

Ein beachtlicher Teil der Forschung legt nahe, dass ein autoritativer Erziehungsstil am besten geeignet ist, um Kindern gesunde Gewohnheiten zu vermitteln.

zu kümmern als um das ihrer Kinder. Da Sie dieses Buch lesen, ist es äußerst unwahrscheinlich, dass Sie diesen Erziehungsstil haben, darum gehen wir hier nicht weiter darauf ein.

Ihr Erziehungsstil kann großen, nachhaltigen Einfluss auf die Gesundheit und das Wohlbefinden Ihrer Kinder haben. Darum ist die Frage sinnvoll, welcher Erziehungsstil für Ihre Kinder der beste ist.

Wie kann ich meinen Kindern helfen, die Kontrolle über ihr Gewicht zu behalten, ohne ihnen einen Komplex einzuhandeln?

Lenken Sie die Aufmerksamkeit weg von der Körperform und hin zu Wohlbefinden. Reden Sie mit Ihren Kindern nicht über Gewicht an sich. Sprechen Sie über die Bedeutung von gesundem Essen, Bewegung und anderen Dingen, die gut für ihre noch wachsenden Körper sind. Leiten Sie Ihre Kinder an, indem Sie die nötigen Schritte mit ihnen gemeinsam tun.

Vielleicht finden Ihre Kinder es spannend, die Veränderungen auf der Waage zu verfolgen. Ermuntern Sie sie aber nicht dazu, sich öfter als einmal pro Woche zu wiegen, und seien Sie dabei, um das Ergebnis mit ihnen zusammen abzulesen und zu besprechen.

Indem Sie Ihren Aufgaben als Beschützer, Versorger, Regelmacher und Vorbild gerecht werden und alle Familienmitglieder an gesundes Essen und Bewegung heranführen, zeigen Sie ihnen behutsam den richtigen Weg – nämlich den zu einem gesunden Gewicht.

Erziehung, die funktioniert

Ein beachtlicher Teil der Forschung legt nahe, dass ein autoritativer Erziehungsstil am besten geeignet ist, um Kindern gesunde Gewohnheiten zu vermitteln.

In einer Studie mit 872 Erstklässlern haben US-amerikanische Forscher beobachtet, dass Kinder, deren Mütter einen permissiven oder gar vernachlässigenden Erziehungsstil haben, doppelt so oft übergewichtig waren wie die Kinder autoritativer Mütter. Kinder autoritärer Mütter waren von allen vier Testgruppen am häufigsten übergewichtig.

Eine Studie mit 718 Eltern von Vorschülern hat einen starken Zusammenhang zwischen permissivem oder vernachlässigendem Ernährungsstil und höherem BMI (Body-Mass-Index, Seite 24) aufgezeigt. Weiterhin hat man festgestellt, dass ein autoritativer Erziehungsstil Übergewicht bei Jugendlichen vorbeugt; insbesondere zeigt sich ein Zusammenhang zwischen Müttern, die sehr auf Ernährung achten und wenig Druck auf ihre Teenager ausüben, und Jugendlichen, die weniger Kalorien und gesättigte Fette zu sich nehmen. Schließlich belegt eine interessante Studie, dass das Vorbild des Vaters einen signifikanten Einfluss auf die körperliche Aktivität eines übergewichtigen Kindes haben kann.

Muss man bei diesen Ergebnissen nicht denken, der autoritative Ansatz sei der einzig richtige Ansatz? Aber so einfach ist die Sache nicht. Sie müssen Ihren Stil mit Ihrer eigenen Persönlichkeit in Einklang bringen und ebenso mit den Persönlichkeiten Ihrer Kinder. Anders ausgedrückt: Es gibt kein Patentrezept für die Kindererziehung.

Da Forscher den autoritativen Ansatz allerdings als den effektivsten einschätzen, können Sie ihn ruhig einmal ausprobieren. Auch wenn Sie bisher keinen autoritativen Stil gepflegt haben, ist es noch nicht zu spät, damit zu beginnen. Aber zwingen Sie sich nicht dazu, ihn 24 Stunden am Tag zu praktizieren. Sie müssen tun, was für Ihre Kinder am besten ist, und sich gleichzeitig selbst wohl dabei fühlen. Es kann also sein, dass es auf einen gemischten Erziehungsstil hinausläuft: eine Mischung aus autoritativem Ansatz in manchen Belangen (wie Essen und Bewegung) und permissivem Ansatz in anderen (wie Fragen der Kleidung) – und das ist absolut in Ordnung. Stellen Sie dabei nur sicher, dass Sie eine klare Linie in den wichtigen Dingen verfolgen – also wenn es um Gewichtsmanagement und die Entwicklung gesunder Ess- und Bewegungsgewohnheiten geht.

Eine gemeinsame Linie finden

Wenn Sie Ihren Erziehungsstil allmählich klarer erkennen, stellen Sie vielleicht fest, dass Sie und Ihr Partner unterschiedliche Erziehungsstile haben oder dass Sie, je nach Thema, nicht immer einer Meinung sind. Es kann ja gut sein, dass Sie beide mit sehr unterschiedlichen Stilen erzogen wurden. Wenn Sie und Ihr Partner in diesen Belangen nicht übereinstimmen, kann die Erziehung inkonsequent und widersprüchlich wirken – und führt oft dazu, dass die Kinder ihre Eltern gegeneinander ausspielen. Wenn Sie in Ernährungsfragen eher strenger sind, Ihr Partner aber die Kinder essen lässt, was sie wollen, dann haben Sie vielleicht das Gefühl, dass er Ihre Bemühungen untergräbt. Das kann sogar zu Spannungen und Konflikten in Ihrer Beziehung führen.

Es ist sehr wichtig, dass Sie und Ihr Partner eine offene und ehrliche Diskussion über diese Dinge führen. Selbst wenn Sie die folgenden Punkte schon einmal besprochen haben, wäre jetzt vielleicht ein guter Zeitpunkt, es noch einmal zu tun:

- ◎ Wie möchten wir an die Erziehung unserer Kinder herangehen?
- ◎ Was fanden wir gut und was schlecht daran, wie unsere Eltern uns erzogen haben?
- ◎ Welcher Erziehungsstil könnte für das Temperament unserer Kinder am besten geeignet sein?

Eine solche Aussprache wird Ihnen helfen, in der Familie bewusster miteinander zu kommunizieren. Das wiederum wird es Ihnen leichter machen, Ihre vielfältigen Funktionen als Eltern zu erfüllen. Sie werden Ihre Strategien auch verfeinern können – vielleicht wählen Sie zum Beispiel einen autoritativen Ernährungsstil (geben Ihren Kindern gesundes Essen und weniger Leckereien, leben ihnen gesunde Essgewohnheiten vor), während Ihr Stil beim Thema Hausaufgaben etwas strenger, sogar leicht autoritär sein könnte.

Ihre Eltern, Ihre Kinder, Ihr Stil

Interessanterweise glaubt die Mehrheit der 448 Frauen, die an der Onlinebefragung von Weight Watchers teilgenommen haben, dass ihre Eltern und die Eltern ihres Partners den größten Einfluss auf ihren Erziehungsstil haben. Immerhin 42 Prozent der Frauen sagten aber, dass sie selbst ihr größter Einfluss seien – dass sie für Probleme mit ihren Kindern ihre eigenen Lösungen finden. 35 Prozent sagten, dass sie zu einem gewissen Teil auch von Freunden mit Kindern beeinflusst würden. Medien, Bücher, Fernsehen, geistliche Führer und Kinderärzte haben laut der Umfrage wenig bis keinen Einfluss.

Bei der Wahl und Umsetzung eines Erziehungsstils werden Sie möglicherweise verschiedene Ansätze mischen. Ein Stil kann bei manchen Kindern oder in manchen Belangen besser funktionieren als andere. Einem wilden, rebellischen Kind tut etwas mehr Struktur oder Autorität vielleicht sehr gut. Ein sensibleres Kind, das schüchtern und ängstlich ist, profitiert womöglich mehr von behutsamer Unterstützung und Ermutigung.

Wie geht es Ihnen selbst?

Wenn Sie in Zukunft ein gesundes Verhalten in Ihrer Familie fördern wollen, müssen Sie sich Gedanken über Gewichtsmanagement, über Ess- und Bewegungsgewohnheiten machen, auch über Ihre eigenen. Andernfalls könnte es sein, dass Sie Ihren Kindern unklare Signale zu diesen Themen geben.

80 Prozent der Frauen, die sehr unzufrieden mit ihrer Figur sind, mussten schon in der Kindheit negative Kommentare von ihrer Familie verkraften.

Sollten Sie derzeit mit Ihrem Gewicht kämpfen oder das früher einmal getan haben, so sind Sie vermutlich schon sensibler für Ihre Handlungen als die meisten Eltern: Sie achten wahrscheinlich mehr darauf, was Sie zu Ihren Kindern sagen. Wenn Sie sich darüber noch keine Gedanken gemacht haben, sollten Sie es jetzt tun – es wird ganz sicher einen positiven Einfluss auf die Entwicklung Ihrer Kinder haben.

Die Körperwahrnehmung eines Menschen wird am meisten dadurch bestimmt, wie sehr Familie und Freunde einer Person in Kindertagen auf sein Aussehen geachtet haben. Wird jemand wegen seines Aussehens aufgezogen, kann das besonders schlimme Folgen haben. Von 445 befragten Frauen, die sehr unzufrieden mit ihrem Gewicht und ihrer Figur waren, mussten über 80 Prozent in ihrer Kindheit negative Kommentare von Eltern oder Geschwistern über ihre Körper verkraften. Bei einer weiteren Studie mit 91 Mutter-Tochter-Gespannen hat man festgestellt, dass Töchter sehr viel anfälliger für Essstörungen und Unzufriedenheit mit der Figur sind, wenn sie von ihren Müttern bei den Themen Essen und Aussehen viel Druck und Kritik erfuhren.

Wie wirken sich Ihre Gedanken auf Ihre eigene Körperwahrnehmung aus? Und wie gehen Sie mit dem Gewicht Ihrer Kinder um? Versuchen Sie einmal, sich die folgenden Fragen möglichst ehrlich zu beantworten.

1. Wie sehen Sie im Moment Ihr eigenes Gewicht?
2. Versuchen Sie immer mal wieder, Gewicht zu verlieren, oder geben Sie sich Mühe, Ihr gegenwärtiges Gewicht zu halten?
3. Wie fühlen Sie sich, wenn Sie in den Spiegel schauen?

4. Wie sehr beschäftigen Sie sich mit dem Erscheinungsbild Ihres Körpers im Vergleich zu seiner Gesundheit, seiner Beweglichkeit und Funktionstüchtigkeit? Sind diese Dinge für Sie alle gleich wichtig?
5. Wie würden Sie das Gewicht Ihrer Kinder beschreiben: genau richtig, übergewichtig oder untergewichtig?
6. Fühlen Sie sich für das Gewicht Ihrer Kinder verantwortlich?
7. Wenn Sie Ihre Kinder ansehen, sehen Sie Ihr jüngeres Ich in ihren Körpern?
8. Wenn ja: Ruft das in Ihnen gute oder schlechte Gefühle hervor?
9. Wie würden Sie Ihre Beziehung zum Essen beschreiben? Ist sie gesund, positiv, von Schuldgefühlen besetzt, beunruhigt, wechselhaft?
10. Wie stehen Sie zu körperlicher Aktivität – ist das etwas, an dem Sie Spaß haben? Oder nur eine Notwendigkeit? Eine Möglichkeit, Druck abzulassen? Oder etwas ganz anderes?

Selbst ohne sich diese Fragen zu stellen, wissen Sie möglicherweise, dass Sie Probleme mit Ihrem Körper und mit Ihrer Körperwahrnehmung haben. Aber scheuen Sie nicht davor zurück, sich damit zu befassen: Wenn Sie besser verstehen lernen, wie Sie Ihren eigenen Körper und auch die Körper Ihrer Kinder sehen, sind Sie schon auf dem Weg zu einem gesunden Körperbewusstsein für die ganze Familie. Wissen und Verständnis sind die ersten Schritte zum Umdenken. Sie können Frieden mit Ihren Gefühlen schließen und dadurch eine sensiblere Haltung bei der Erziehung gewinnen.

Wenn Sie wissen, dass Sie unsicher wegen Ihres Äußeren sind oder Ihnen gesundes, maßvolles Essen selbst schwerfällt, sind Sie im Vorteil! Sie können ganz bewusst eine autoritativere Herangehensweise wählen, wenn Sie bei Ihren Kindern eine gutes Körpergefühl fördern, Ihre Familie ernähren und körperliche Tätigkeit unterstützen wollen. Schon indem Sie darüber nachdenken, wie Sie mit diesen Themen umgehen möchten, tun Sie das Richtige. Damit sind Sie auf dem Weg zu einer besseren Lebensführung – und Ihre Familie mit Ihnen.

Diese Dinge auszuloten, macht vielleicht nicht gerade Spaß, aber denken Sie an Ihr Ziel: Sie wollen, dass sich Ihre Kinder in ihrem Körper gut fühlen. Ihre Gedanken beeinflussen Ihr Handeln. Wenn Sie also noch besser für Ihre Kinder sorgen wollen, dann nehmen Sie sich etwas Zeit für diese Überlegungen. Die Ergebnisse werden es ganz sicher wert sein.

Wechselwirkungen

Ihre Zufriedenheit mit Ihrem Körper wirkt sich darauf aus, wie Sie mit ihm umgehen, und umgekehrt. Von den 448 Frauen, die an der Onlinebefragung von Weight Watchers teilnahmen, gaben mehr als die Hälfte zu, dass sie ein »irgendwie schlechtes« oder »sehr schlechtes« Körperbild haben. Diejenigen, die »hervorragende« oder wenigstens »sehr gute« Essgewohnheiten hatten, hatten auch recht häufig ein positiveres Körperbild. Entsprechend hatten diejenigen, die sich schlecht fühlten, weil sie nicht regelmäßig etwas für sich taten, tendenziell ein schlechteres Körperbild.

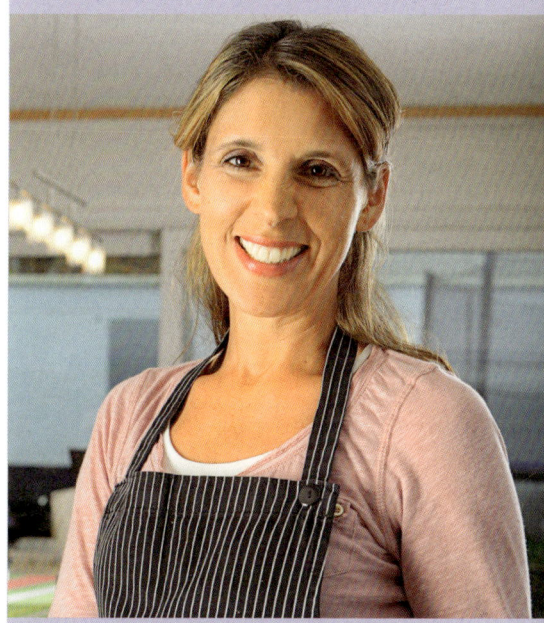

Achten Sie auf Ihre Worte

Kinder sind wie Schwämme. Alles, was ihre Eltern sagen, saugen sie auf. Es wird verarbeitet und geht in ihre eigenen Einstellungen und Verhaltensweisen über. Was bedeutet das? Ihre Äußerungen über Ihren eigenen Körper und auch die Körper Ihrer Kinder, die subtilen Botschaften über Gewicht, Essgewohnheiten, Bewegung – alles kann Folgen haben.

Wenn Sie wollen, dass Ihre Kinder gesunde Verhaltensweisen entwickeln, dann müssen Sie Ihren Worten entsprechende Taten folgen lassen.

Zwar können Sie Ihre eigene Vergangenheit nicht mehr ändern, sehr wohl aber können Sie versuchen, Ihr heutiges Körperbild zu verbessern. Und Sie können eine Menge tun, um Ihre Kinder davor zu schützen, ein schlechtes Körperbild zu entwickeln. Was Sie zum Beispiel über Ihren eigenen Körper sagen, sickert in das Bewusstsein Ihrer Kinder ein und wird dazu beitragen, ihre eigenen Körperbilder zu formen. Sollten Sie also öfter mal über Ihre zu dicken Oberschenkel jammern oder sich selbst für die Größe Ihres Hinterns schelten, hören Sie damit auf. Sonst lernen Ihre Kinder von Ihnen, ein ebenso kritisches Auge auf ihren eigenen Körper zu werfen.

Eine negative Art, über den Körper zu reden, kann Jungen und Mädchen gleichermaßen beeinflussen, am häufigsten aber wird sie von Müttern an Töchter weitergegeben. Wenn Sie also regelmäßig über Ihren Körper schimpfen, sobald Sie zum Beispiel vor dem Spiegel stehen, denken Sie daran, dass Ihre Tochter in Ihre Fußstapfen treten könnte. Töchter neigen dazu, sich mit ihren Müttern zu identifizieren. Eine Tochter verinnerlicht oft, was eine Mutter über ihren eigenen Körper sagt; diese Gefühle und Etikettierungen werden dann als Teil des eigenen Körperschemas verarbeitet. Ganz besonders gilt dies, wenn Mutter und Tochter sich sehr ähnlich sehen.

Aber auch Papa ist nicht aus der Verantwortung entlassen. Studien haben ergeben, dass Mädchen, deren Väter sehr unzufrieden mit ihrem Körper sind, deutlich häufiger einen sozialen Druck verspüren, dünn zu sein. Ganz besonders oft war dies in Familien zu beobachten, in denen die Eltern die Essgewohnheiten der Kinder stark kontrollierten. Also beeinflussen beide Elternteile, wie sich die Kinder mit ihren Körpern fühlen.

Reden und Handeln im Einklang

Die meisten Angewohnheiten der Eltern »vererben« sich. Wenn Sie also positiv über Ihren Körper reden, anerkennen, was er für Sie leistet, und ihn mit Fürsorge und Respekt behandeln, dann stehen die Chancen gut, dass die Kinder Ihrem Beispiel folgen werden. Natürlich gilt auch der Umkehrschluss – umso wichtiger ist es, harsche Kritik am eigenen Körper zu vermeiden.

Genauso, wie Sie mit Ihren Kindern widerspruchsfrei über gesundes Essen, Bewegung und Wertschätzung des eigenen Körpers reden sollten, müssen Sie unbedingt vermeiden, in Wort und Tat unterschiedliche Botschaften zu senden. Ein paar Beispiele?

- Wenn Sie Ihrer Tochter immer wieder sagen, sie solle sich über die Stärke ihres Körpers freuen, während Sie selbst mit Ihren Hüften hadern, wenn Sie vor dem Spiegel stehen, dann ist das eine unklare Botschaft.
- Wenn Sie Ihren Kindern häufig sagen, sie sollen im Freien spielen, während Sie selbst sich nur selten bewegen, dann ist das eine unklare Botschaft.
- Wenn Sie ständig die Vorteile von Obst und Gemüse predigen, selbst aber fast nie welches essen, dann ist das eine unklare Botschaft.

Wenn Sie wollen, dass Ihre Kinder gesunde Verhaltensweisen entwickeln, dann müssen Sie Ihren Worten Taten folgen lassen – Worte und Taten müssen übereinstimmen und einander stützen. Andernfalls wissen Ihre Kinder nicht, woran sie sich halten sollen. Es reicht also nicht aus, Versorger (mit gesundem Essen und Bewegungsmöglichkeiten), Beschützer (vor negativen Einflüssen) und Regelmacher (von Fernsehstunden bis hin zu Zwischenmahlzeiten) zu sein. Entscheidend ist, ein gutes Vorbild zu sein, indem Sie Ihrem eigenen Körper Aufmerksamkeit, Bewegung, Anerkennung und den Zuspruch geben, den er verdient.

Wie Sie Ihren eigenen Körper annehmen, mit ihm umgehen und über ihn reden, sickert in das Bewusstsein Ihrer Kinder ein und wird dazu beitragen, ihre Körperbilder zu formen.

47

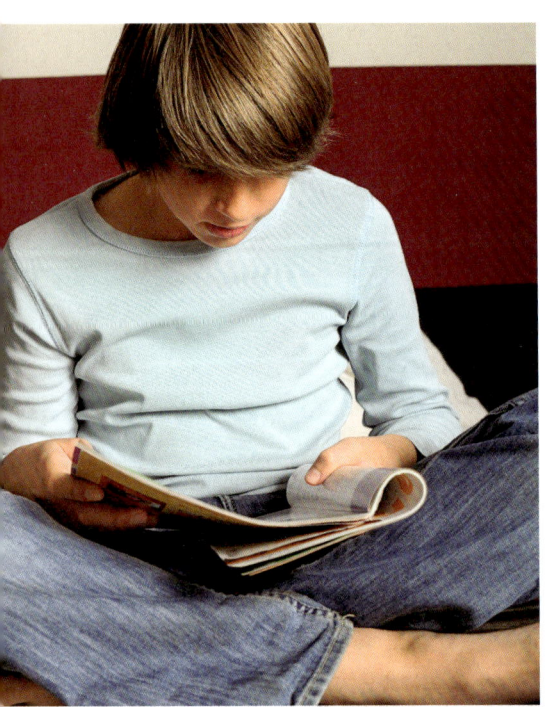

Bewahren Sie Ihre Kinder vor unrealistischen Schlankheits-, Schönheits- und Muskelkraftidealen, die vor allem die Medien verbreiten. Setzen Sie diesen Einflüssen Grenzen.

Der Irrsinn der Medien

Natürlich haben Sie nicht allein Einfluss auf Ihre Kinder. Wir leben in einer Kultur, die von Glamour und Jugendlichkeit besessen ist, und dank der allgegenwärtigen Medien haben wir auch kaum eine Chance, das zu vergessen. »Schlank und schön« heißt das Ideal; es wird uns im Fernsehen, in Magazinen, Filmen, Musik und Videos beständig gezeigt, und Kinder sind dagegen nicht immun.

Diese Einflüsse greifen früher, als man meinen möchte. In einer einjährigen Studie mit 97 Mädchen im Alter von 5 bis 9 Jahren hat man untersucht, was die Zufriedenheit der Mädchen mit ihrem eigenen Körper beeinflusste: Es waren sowohl Altersgenossinnen, die unbedingt schlank sein wollten, als auch Fernsehsendungen, in denen es um das Aussehen von Frauen ging. Eine weitere Studie hat ergeben, dass Jungen, die Männermagazine über Mode oder Fitness lesen, und Mädchen, die sich an den Frauen in den Medien orientieren, häufiger bedenkliche Mittel anwenden, um besser auszusehen.

Sie können zwar nichts daran ändern, wie körperliche Schönheit im Fernsehen, in Filmen und Zeitschriften dargestellt wird, aber Sie können Ihre Kinder ein Stück weit vor solchen Einflüssen schützen. Wie?

- Schauen Sie sich die Fernsehsendungen und Musikvideos an, die Ihre Kinder sich ansehen, und entscheiden Sie, ob sie in Ordnung sind.
- Gleiches gilt für die Magazine, die Ihre Kinder lesen. Reden Sie darüber, dass und warum die tollen Fotos Standards zeigen, die unrealistisch und oft auch ungesund sind.
- Reden Sie mit Jungen über die gefährlichen Dinge, die einige Profisportler tun, zum Beispiel Steroide nehmen, um zu ihren superdurchtrainierten Körpern zu kommen.

Sehen Sie das als Teil Ihrer Aufgaben als Beschützer und Regelmacher. Bewahren Sie Ihre Kinder vor unrealistischen Schlankheits-, Schönheits- und Muskelkraftidealen. Setzen Sie diesen Einflüssen Grenzen. Damit machen Sie es Ihren Kindern leichter, ihren eigenen Weg zu Körperachtung und -sicherheit zu gehen. Das ist so wichtig, weil das Körperbild – im Guten oder im Schlechten – mit dem Selbstwertgefühl zu tun hat, bei Kindern wie auch bei Erwachsenen.

Über den Körper sprechen

Wie Sie über Ihren eigenen Körper und über die Ihrer Kinder reden, kann also große und nachhaltige Auswirkungen auf die Kinder haben, und darum sollten Sie einmal Ihre typische Art zu reden überprüfen. So können Sie herausfinden, ob Sie daran etwas ändern oder verfeinern müssen.

Beschreiben Sie Ihren Körper. Notieren Sie kurz drei bis fünf Adjektive, die Sie häufig benutzen, um Ihr Aussehen zu beschreiben.

1. _____
2. _____
3. _____
4. _____
5. _____

Beschreiben Sie die Körper Ihrer Kinder. Rufen Sie sich einige der Kommentare ins Gedächtnis, die Sie über die wachsenden und sich verändernden Körper Ihrer Kinder machen, und notieren Sie sie hier kurz.

1. _____
2. _____
3. _____
4. _____
5. _____

Wie sprechen Sie über Körper? Schauen Sie sich Ihre beiden Listen noch einmal an. Klingen die Wörter am ehesten positiv, negativ oder neutral? Und nun überlegen Sie: Unterstützt Ihre Wortwahl Ihre Kinder darin, ihre Körper zu lieben, zu achten, zu akzeptieren und zu beschützen? Oder werden Ihre Kinder eher zu Befangenheit gegenüber ihren Körpern getrieben, sodass sie stark auf Unvollkommenheiten und kleine Fehler achten? Auch auf diesem Gebiet dienen Sie Ihren Kindern als Vorbild: indem Sie ihnen vorleben, wie man über den eigenen Körper redet.
Wenn Sie sich das einmal klargemacht haben, ist der nächste Schritt, zu überlegen, wie Sie Ihre Redeweise verbessern und so Ihren Kindern helfen können, ihre Körper wertzuschätzen.

Den Körper liebevoll annehmen

Helfen Sie Ihren Kindern, positiv über ihre Körper zu denken und sich gut um sie zu kümmern. Sprechen Sie selbst positiv über Ihren Körper. Lehren Sie Ihre Kinder von klein auf, dass der Körper etwas Wertvolles ist, weil er so viele tolle Dinge tut: Er bringt uns von A nach B, ermöglicht es uns, Spaß zu haben, uns auszudrücken, er schützt, hält warm und ist überhaupt ein toller Kamerad.

Wenn Ihre Kinder früh lernen, ihren Körper anzuerkennen, ist die Wahrscheinlichkeit groß, dass sie stolz auf ihn sind und gut für ihn sorgen. Sie werden eher auf eine gesunde Lebensführung achten, wenn ihnen klar ist, dass ihr Körper umso besser funktioniert, je besser sie sich um ihn kümmern.

Wertschätzung für ihre individuellen Stärken hilft Ihren Kindern, sich in einem guten Licht zu sehen.

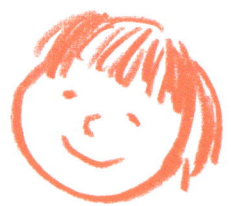

So helfen Sie Ihrem Kind

Erklären Sie Ihr Zuhause zur kritikfreien Zone. Wenn ein Kind sich selbst oder eines der Geschwister für sein Äußeres runtermacht, weisen Sie es vorsichtig darauf hin. Erklären Sie ihm, dass es schlimm ist, verletzende Dinge über den Körper zu sagen. Fragen Sie es, wie das wäre, wenn es so etwas zu jemand anderem oder jemand anders es zu ihm sagen würde. Oder noch besser: Sagen Sie ihm, dass Ihr Zuhause eine Schutzzone ist – hier gibt es keine harte Kritik am Körper. Wenn ein anderer einen abfälligen Kommentar über den Körper Ihres Kindes macht – wenn etwa die Oma sagt: »Du hast ein paar Pfund zugelegt, oder?« –, dann springen Sie Ihrem Kind elegant zur Seite, indem Sie zum Beispiel erwähnen, wie schnell es über das Fußballfeld flitzen kann.

Machen Sie Ihren Kindern Komplimente für ihre persönlichen Qualitäten. Loben Sie sie so oft wie möglich dafür, wenn sie ihre Spielsachen teilen, einen traurigen Freund aufmuntern oder fleißig lernen. Indem Sie auf die persönlichen Qualitäten achten, die sie außergewöhnlich machen, und ihr löbliches Verhalten anerkennen, helfen Sie Ihren Kindern dabei, sich von innen heraus gut zu fühlen. Das hält Probleme mit der Figur in einem realistischen Rahmen.

Lenken Sie die Aufmerksamkeit weg vom Aussehen, hin zum Können. Welche großartigen Dinge hat der Körper Ihres Kindes heute wieder vollbracht? Das Ziel ist nicht, dem Kind einen positiven Kommentar über sein Aussehen zu entlocken, sondern es darauf aufmerksam zu machen, wie viel Power es beim Fußballspielen hatte, wie schnell es gelaufen ist und dass es stark genug war, um mit Ihnen diese schwere Kiste die Treppe hochzutragen. Sollten Ihre Kinder Schwierigkeiten haben, das zu verstehen, können Sie Ihre Perspektive einbringen: Sie können sagen, wie toll Sie es fanden, dass Ihre Kinder Ihnen dabei geholfen haben, sechs Tüten mit Einkäufen hereinzutragen, oder dass sie mit dem Hund so lange Gassi gegangen sind. Oder Sie sagen: »Das sah echt stark aus, wie du vorhin das Klettergerüst hoch bist. Wie hat sich das angefühlt?«

Loben Sie Ihre Kinder für ihre gesunden Verhaltensweisen. Kinder dürfen stolz auf die Fürsorge sein, die sie ihren Körpern widmen. Sie können etwa Ihrer Tochter sagen, wie beeindruckt Sie waren, dass sie einen Spaziergang machen wollte, als sie wegen einer abgesagten Verabredung enttäuscht war; oder dass sie ein Nickerchen gemacht hat, statt nach einem Snack zu fragen, als sie müde von der Schule nach Hause gekommen ist.

Ermutigen Sie Ihre Kinder, hinter die Kulissen der Schönheit zu schauen. Reden Sie mit Ihren Kindern darüber, wer in ihren Augen anziehend wirkt – sowohl Kinder als auch Erwachsene –, und fragen Sie sie, warum sie diese Personen attraktiv finden. Vielleicht geht Ihren Kindern bei diesem Gespräch auf, dass die Attraktivität einer Person weniger mit körperlicher Schönheit, sondern vielmehr mit Fröhlichkeit, Selbstvertrauen und Charisma zu tun hat. Fragen Sie nun Ihre Kinder, welche Eigenschaften sie selbst attraktiv machen. Es könnte ihre lebhafte Natur sein, ihre unerschöpfliche Energie, ihr ansteckendes Lachen oder etwas vollkommen anderes. Ihre individuellen Stärken wertzuschätzen zu lernen, kann Ihren Kindern helfen, sich in einem guten Licht zu sehen.

Bieten Sie Ihren Kindern viele Gelegenheiten, körperlich aktiv zu sein. Schmeißen Sie für Ihre Familie eine Tanzparty im Wohnzimmer, und geben Sie Ihren Kindern die Gelegenheit, sich durch Bewegung auszudrücken. Gehen Sie mit ihnen am Wochenende inlineskaten, Fahrrad fahren oder wandern. Lassen Sie sie Mannschaftssportarten, etwa Basketball, Fußball oder Volleyball, ausprobieren ebenso wie Karate, Akrobatik oder Tanz. Wenn Kinder viele verschiedene Aktivitäten testen dürfen, können sie einerseits die Bewegung an sich lieben lernen und entdecken, was ihnen Spaß macht. Andererseits erkennen sie auch, zu wie vielen verschiedenen Dingen ihr Körper fähig ist.

Wie kann ich meine Tochter davor schützen, ihren Körper genauso kritisch zu sehen wie ich den meinen?

Zunächst: Erkennen Sie Ihre Grenzen. Sie und Ihr Kind sind zwei unterschiedliche Menschen mit unterschiedlichen Körpern und Persönlichkeiten, die unabhängig voneinander gesehen werden müssen. Sie können (und dürfen) nicht für Ihre Tochter leben. Selbstachtung wird sie selbst lernen müssen.

Sie brauchen trotzdem nicht untätig zu bleiben: Lassen Sie Ihre Tochter spüren, wie sehr Sie sie lieben und anerkennen, und helfen Sie ihr, Vertrauen zu ihrem Körper zu entwickeln. Er sieht nicht nur gut aus, er kann auch unendlich viel. Sie sollten zum einen positive Beobachtungen herausheben, zum anderen ist es sehr wichtig, dass Ihr Zuhause eine Schutzzone vor körper- oder aussehensbezogener Kritik ist.

Wenn es Ihnen schwerfällt, einen positiven Ton bei körperbezogenen Themen anzuschlagen, oder wenn Sie sich bei Überreaktionen ertappen, wenn es um das Aussehen Ihrer Kinder geht, dann könnte es sein, dass Sie Ihre eigenen Körperbildprobleme mit denen Ihres Kindes vermischen. Dann könnte es hilfreich sein, eine psychotherapeutische Beratung aufzusuchen.

Wie sich der Körper wandelt

Kinderkörper verändern sich in der Zeit zwischen Grundschule und dem Ende der Mittelstufe erheblich. Jungen wie Mädchen werden größer (im Schnitt etwa fünf Zentimeter im Jahr) und schwerer (drei oder mehr Kilo im Jahr). Wie schnell Kinder an Größe und Gewicht zulegen, variiert von Fall zu Fall. Sagen Sie Ihren Kindern, dass Körpergröße und -form sowie die Geschwindigkeit, in der sie wachsen, zu einem guten Teil genetisch bedingt und nicht zu beeinflussen sind. Während einige Kinder zuerst etwas dicker werden, bevor sie in der Länge wachsen, schießen andere erst einmal in die Höhe, und ihr Gewicht braucht eine ganze Weile, um hinterherzukommen.

Sollten Ihre Kinder wissen, dass Sie selbst schon einmal versucht haben, Gewicht zu verlieren, erklären Sie ihnen, dass eine Gewichtszunahme während der Pubertät gesund und normal ist. Bei Mädchen beginnen die Wachstumsschübe typischerweise etwa zwei Jahre früher als bei Jungen, aber im Alter von 14 haben viele Jungen die Mädchen in der Größe schon wieder eingeholt. In dieser Zeit werden Mädchen auch kurviger an Busen, Hüften, Po und Oberschenkeln. Das liegt vor allem daran, dass Mädchenkörper eine Extraschicht Körperfett anlegen – es dient später dazu, ein Baby während der Schwangerschaft zu ernähren.

Pubertät – eine besondere Herausforderung

Wenn Ihre Kinder älter werden und die Pubertät erreichen, ist es wichtig, ihnen klarzumachen, dass ihre Körper während der gesamten Kindheit und Jugend weiter wachsen und sich verändern werden und dass dies ganz normal und gesund ist (siehe auch Kasten links).

Wundern Sie sich nicht, wenn ein heranwachsendes Kind mit seinen Gedanken häufig bei seinem sich verändernden Körper ist und recht viel Zeit damit verbringt, sich im Spiegel anzusehen – Sie haben vermutlich das Gleiche getan, als Sie in dem Alter waren. Während der Pubertät macht der Körper massive Veränderungen durch. So, wie sich die Aufmerksamkeit der Kinder für den eigenen Körper erhöht, kann sich auch ihre Einstellung dazu verändern. Es kann für ein Kind schwierig sein, seinen sich entwickelnden Körper zu akzeptieren und sich wohl in seiner Haut zu fühlen. Möglicherweise wird sich Ihre Tochter über die Polster an Hüften oder Oberschenkel beschweren, während Ihr Sohn sich über die Größe seiner Nase oder seine abstehenden Ohren ärgert. Probleme mit dem Körperbild können gerade in dieser Phase schwerwiegend sein, zumal hormonelle Veränderungen (und damit Stimmungsschwankungen) hinzukommen.

Ein wichtiges Thema ist jetzt, mit Gleichaltrigen zurechtzukommen und dazuzugehören. Zwar werden diese Kämpfe bei Mädchen besonders augenfällig, die auch eher mal darüber reden, aber auch Jungen können eine schwere Zeit durchlaufen, wenn ihre Körper sich verändern und sie sich gleichzeitig in soziale Hierarchien an der Schule eingliedern müssen. Es ist wichtig, Ihrem Kind zu erklären, dass all dies ganz normal ist – und dass Sie es genauso durchgemacht haben.

Sie können Ihre eigenen Erfahrungen oder die Ihres Partners heranziehen und erzählen, wie sich Ihr Körper in Ihrer Kindheit und Jugend verändert hat. Es kann hilfreich sein, Fotos herauszusuchen, die Sie in verschiedenen Alters- und Entwicklungsstufen zeigen. So können Ihre Kinder sehen, welche Veränderungen vor ihnen liegen könnten, und sehen ein, dass auch Ihr Körper dramatische Veränderungen durchmachen musste, bevor er die Form gewann, die Ihre Kinder jetzt kennen. Zu wissen, dass solche Prozesse und individuelle Unterschiede normal sind, kann es ihnen erleichtern, die Veränderungen des eigenen Körpers zu akzeptieren und weniger kritisch zu sehen. Mit Ihrer Unterstützung wird es Ihren Kindern leichter fallen, sich mit ihren »neuen« Körpern wohlzufühlen.

10 wichtige Botschaften über den Körper

Es ist eine Kunst, Kindern positive Botschaften über ihre Körper zukommen zu lassen, ohne es zu übertreiben. Gut ist, das Selbstwertgefühl zu stärken. Schlecht ist, das Wohlgefühl so weit zu fördern, dass die Kinder kein Interesse mehr an gesunden Gewohnheiten haben. Schwer zu finden ist auch die richtige Balance zwischen einer gesunden Körperwahrnehmung und einem übertriebenen Interesse am Aussehen. Denken Sie daran, eine dem Alter des Kindes angemessene Sprache zu sprechen, und natürlich müssen Sie die Botschaften auch durch Ihr eigenes Verhalten glaubhaft machen.

1 »Überlege dir, was dein Körper leisten kann, nicht nur, wie er aussieht.« Halten Sie Ihr Kind dazu an, seinen Körper als ein starkes Instrument zu betrachten: eine kraftvolle Maschine, die zu allem Möglichen imstande ist. Diese Perspektive kann Ihrem Kind helfen, Vertrauen und Anerkennung für seinen Körper aufzubauen.

2 »Gib ihm die Aufmerksamkeit, die er braucht und verdient.« Es ist der einzige Körper, den Ihr Kind je haben wird – ermutigen Sie es, sich gut um ihn zu kümmern, damit er sich stets gut fühlt und bestmöglich funktioniert. Erklären Sie Ihrem Kind, dass dies letztendlich in seiner Verantwortung liegt – niemand anders kann das übernehmen.

3 »Finde heraus, was gut für deinen Körper ist.« Vielleicht liebt es Ihre Tochter, im Meer zu schwimmen, oder genießt es, sich beim Tanzen auszupowern. Körperliche Befriedigung auf eine Weise zu erlangen, die nichts mit dem Aussehen zu tun hat, kann das Selbstwertgefühl deutlich verbessern.

4 »Sei der größte Fan deines Körpers.« Ermuntern Sie Ihr Kind, nur Gutes über seinen Körper zu sagen. Es wird ihn sowohl in einem besseren Licht sehen als auch gesündere Dinge für ihn tun.

5 »Achte auf positive Veränderungen.« Wenn Ihrem Kind auffällt, dass es mehr Ausdauer auf dem Fußballplatz hat oder die Muskeln an den Armen vom vielen Turnen stärker geworden sind, kann es daraus Selbstvertrauen ziehen.

6 »Tank deinen Körper regelmäßig auf.« Reden Sie über Essen wie über Treibstoff, und betonen Sie, wie wichtig es ist, den Körper regelmäßig mit hochwertigen Mahlzeiten zu versorgen – einschließlich Frühstück –, damit er genug Energie für den Tag bekommt.

7 »Liebe dein Inneres und Äußeres.« Helfen Sie Ihrem Kind, seine inneren wie seine äußeren Qualitäten zu würdigen: seinen großartigen Sinn für Humor, sein gewinnendes Lächeln, seine Freundlichkeit, seine natürliche Neugier. So lernen Kinder, ihren Körper und ihre Persönlichkeit wertzuschätzen.

8 »Achte auf die Signale, die dein Körper dir gibt.« Erklären Sie Ihrem Kind, dass es essen sollte, wenn es hungrig ist, und aufhören, wenn es genug hat. Betonen Sie, wie wichtig Pausen sind, um sich zu erholen, wenn man müde ist. Das wird ihm helfen, den Signalen seines Körpers Glauben zu schenken und auf sie zu hören.

9 »Drück dich mithilfe deines Körpers aus.« Ermutigen Sie Ihr Kind, mit Körper und Gesten zu unterstreichen, was es sagt, und Kleidung zu tragen, die ausdrückt, wer und wie es ist, und mit der es sich gut fühlt.

10 Vergessen Sie nicht, Ihrem Kind zu sagen: »Ich werde dich immer lieben, so, wie du bist.« Erklären Sie, dass Sie ihm wünschen, gesund und glücklich zu sein, körperlich wie emotional, aber dass Sie es immer lieben werden, egal, was passiert. So können Sie bedingungslose Liebe ausdrücken, die Ihrem Kind helfen wird, sich in der Familie und überhaupt im Leben wohl, sicher und geborgen zu fühlen.

Rituale und gemeinsame Zeit

Taten zählen mehr als Worte. Es führt kein Weg daran vorbei: Sie müssen Ihren Kindern eindeutige Botschaften senden, verbal und nonverbal. In Ihren Rollen als Vorbild, Versorger, Regelmacher, Beschützer und Verteidiger müssen Sie beständig und stark bleiben – auch in Ihren Entscheidungen. So werden sich gesunde Angewohnheiten bei Ihren Kindern tiefer verwurzeln.

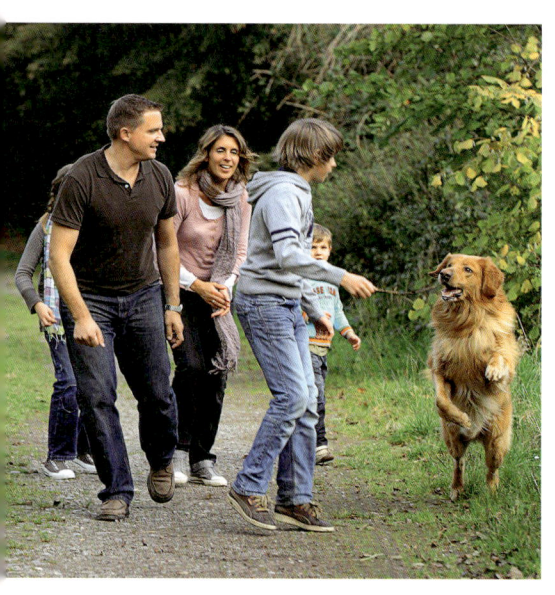

Gemeinsame Aktivitäten fördern die Bindung in der Familie. Kinder fühlen sich dadurch sicherer, auch in schwierigen Situationen.

Wenn Sie stets und auf immer gleiche Weise Ihre Kinder versorgen, Gelegenheiten für Bewegung schaffen und die Fähigkeiten Ihres eigenen Körpers wertschätzen, so werden Ihre Kinder diese gesunden Angewohnheiten für vollkommen natürlich und normal halten. Das erhöht die Chancen, dass Ihre Kinder diese Maßnahmen für ein gesünderes Leben nicht nur schnell annehmen, sondern auch lange beibehalten.

Es lohnt sich in diesem Zusammenhang, über Traditionen und Routinen in Ihrer Familie nachzudenken: gemeinsame Mahlzeiten, Familienurlaub und dergleichen. Inwieweit unterstützen diese Traditionen die Botschaften, die Sie über gesunde Lebensführung zu senden versuchen? Bringen diese Rituale alle Familienmitglieder zusammen? Schaffen sie ein starkes Gefühl der Zusammengehörigkeit und Sicherheit? Und geben sie Ihnen, den Eltern, Gelegenheit, Ihren Kindern gesundes Ess- und Bewegungsverhalten nahezubringen?

Bindung macht stark

Das klingt vielleicht viel verlangt, aber unterschätzen Sie die Macht von Ritualen nicht! Forschungsergebnisse zeigen, dass starke Bindungen zwischen Eltern und Kindern und auch zwischen Geschwistern entstehen, wenn eine Familie gesunde Aktivitäten gemeinsam angeht. Kinder fühlen sich dann sicherer, wenn sie sich den emotionalen und körperlichen Herausforderungen stellen müssen, die jede Kindheit bereithält. Eine kürzlich abgeschlossene fünfjährige Studie hat erbracht, dass Heranwachsende, die regelmäßig Familienmahlzeiten einnehmen, sehr viel verantwortungsvoller mit den Themen Alkohol und Zigaretten umgehen.

Zwischenzeugnis für Familienrituale

Bewerten Sie selbst, wie weit in Ihrer Familie die folgenden Aussagen zutreffen. Geben Sie sich eine 1 für sehr gut (effektiver können Sie es sich nicht vorstellen), eine 3 für befriedigend (ziemlich gut, aber es bleibt noch Raum für Verbesserung) oder eine 5 für mangelhaft (da gibt es eine Menge zu tun).

_____ In unserer Familie gibt es mindestens dreimal die Woche gemeinsame Mahlzeiten.

_____ Unsere Essenszeiten sind grundsätzlich entspannt, und es gibt ausgewogenes, leckeres Essen und lebhafte, angenehme Unterhaltung.

_____ Es gibt verschiedene Aktivitäten, die wir am Wochenende gemeinsam als Familie ausüben, zum Beispiel Radfahren, die Wälder erkunden oder in den Park gehen.

_____ Jeder von uns hat sein eigenes Geburtstagsritual, etwa einen bestimmten Kuchen, einen Ausflug an einen bestimmten Ort oder eine besondere Aktivität.

_____ In unserer Freizeit gehen wir oft alle zusammen spazieren, spielen Ball oder arbeiten gemeinsam im Garten.

_____ Wir nehmen an öffentlichen Freizeitprogrammen teil, zum Beispiel an Sportveranstaltungen, Spielen oder Wettkämpfen.

_____ Wir wissen, wo die besten Spielplätze und Parks in der Gegend sind, da wir sie regelmäßig aufsuchen.

_____ Wir fahren gern als Familie in den Aktivurlaub.

_____ Beim Abendbrot hat jeder seine Aufgabe – Tisch decken, Essen auftragen, Getränke ausschenken, Tisch abräumen, sauber machen.

_____ Wir schaffen uns regelmäßig freie Zeit, in der wir einfach zusammensitzen können und die Kinder über die Dinge reden, die sie gerade beschäftigen.

Schauen Sie sich nun die Bereiche an, in denen Sie sich selbst nur eine 3 oder 5 gegeben haben, und überlegen Sie, wie Sie sich hier verbessern können. Welches Ritual hat für Sie den dringendsten Verbesserungsbedarf? Wenn eines fest in Ihrem Familienleben verankert ist, kümmern Sie sich um das nächste. Seien Sie versichert: Es ist den Aufwand wert, denn schöne Familienrituale knüpfen feste Bande zwischen Familienmitgliedern. Sie geben Ihnen wichtige Zeit, in der Sie miteinander reden, Nähe genießen und Ihre Hoffnungen und Träume, Ängste und Sorgen miteinander teilen können.

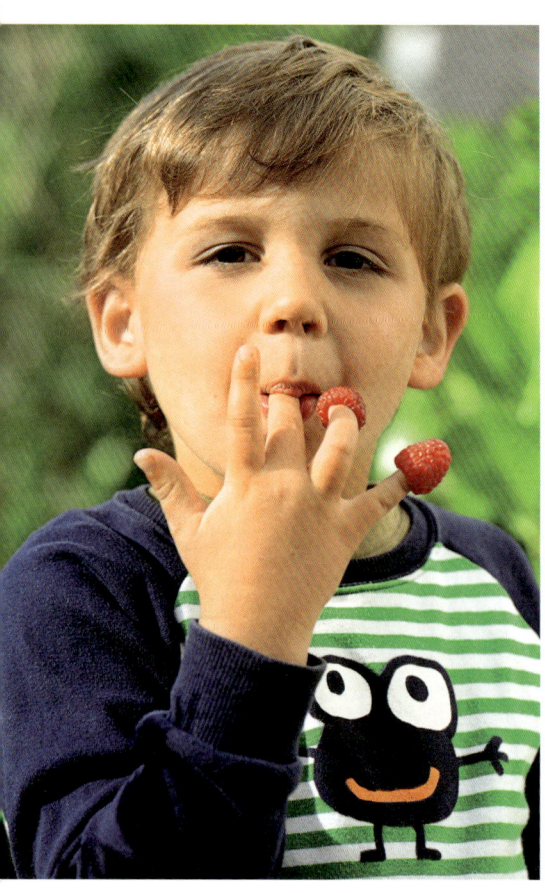

In einer zehnjährigen Längsschnittstudie mit rund 2400 Mädchen, die jährlich vom 10. bis zum 20. Lebensjahr befragt wurden, fanden Forscher heraus, dass regelmäßige Familienmahlzeiten die Mädchen vor Unzufriedenheit mit dem eigenen Körper und vor extremen Maßnahmen zur Gewichtskontrolle schützten. Die Forscher führen dies darauf zurück, dass es aufgrund der gemeinsamen Mahlzeiten einen größeren Familienzusammenhalt gab und die Mädchen so bessere Strategien entwickeln konnten, Gefühle und Probleme zu bewältigen.

Sie geben Ihren Kindern bei regelmäßigen Familienmahlzeiten also sehr viel mehr als nur etwas zu essen.

Hindernisse überwinden

Bevor Sie versuchen, gesündere Routinen oder Wohlfühlrituale in Ihrer Familie einzuführen, sollten Sie einmal darüber nachdenken, was dem bislang im Wege stand. Überlegen Sie, was Sie davon abgehalten hat, die Gewohnheiten Ihrer Familie in gesündere Bahnen zu lenken:

- ◎ Haben Sie einfach auf Autopilot geschaltet, oft getan, was am leichtesten erschien, anstatt die Dinge bis zum Ende zu durchdenken?
- ◎ Wissen Sie nicht recht, was Sie tun sollen, wie Sie Veränderungen herbeiführen sollen (richtig essen, sich mehr bewegen), ohne Ihr Leben komplett umzukrempeln?
- ◎ Sind Sie ständig unter Zeitdruck und haben das Gefühl, dass der Tag einfach zu kurz ist für alles, was getan werden muss?
- ◎ Oder fühlen Sie sich andauernd so gestresst, dass Sie nicht aufhören können, über die Probleme nachzudenken, die Sie belasten?

Sie wünschen sich ein bewusst gestaltetes Familienleben, und Sie möchten Ihre Kinder in Einklang mit Ihren zentralen Werten und Normen erziehen. Darum sollten Sie überlegen, welche Rituale und Routinen Ihrer Familie helfen, gesünder, dynamischer und aktiver zu leben, aber auch in Ihren Zeitplan und zu Ihrem Lebensstil passen. Wenn Sie Ihre Familie in kleinen Schritten zu gesünderen Gewohnheiten steuern, erkennen Sie sicher bald, dass die Erfolge den Aufwand mehr als wert sind.

Gesünder, dynamischer und aktiver zu leben, soll keine mühsame, ernste Angelegenheit sein – je spielerischer Ihre Angebote, desto eher ziehen Ihre Kinder mit.

Die gesündere Wahl

Nein, Sie müssen das Leben Ihrer Familie nicht vollständig umkrempeln, um gesunde Kinder aufzuziehen. Tatsächlich ist es eine Sache der Planung und des bewussten Entscheidens, wie Sie mit Mahlzeiten, Bewegung und anderen Belangen umgehen. Hier ein paar Vorschläge für gesunde Veränderungen, die man ganz einfach einführen kann.

◎ Statt Fast Food zu essen oder schnell irgendwo etwas mitzunehmen, wenn Sie keine Zeit haben, ein Abendessen zu kochen:
Braten Sie Geflügelfleisch an und kochen Sie etwas gefrorenes Gemüse, das Sie noch vorrätig haben.

◎ Statt jedes Wochenende das Kino, Puppentheater oder eine andere passive Unterhaltung zu besuchen:
Unternehmen Sie mit der Familie eine Fahrradtour oder einen Ausflug in den Park, wo man Fangen oder Fußball spielen kann.

◎ Statt Zwischenmahlzeiten vor dem Fernseher einzunehmen:
Bewegen Sie Ihre Hände. Malen oder basteln Sie mit den Kindern. Notfalls verteilen Sie zuckerfreie Kaugummis, wenn das Bedürfnis besteht, etwas im Mund zu haben.

◎ Statt jedem einzeln Essen zu geben, wenn er von der Arbeit oder der Schule kommt:
Vereinbaren Sie eine feste Uhrzeit fürs Abendessen mit allen. Dann hören alle auf zu arbeiten und zu spielen, um zusammen zu essen.

◎ Statt Ihren Kindern das Naschen zu erlauben, wenn sie frustriert, verärgert oder sonst irgendwie nicht gut drauf sind:
Schlagen Sie vor, nach draußen zu gehen und Ball zu spielen, um Dampf abzulassen.

◎ Statt Ihre Kinder für gutes Verhalten oder eine tolle Leistung mit Süßigkeiten zu belohnen:
Erlauben Sie ihnen, sich eine besondere Aktivität auszusuchen, die Sie gemeinsam unternehmen können.

◎ Statt morgens vor lauter Eile das Frühstück ausfallen zu lassen oder unterwegs etwas auf die Hand zu besorgen:
Lassen Sie alle 20 Minuten früher aufstehen, damit Sie gemeinsam ein ausgewogenes Frühstück zu sich nehmen können.

◎ Statt Ihre Kinder nach Aufmerksamkeit und Süßigkeiten schreien zu lassen, während Sie versuchen, das Abendessen vorzubereiten:
Beschäftigen Sie Ihre Kinder mit etwas Fröhlichem, Aktivem (wie Tanzen oder Malen). Oder Sie geben ihnen ein wenig Gemüse mit Dip oder ein paar Apfelscheiben und laden sie ein, Ihnen beim Kochen zu helfen.

◎ Statt mit dem Schlafengehen zu warten, bis es jedem Einzelnen passt oder bis Ihre Kinder einfach zu erschöpft sind, um wach zu bleiben:
Führen Sie einen klaren Ablauf zur Schlafenszeit ein, inklusive Zähneputzen und Geschichtenvorlesen.

Wie kann ich meinem Kind helfen, wenn es von anderen gehänselt wird?

Äußern Sie Ihr Verständnis für das, was Ihr Kind durchmacht. Bestätigen Sie ihm, dass Worte sehr wehtun können, und ermutigen Sie es, seine Gefühle auszudrücken. Reden Sie darüber, dass Kinder oft gemein sind, weil sie sich selbst nicht gut fühlen oder weil ein anderer etwas Gemeines zu ihnen gesagt hat. Helfen Sie Ihrem Kind, sich zur Wehr zu setzen, indem es zum Beispiel sagt: »Das ist wirklich gemein, was du da sagst, und es verletzt mich« oder »So darf man nicht über andere reden«.

Sollte Ihr Kind weiter gepiesackt oder tyrannisiert werden, sprechen Sie mit dem Erwachsenen, der in der fraglichen Situation verantwortlich ist (Lehrer, Trainer oder die Eltern des gemeinen Kindes). Erklären Sie, dass ein verantwortlicher Erwachsener den Kindern klarzumachen hat, dass solches Verhalten inakzeptabel ist, und dafür sorgen muss, dass alle Kinder sich emotional sicher fühlen. Wenn sich die Situation nicht bessert, können Sie eventuell einen Vorgesetzten ansprechen, oder Sie befreien Ihr Kind aus diesem Umfeld und führen es in ein besseres ein (indem Sie zum Beispiel eine andere Sportmannschaft auswählen).

Schon eine einzige Veränderung kann viel bewirken. Führen Sie eine gesunde Neuerung ein (zum Beispiel Spazierengehen, wenn die Kinder frustriert sind, anstatt sie zum Trost naschen zu lassen) – und das Erfolgserlebnis wird Ihnen den Schwung verleihen, weitere Maßnahmen zu ergreifen. Vielleicht ertappen Sie sich dabei, wie Sie ganz nebenbei weitere kleine Dinge verändern (dass es zum Beispiel als Zwischenmahlzeit nach der Schule Gemüse mit einem fettarmen Dip gibt anstelle von Chips).

Wenn Sie alle erst einmal Gefallen an körperlicher Aktivität gefunden haben, ist es womöglich gar nicht mehr verlockend, zu viel zu essen oder Junkfood zu futtern, weil das langsam und schwerfällig macht. Stattdessen entwickeln Sie vielleicht eine Vorliebe für frisches Obst und Gemüse.

Betrachten Sie das als positiven Nebeneffekt – eine Belohnung für die erste gesunde Veränderung, die Sie eingeführt haben. Und: Eine Veränderung zieht weitere nach sich.

Gesunde Rituale einführen

- ⦿ **Darüber reden:** Finden Sie einen ruhigen, passenden Zeitpunkt, zu dem Sie mit Ihrer Familie – oder wenigstens Ihrem Partner – über mögliche Veränderungen an den Familienritualen reden, oder auch über neue Rituale, die Sie ausprobieren wollen. Erklären Sie, warum eine bestimmte Idee Ihnen wichtig ist und warum Sie glauben, dass die Familie davon profitieren wird.
- ⦿ **Gemeinsam planen:** Hören Sie sich anschließend in Ruhe an, was die anderen dazu zu sagen haben, und stellen Sie gemeinsam einen Plan auf, der möglichst jedermanns Gefühle berücksichtigt.
- ⦿ **Testen und verbessern:** Sobald Sie einen realisierbaren Plan entwickelt haben, machen Sie einen Probedurchgang und schauen, ob Ihnen die Umsetzung gefällt. Wenn es funktioniert, bleiben Sie dabei; wenn Verfeinerung nötig ist, verfeinern Sie.
- ⦿ **Realistisch bleiben:** Versuchen Sie vor allem, gesunde Rituale aufzustellen, die Sie problemlos in Ihr alltägliches Familienleben integrieren können. So stellen Sie sicher, dass die Gewohnheiten, Botschaften, guten Einflüsse und guten Gefühle, die Sie Ihren Kindern zukommen lassen wollen, wirklich ihr Ziel finden und Erfolg haben.

Ziele: Was wollen Sie tun?

Sie haben nun erfahren, wie Ihr Erziehungsstil und Ihr Verhalten die gesunde Ernährung Ihrer Kinder, ihre Bewegungsfreude und mithin auch ihre positive Einstellung zu ihren Körpern beeinflussen können. Jetzt ist es an der Zeit, sich Ziele zu setzen. Überlegen Sie sich ein paar kurzfristige sowie mittel- und langfristige Strategien, die Sie gern einsetzen möchten, um die Gewohnheiten Ihrer Familie in Richtung »gesund« zu verändern. Denken Sie aber auch daran, was angesichts Ihres Terminkalenders wirklich machbar ist. Diese Schritte sollten Ihnen ganz konkret dabei helfen, Ihren Kindern ein gesundes, glückliches und energiereiches Leben zu ermöglichen.

Etwas, das ich diese Woche ausprobieren möchte:

_____

_____

_____

Etwas, das ich diesen Monat ausprobieren möchte:

_____

_____

_____

Etwas, das ich in naher Zukunft ausprobieren möchte:

_____

_____

_____

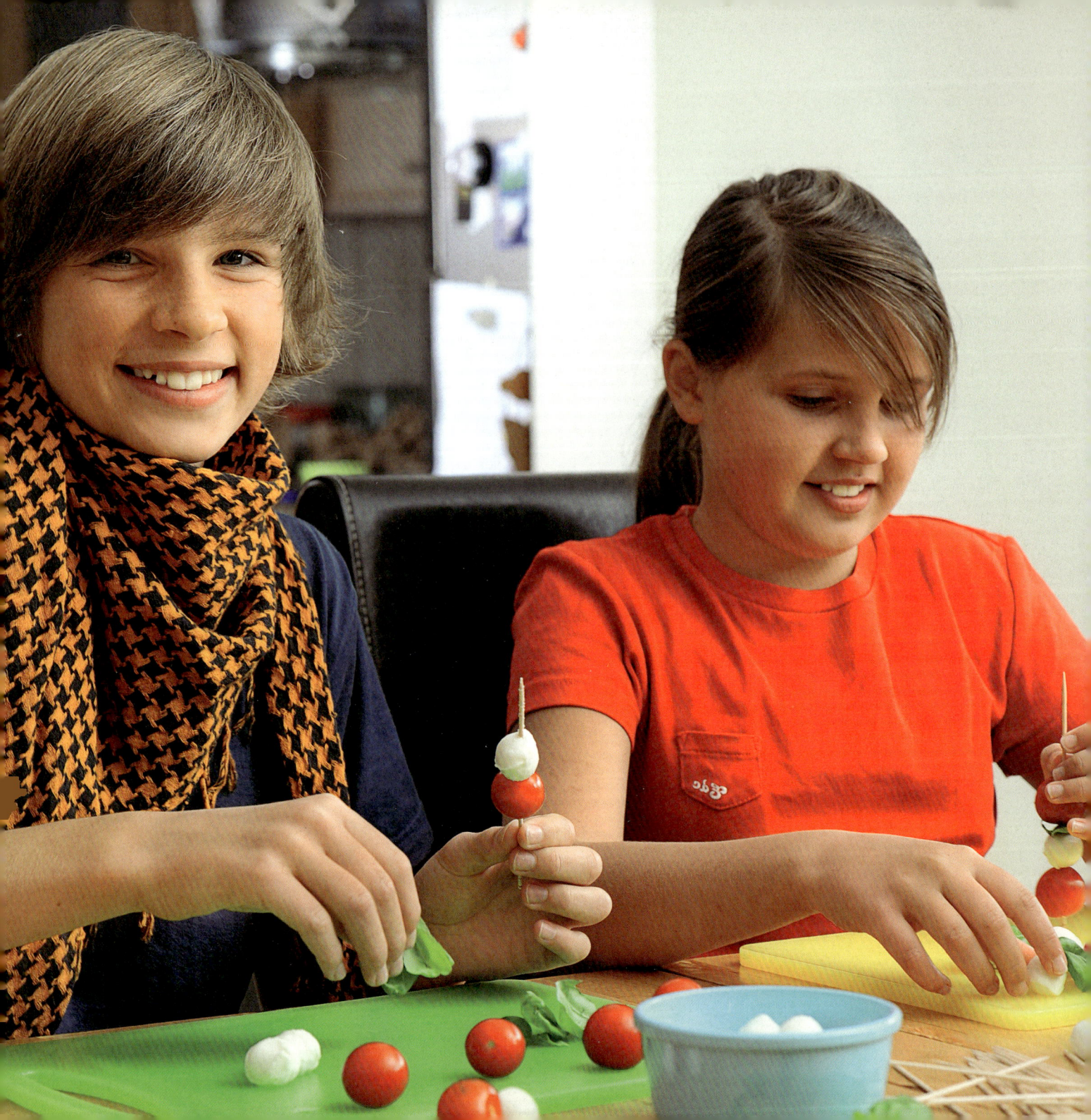

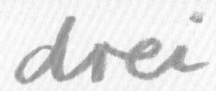

Vom Kochen
und Essen
mit Kindern

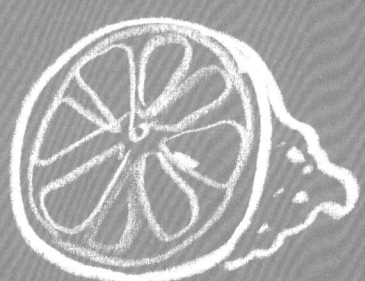

$\mathcal{G}$anz egal, wie schlau, organisiert und diszipliniert Sie sind, vermutlich ist es doch immer wieder eine Herausforderung, Ihre Familie gut zu ernähren. Kein Wunder – schließlich geht es um so viel mehr als nur darum, Essen auf den Tisch zu bringen. Es geht auch um Erziehung und darum, Liebe und Zuneigung auszudrücken, Erfahrungen miteinander zu teilen, den Kindern gute Tischmanieren beizubringen, ihre gesunde Entwicklung zu fördern und positive Essgewohnheiten einzuführen, die sie hoffentlich ein Leben lang beibehalten.

Viel verlangt? Ganz sicher. Unmöglich? Ganz sicher nicht. Sie haben mehr Kontrolle darüber, wie sich Ihre Familie ernährt, als Sie vielleicht denken – nicht nur durch das, was Sie auf den Tisch bringen. Jedesmal, wenn Sie alle gemeinsam essen, sind Sie Ihren Kindern ein Vorbild: Sie zeigen Ihnen, wie und wann Sie Ihren Körper mit nahrhaften Lebensmitteln versorgen; dass Sie sich Zeit nehmen, Ihr Essen zu genießen; dass Sie essen, wenn Sie Hunger haben, und aufhören, wenn Sie satt sind. Deshalb ist es wichtig, so oft wie möglich gemeinsam zu essen. Und da ist noch etwas: Bitte streiten Sie mit Ihren Kindern nie übers Essen.

Mit diesen Zielen im Hinterkopf kann Ihnen das folgende Kapitel dabei helfen …

- Ihre derzeitigen Ernährungsstrategien zu sichten und zu erkennen, wo noch Raum für Verbesserungen ist.

- gesundes Essverhalten bei Ihren Kindern zu fördern und die typischen Fehler wohlmeinender Eltern zu vermeiden.

- sich sorgfältig zu überlegen, wie Sie Ihre Speisekammer ausstatten und wie Sie mit Mahlzeiten und Zwischenmahlzeiten umgehen wollen.

- klug und bewusst zu entscheiden, wann und wo Sie mit Ihrer Familie auswärts essen gehen.

Ihr Einfluss ist groß

Wäre es nicht toll, wenn Ihre Kinder eine lebenslange Vorliebe für Äpfel entwickeln würden – anstelle der Kekse, die Sie selbst als Kind immer wollten? Oder wenn sie früh lernen würden, dass der Teller beim Abendessen eine bunte Vielfalt von Gemüse, Vollkornprodukten und magerem Fleisch bieten sollte?

Ohne Zweifel wollen Sie stets das Beste für Ihre Kinder. Sie wollen, dass sie sich ausgewogen ernähren – am besten freiwillig. Schon allein diese Aufgabe kann in Müttern Beklemmungen hervorrufen. Sollte das bei Ihnen der Fall sein: Entspannen Sie sich. Treten Sie einen Schritt zurück. Wenn Sie sich jetzt die nötige Zeit nehmen, um Ihrer Familie lebenslange gute Essgewohnheiten zu vermitteln, werden später alle die Früchte Ihrer Bemühungen ernten.

Gemeinsam gesunde Vorlieben entwickeln

Wie Sie mit Familienmahlzeiten und Essen umgehen, kann nicht nur gesunde Gewohnheiten erzeugen, sondern auch Gefühle von Zufriedenheit, Sicherheit und Wärme – besonders, wenn die gemeinsamen Mahlzeiten in einer entspannten Atmosphäre stattfinden. Sie haben Anteil daran, was das Lieblingsessen Ihrer Kinder wird, und Sie schaffen kulinarische Kindheitserinnerungen. Das alles hat großen Einfluss auf die zukünftige Essenswahl Ihrer Kinder, auf ihre Lebensführung und ihr Gewicht.

Und wenn Sie die Vorliebe für gesundes Essen gemeinsam mit Ihren Kindern entwickeln, werden Sie sich wechselseitig darin bestärken. Frauen, die angeben, ihre Kinder hätten »sehr gute« oder »hervorragende« Essgewohnheiten, haben häufig auch selbst »sehr gute« oder »hervorragende« Essgewohnheiten. So das Ergebnis der Onlineumfrage unter Teilnehmern von Weight Watchers. Machen Sie sich bewusst, dass Ihre Kinder Ihrem guten Beispiel folgen.

Wenn Sie nun Ihre Kinder auf das richtige Gleis zu ausgewogenem Essen setzen wollen, sollten Sie sie aber nicht zu stark drängen. Zu viele Vorschriften, Ge- und

Wenn Sie sich jetzt Zeit nehmen, um Ihrer Familie gute Essgewohnheiten zu vermitteln, werden später alle die Früchte ernten.

63

Verbote können nach hinten losgehen, denn damit lernen Kinder nur schwer Eigenverantwortung beim Essen. Deshalb ist es wichtig, dass sie bestimmen, wie viel sie essen; Sie selbst stehen ihnen nur zur Seite, falls es nötig ist. Um diesen Sinn für Verantwortung bei Kindern (bei großen und kleinen) zu wecken, ist es wichtig, positive Botschaften auszusenden: wann, wie und was man essen soll.

Machen Sie Mahlzeiten zur Familiensache

Um Sinn für Verantwortung zu wecken, ist es wichtig, positive Botschaften auszusenden: wann, wie und was man essen soll.

Gesunde Essgewohnheiten beginnen am Esstisch. Studie um Studie belegt, wie nützlich gemeinsame Mahlzeiten für Kinder sind. Sie helfen, bessere Essgewohnheiten zu entwickeln, und können die Wahrscheinlichkeit von Übergewicht verringern. Forschungen haben beispielsweise ergeben, dass Teenager, die regelmäßig Mahlzeiten mit ihrer Familie einnahmen, mehr Obst und Gemüse und weniger Limonade konsumierten – Angewohnheiten, die sie noch fünf Jahre später beibehalten hatten.

Man hat außerdem herausgefunden, dass übergewichtige Kinder tendenziell schneller essen. Wenn Sie Familienmahlzeiten zu einer lockeren Angelegenheit machen und Ihre Kinder dazu ermuntern, von ihrem Tag zu erzählen, werden sie etwas in ihrem Tempo gebremst; so sinkt die Gefahr, dass sie ihr Essen hinunterschlingen und zu viel zu sich nehmen.

Leider ist das gemeinsame Essen zu Hause eine aussterbende Tradition. Viele Eltern haben lange Arbeitstage, während die Kinder bis in den Abend hinein in Aktivitäten eingespannt sind. Kinder und Erwachsene schnappen sich dann fürs Abendessen, was gerade schnell und einfach zubereitet ist.

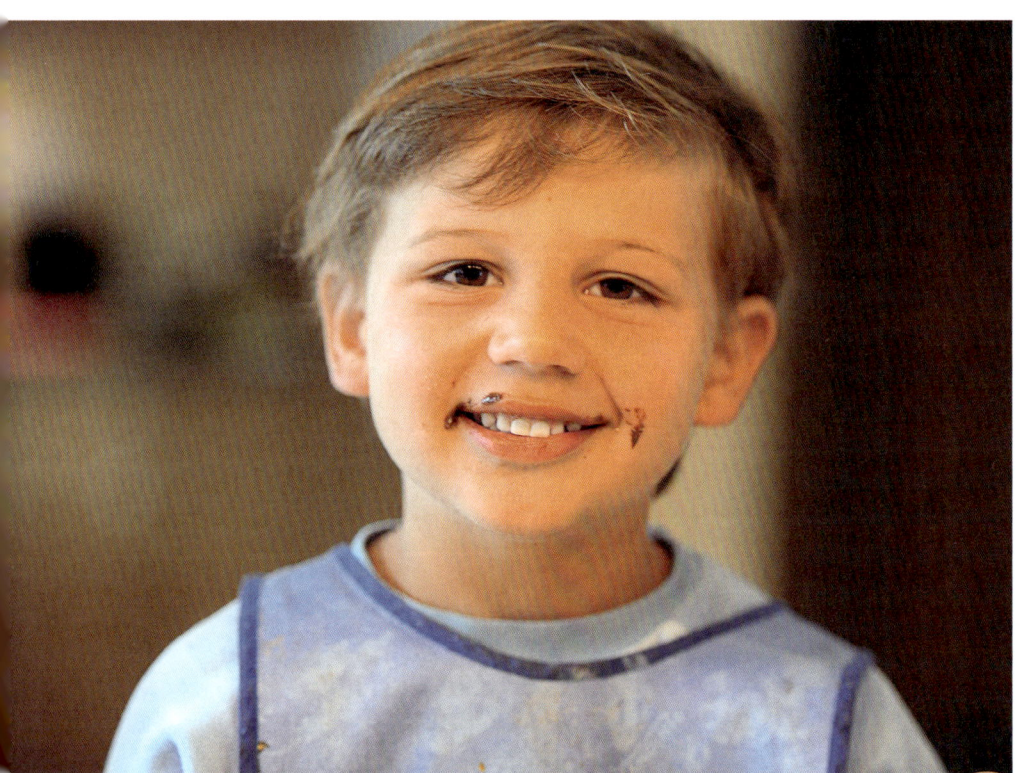

Jeder isst für sich, man bestellt Pizza oder knabbert sich so durch den Abend, anstatt sich zu einer gemeinsamen Mahlzeit hinzusetzen.

Vielleicht ist es für Ihre Familie tatsächlich unrealistisch, jeden Abend gemeinsam zu essen. Versuchen Sie trotzdem, es so oft wie möglich zu schaffen, damit Sie ausgewogene Mahlzeiten auftischen, gutes Essverhalten vorleben und mit Ihren Kindern auch emotional in Kontakt bleiben können.

Mindestens fünf- bis sechsmal pro Woche sollte die Familie gemeinsam essen, empfehlen die Experten. Das klingt unmöglich? Überlegen Sie, wie viele Mahlzeiten Sie wöchentlich zu sich nehmen. Wenn es am Abend nicht immer zu machen ist, versuchen Sie, öfter zusammen zu frühstücken. Analysieren Sie das typische Tagesprogramm Ihrer Familie, um gemeinsame Zeitfenster zu finden, und tüfteln Sie so lange, bis es funktioniert.

Stoff zum Nachdenken

Wenn Sie Ihren Kindern helfen wollen, gesunde Essgewohnheiten zu entwickeln, sollten Sie einmal kurz in sich gehen: Suchen Sie nach unbewussten Einstellungen zum Essen und nach Vorurteilen über Lebensmittel, die Sie möglicherweise haben. Hilfreiche Fragen dazu:

- Teilen Sie in Gedanken Essen in Kinderessen und Erwachsenenessen ein?
- Wenn Sie über Essen reden oder nachdenken, kategorisieren Sie es oft in »gut« und »schlecht«, »gesund« und »ungesund«?
- Bereiten Sie oft zwei verschiedene Gerichte zum Abendessen vor – eins für die Erwachsenen und eins für die Kinder?
- Was für Snacks bieten Sie Ihren Kindern zwischen den Mahlzeiten normalerweise an?
- Würden Sie diese Sachen auch selbst essen?
- Ist Essen für Sie vor allem Genuss oder eher nur Nahrungsaufnahme?
- Benutzen Sie Essen (zum Beispiel Süßigkeiten) als Belohnung für Ihre Kinder oder sich selbst?
- Wenn Sie essen, wie entscheiden Sie, wann Sie genug haben? Essen Sie, bis Sie satt sind, bis Sie sich voll fühlen oder bis Sie denken, dass Sie eine vernünftige Menge gegessen haben?

Mindestens fünf- bis sechsmal pro Woche sollte die Familie gemeinsam essen – egal ob beim Frühstück, Mittag- oder Abendessen.

Wie kann ich meinen Kindern dabei helfen, auf ihre Ernährung zu achten, ohne dass sie sich in die Sache hineinsteigern?

Zunächst wählen Sie selbst gesunde Lebensmittel und lassen Ihr Kind Ihrem Beispiel folgen. Ihre Taten werden sehr viel mehr bewirken als alles, was Sie sagen könnten, denn Kinder versuchen in den meisten Fällen doch, ihre Eltern nachzuahmen. Wenn Sie dann noch Ihre Vorratsschränke mit empfehlenswerten Dingen füllen (etwa mit frischem Obst, Gemüse, Vollkorngebäck, fettreduzierten Milchprodukten) und Fertigmahlzeiten und Süßigkeiten weitestgehend verbannen, so weisen Sie Ihren Kindern automatisch die richtige Richtung – nämlich die zu gesunden Essgewohnheiten. Das Ziel sollte nicht sein, ihnen Leckereien komplett vorzuenthalten, denn am dringendsten wollen sie natürlich das, was ihnen verboten wird. Stattdessen machen Sie ihnen klar, dass Chips, Kekse und dergleichen Genussmittel sind, die nur gelegentlich gegessen werden. Die meisten Leckereien sind nicht dazu geeignet, Ihre Kinder in Wachstum und Entwicklung so zu unterstützen, wie es Obst, Gemüse und Vollkornprodukte tun.

- Gibt es bei Ihnen (ausgesprochene oder unausgesprochene) Regeln dafür, wann es erlaubt ist, zwischen den Hauptmahlzeiten zu essen (zum Beispiel im Auto, bei einer Sportveranstaltung, im Kino oder beim Fernsehen)?
- Wenn Sie gestresst, verärgert, angespannt oder besorgt sind, trösten Sie sich häufig mit Ihrem Lieblingsessen?

Wenn Sie über diese Fragen nachdenken, werden Sie deutlicher erkennen können, wie Sie bisher über Ernährung gedacht oder geredet haben und wie Sie damit umgegangen sind. Senden Sie Ihren Kindern wirklich die Botschaften über Lebensmittel und Essen, die Sie ihnen senden wollen? Möglicherweise stellen Sie fest, dass Sie bei Erwachsenen und Kindern mit zweierlei Maß messen, wenn es um Essen und Trinken geht. Oder dass Sie unterschiedlich über Ihre eigene Ernährung (»Ich war heute nicht brav«, »Ich habe heute schlecht gegessen«) und die Ihrer Kinder reden (»Es gibt kein gutes oder schlechtes Essen«). Vielleicht bemerken Sie auch, dass Ihre Regeln inkonsequent sind – dass zum Beispiel Knabbern im Kino erlaubt ist, auch nach dem Abendessen, nicht aber, wenn Ihre Kinder zu Hause einen Film im Fernsehen anschauen.

Um kluge Esser heranzuziehen, sollten Sie zunächst Ihre eigenen Angewohnheiten kritisch in Augenschein nehmen, denn hier wird sehr viel direkt von den Eltern an die Kinder weitergegeben. Zwei Muster sind verbreitet und durch Untersuchungen vielfach bestätigt: Entweder übernehmen Kinder die Angewohnheiten der Eltern oder sie rebellieren dagegen. Forscher haben herausgefunden, dass Eltern, die sich selbst wenig Grenzen beim Essen setzen, häufiger übergewichtige Kinder haben – das ist kaum überraschend, da Kinder oft dem Beispiel ihrer unbekümmert essenden Eltern folgen. Aber Achtung: Auch Eltern, die sich selbst beim Essen viele Beschränkungen auferlegen – die also sehr kontrolliert sind und sich vieles versagen –, können Übergewicht bei ihren Kindern fördern.

Auch ein allzu straffes Regiment kann dazu führen, dass Kinder zu viel essen. Forscher der *Pennsylvania State University* haben Mütter beobachtet, die ihre fünfjährigen Töchter in der Ernährung stark kontrollierten (die also autoritär vorgingen, siehe Seite 40). Im Alter von sieben und neun aßen viele dieser Mädchen auch dann, wenn sie gar keinen Hunger hatten, aber Essen greifbar war. Dieses Muster war nicht zu erkennen, wenn Mütter ihren Töchtern beim Essen grundsätzlich mehr Freiheiten ließen.

Kinder wissen's oft besser

Das Wissen, wie viel Essen gut für ihr Wachstum und ihre Entwicklung ist, wird kleinen Kindern zu einem guten Teil in die Wiege gelegt (auch wenn das leider nicht bedeutet, dass sie immer das richtige Essen wählen). Dieser natürliche Instinkt kann jedoch verkümmern, wenn die Eltern zu stark kontrollieren, was ihre Kinder essen, statt es sie selbst regulieren zu lassen.

Dabei meinen die Eltern es ja eigentlich gut: Sie wollen sicherstellen, dass ihre Kinder genug – oder das richtige – Essen bekommen. Aber auch wohlmeinende Eltern können viel falsch machen und damit die natürliche Appetitregulierung durcheinanderbringen. Sie können den Kindern zu große Portionen anbieten, sie können ihnen mehr Essen aufdrängen, als sie eigentlich möchten, sie können ihnen bestimmte Lebensmittel verbieten und generell zu restriktiv sein. Das sind häufige Fehlleistungen. In einer Studie mit 142 Familien von Kindergartenkindern haben Forscher zum Beispiel festgestellt, dass 85 Prozent der Eltern ihre Kinder beim Abendessen ermunterten, mehr zu essen. Mütter taten das meist, indem sie ihre Töchter fürs Essen lobten, Väter, indem sie ihre Söhne direkt aufforderten, mehr zu essen.

Natürliche Hunger- und Sättigungsgefühle

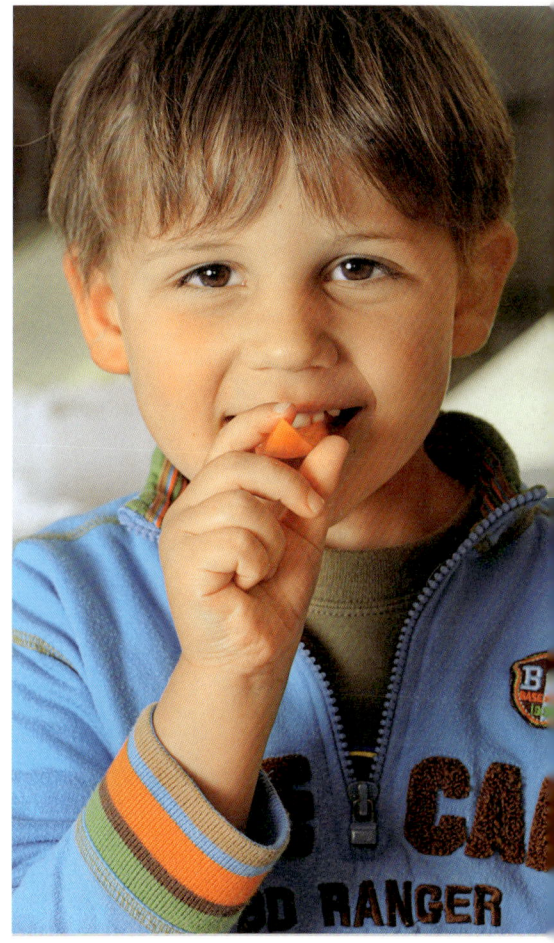

Bei kleinen Kindern setzen Eltern außerdem manchmal Snacks ein, um Hunger zu dämpfen oder die Kinder ruhigzustellen. Dabei ist gelegentlicher Hunger eine gute Erfahrung für Kinder, nicht etwas, das zu fürchten oder zu vermeiden wäre. Er ist ein Signal vom Körper an das Gehirn, dass Nahrung nötig ist. Es wird Ihrem Kind nicht schaden, ab und zu hungrig zu sein. Vielmehr wird es ihm helfen, die natürliche Appetitregulierung in Gang zu halten, die ihm Bescheid gibt, wann es Zeit ist zu essen. Und für das lebenslange Gewichtsmanagement ist es sehr wichtig, Ihr Kind selbst entscheiden zu lassen, wann es genug gegessen hat.

Sie setzen natürliche Hunger- und Sättigungsgefühle außer Kraft, wenn Sie Ihr Kind anhalten, zu essen (oder mehr zu essen). So lernt es, einfach dann zu essen, wenn etwas da ist, auch über den Punkt der Sättigung hinaus, und nicht mehr

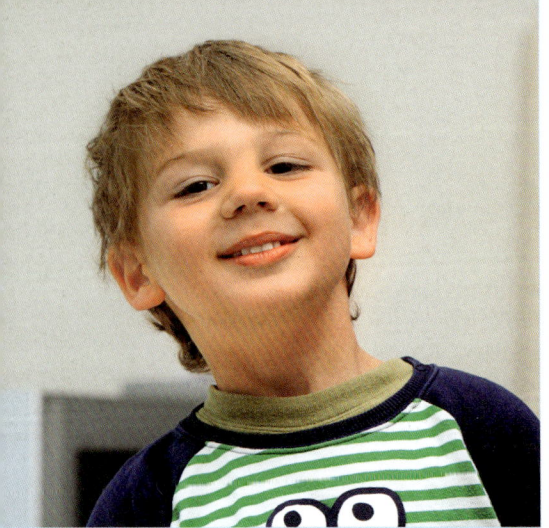

auf die Signale ihres Körpers zu hören. Das kann schon passieren, wenn Sie übergroße Portionen servieren und die Erwartung ausstrahlen, dass Ihr Kind sie aufisst – und Forschungsergebnisse lassen vermuten, dass Kinder häufig versuchen, ihre Eltern in dieser Hinsicht zufriedenzustellen, insbesondere wenn sie älter werden. Ein Beispiel: Dreijährige, denen eine zu große Portion Makkaroni vorgesetzt wurde, hörten auf zu essen, wenn sie satt waren. Fünfjährige hingegen aßen weit über ihren Hunger hinaus.

So lernt Ihr Kind, auf seinen Körper zu hören

Es ist nicht zu spät, um Ihr Kind wieder auf den richtigen Weg zu bringen, wenn Sie das Gefühl haben, dass etwas falsch gelaufen ist. Kinder können lernen, besser auf ihr Sättigungsgefühl zu hören.

- Servieren Sie ab sofort eine angemessene Menge gesundes Essen und lassen Sie Ihr Kind selbst entscheiden, wann es genug hat – ohne weiter ein Wort darüber zu verlieren. Es ist besser, weniger aufzutischen und nachzulegen, wenn Ihr Kind noch hungrig ist. Wenn es alt genug ist, lassen Sie es sich selbst auftun.

- Um dem Überessen vorzubeugen, bitten Sie Ihr Kind, langsam zu essen, denn es dauert 15 bis 20 Minuten, bis das Gehirn vom Körper die Sättigungsnachricht bekommen und verarbeitet hat. Wenn Ihr Kind schon alt genug ist, um das zu verstehen, sollten Sie es ihm unbedingt erklären.

- Um die Sache mit dem Hunger besser verständlich zu machen, zeichnen Sie zum Beispiel das Bild der Treibstoffanzeige eines Autos auf. Erklären Sie Ihrem Kind, dass die Anzeige nach dem Essen zwischen der Mitte und »voll« stehen sollte. Das Ziel ist, Hunger- und Übersättigungsgefühle zu vermeiden – Ihr Kind sollte sich gerade richtig fühlen.

- Wenn es sagt, es sei satt, obwohl noch Essen auf dem Teller ist, dann ist das eben so. Akzeptieren Sie einfach, wenn Ihr Kind sagt, es habe genug. Vertrauen in seinen Körper zu entwickeln, ist eines der wertvollsten Dinge, die Ihr Kind von Ihnen lernen kann.

Wer gibt den Ton an?

448 gegenwärtige und ehemalige Teilnehmer von Weight Watchers haben in einer Onlinestudie angegeben, wie oft sie ihre Kinder bestimmen lassen, was sie essen. Unter anderem kam Folgendes zutage:

- Mütter lassen ihren Kindern die größte Wahlfreiheit beim Frühstück, bei besonderen Leckereien und Zwischenmahlzeiten nach der Schule.

- Die überwältigende Mehrheit der Mütter hat sehr genau im Auge, was ihre Kinder essen und trinken; die wenigsten sind bei dem Thema unbekümmert.

- Diese Mütter machen sich am meisten Sorgen darüber, ob ihre Kinder genug Gemüse essen, zu viel naschen und ob sie ausgewogen essen.

Neues Essverhalten lernen

Auf welche Art und Weise Sie an die Ernährung Ihrer Kinder herangehen, ist beinahe so wichtig, wie was Sie ihnen zu essen geben. Die folgenden Strategien können Ihrem Kind dabei helfen, sich für gutes Essen zu entscheiden, instinktiv zu wissen, wann es genug gegessen hat (und wann zu wenig), und ein experimentierfreudiger Esser zu werden.

Forschungen lassen vermuten, dass diese Strategien für Kinder aller Altersstufen und auch im Erwachsenenalter wirksam sind. Aber nicht vergessen: Die besten Strategien, Ihrem Kind gesunde Essgewohnheiten nahezubringen, setzen bei Ihnen und Ihrem Verhalten an. Es ist also an Ihnen, Folgendes zu tun:

Sie entscheiden, was Sie Ihrer Familie zu essen anbieten, aber Ihr Kind entscheidet, wie viel es isst. So wie Sie ein Pferd zum Wasser, aber nicht zum Trinken bringen können, können Sie Ihr Kind an den Tisch, aber nicht zum Essen bringen (und das sollten Sie auch nicht). Kinder streben schon sehr früh nach Selbstbestimmung. Setzen Sie klare Zeichen, aber seien Sie nicht autoritär – bieten Sie gesunde Dinge an und überlassen Sie den Rest Ihrem Kind. So nutzen Sie seine Wünsche und arbeiten nicht dagegen an. Und es wird so lernen, auf seine Hunger- und Sättigungssignale zu hören.

Bitte sagen Sie nie: »Iss deinen Teller leer.« Drängen Sie Ihr Kind nicht zum Aufessen, wenn es das nicht möchte, denn das kann die natürliche Regulierung des Sättigungsgefühls außer Kraft setzen – was Sie unbedingt vermeiden sollten. Man hat festgestellt, dass Kinder, deren Eltern zu Hause darauf bestehen, dass die Teller leer gegessen werden, auswärts häufig nach größeren Portionen fragen. Den Grund vermutet man darin, dass die Kinder zu Hause keinen Einfluss auf die Menge des Essens haben und dies woanders kompensieren wollen. Wenn Sie Probleme damit haben, gutes Essen wegzuwerfen, dann heben Sie die Reste auf oder gewöhnen Sie sich daran, weniger aufzutischen. Wenn Ihr Kind noch hungrig ist, darf es nach mehr fragen.

Beugen Sie Frustessen vor. Wenn Ihr Kind zu ungewöhnlichen Zeiten oder kurz nach einer Mahlzeit um Essen bittet, fragen Sie es: »Bist du wirklich hungrig,

Die besten Strategien, Ihren Kindern gesunde Essgewohnheiten nahezubringen, setzen bei Ihnen und Ihrem Verhalten an.

69

Wie viel ist genug?

Kinder wachsen und verändern sich – damit ändert sich auch ihr Bedarf an Nährstoffen. Da ist es für Eltern oft nicht leicht, den Überblick zu behalten: Was sind denn nun altersgerechte Mahlzeiten und Portionsgrößen? Auf folgenden Websites finden Sie Empfehlungen zu Beschaffenheit, Größe und Anzahl der täglichen Essensportionen:

◎ Der *aid Infodienst* bietet mit der »Ernährungspyramide« eine gute Orientierung, welche Nahrungsmittel reichlich, mäßig oder nur sparsam verzehrt werden sollten: www.aid.de/ernaehrung/ernaehrungspyramide.php

◎ Die *Deutsche Gesellschaft für Ernährung e.V. (DGE)* hat die Initiative »Fit Kid« ins Leben gerufen, um eine vollwertige Verpflegung in Kitas zu gewährleisten. Auch im heimischen Familienalltag kann man sich nach diesen Empfehlungen richten: www.fitkid-aktion.de

◎ Das *Forschungsinstitut für Kinderernährung Dortmund (FKE)* gibt mit der »Optimierten Mischkost« (optimiX®) ebenfalls klare Empfehlungen für die Ernährung von Kindern und Jugendlichen: www.fke-do.de/content.php

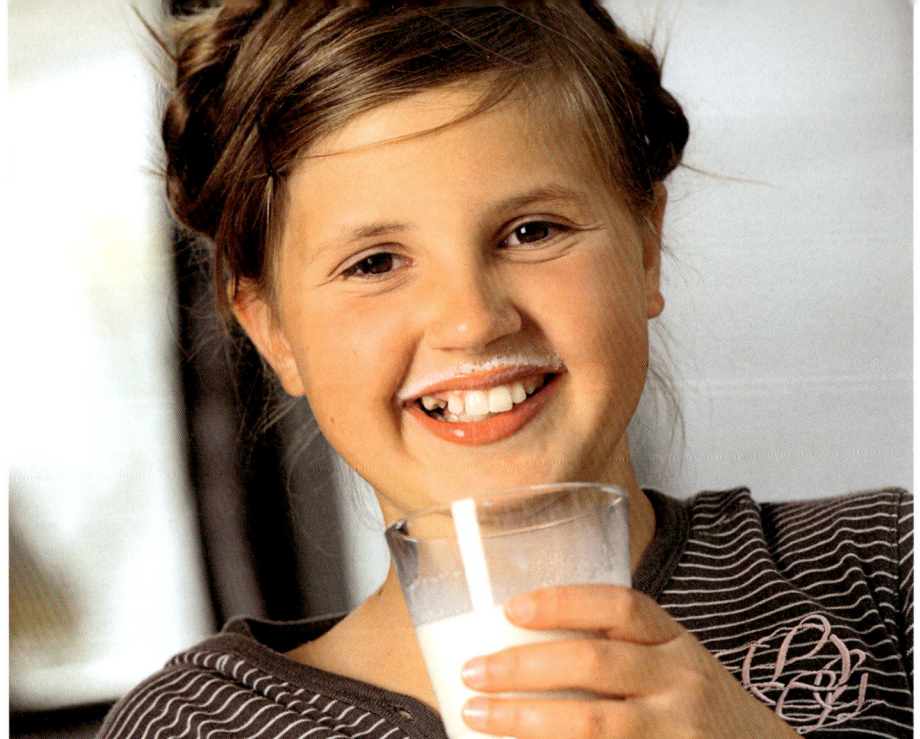

oder bist du gelangweilt oder müde?« Genau wie Erwachsene essen auch Kinder häufig aus anderen Gründen als Hunger. Ihren Kindern diese Unterschiede beizubringen, kann helfen, solche Angewohnheiten im Keim zu ersticken. Schlagen Sie ein Spiel oder eine Aktivität vor, wenn Ihr Kind sich langweilt; wenn es müde ist, schlagen Sie ihm vor, Musik zu hören oder zu lesen.

Frühstücken Sie täglich. Ihre Mutter hatte recht: Das Frühstück ist die wichtigste Mahlzeit des Tages. Forschungen legen nahe, dass Kinder, die das Frühstück auslassen, mit größerer Wahrscheinlichkeit Übergewicht entwickeln – möglicherweise, weil sie später am Tage extrem hungrig werden und dann zu viel essen. Regelmäßiges Frühstück wird mit besserer Aufmerksamkeit, Konzentrationsstärke, besserem Gedächtnis und besseren schulischen Leistungen in Verbindung gebracht. Idealerweise setzt sich das Frühstück eines Kindes aus Kohlenhydraten (vorzugsweise aus Vollkornprodukten), Proteinen (Eiweiß) und Fetten zusammen. Eine gute Wahl ist zum Beispiel Rührei mit Vollkorntoast und eine Orange, Quark und Obst auf einem Vollkornbrötchen oder eine Schüssel Vollkornmüsli mit Milch und Beeren.

Bemessen Sie die Portionen vernünftig. Es gibt keinen Grund, Ihrem Kind ein 30-cm-Sandwich zu kredenzen oder einen Teller, auf dem sich die Spaghetti haushoch türmen. Geben Sie Ihrem Kind Portionen, die seiner Größe und seinem Alter angemessen sind. Oder es nimmt sich selbst und bekommt einen Nachschlag, wenn es noch Hunger hat.

In einer Studie hat man Vorschülern übergroße Portionen eines Hauptgerichts vorgesetzt. Das Ergebnis: Die Kinder aßen 25 Prozent mehr, als wenn sie sich selbst auftun durften. Sie nahmen nämlich größere Bissen, wenn mehr Essen auf dem Teller war.

Bieten Sie Ihrem Kind immer wieder neues Essen an. Nutzen Sie die große Auswahl an Obst, Gemüse und Vollkornprodukten. Konfrontieren Sie Ihr Kind mit verschiedenen Farben, Texturen und Aromen. Reduzieren Sie gleichzeitig die weniger empfehlenswerten Lebensmittel (zum Beispiel salzige Snacks, frittiertes Essen und Süßigkeiten). Die Chancen stehen dann gut, dass Ihr Kind sich mit der Zeit an neues Essen gewöhnen, es ausprobieren und akzeptieren wird. Forschungen deuten darauf hin, dass es 10 bis 14 Anläufe braucht, bis ein Kind Geschmack an etwas Neuem findet.

Fallen Sie nicht auf sogenannte kinderfreundliche Kost herein. Heutzutage sind Kinder (falsch) informierte Konsumenten, vor allem, weil sie im Fernsehen oder in Magazinen mit Werbung für Fruchtsnacks, Puddings, Frühstückszerealien und Fertigmahlzeiten bombardiert werden, auf deren bunten Verpackungen die Bilder ihrer Lieblingscomicfiguren prangen. Haben Sie schon einmal auf die Werbespots geachtet, die am Samstagmorgen im Kinderfernsehen laufen? Lebensmittel- und Getränkehersteller geben immense Summen für Werbung aus, die sich an Kinder und Teenager richtet. Viele dieser »kinderfreundlichen« Lebensmittel sind jedoch stark verarbeitet und von fragwürdigem Nutzen.

In den USA und Kanada hat es mehrere Studien zu Kinder-Frühstückszerealien gegeben. Forscher der *Yale University* haben festgestellt, dass speziell für Kinder gemachte Zerealien im Vergleich zu normalen Produkten mehr Kalorien, Zucker und Salz, dafür weniger Ballaststoffe und Proteine enthalten. Kanadische Wissenschaftler analysierten 2008 in einer Studie den Nährstoffgehalt von 367 Produkten, die als »Fun-Food« für Kinder verkauft wurden. 89 Prozent dieser Produkte stellten sich als minderwertige Nährstofflieferanten heraus, da sie im Verhältnis zu viel Zucker, Fett und/oder Salz enthielten. Fazit: Kaufen Sie am besten ganz normal für die ganze Familie ein und misstrauen Sie der Werbung, die Lebensmittel als besonders kindgerecht verkaufen will.

Wie kann ich mein Kind dazu bringen, genug zu essen, wenn es sich sträubt?

Lassen Sie nicht zu, dass in Küche oder Esszimmer Machtkämpfe ausgetragen werden. Es liegt in Ihrer Verantwortung, Ihrem Kind nahrhaftes Essen anzubieten. In seiner Verantwortung liegt die Entscheidung, wie viel es davon essen möchte. Wenn Sie diese klare Aufgabenteilung verstanden und akzeptiert haben, werden Sie kaum noch in Streitereien übers Essen verwickelt werden.

Es hilft auch, daran zu denken, dass Ihr Kind schon essen wird, wenn es hungrig ist – und sonst eben nicht.

Wenn ein Kind tatsächlich hin und wieder keinen Hunger hat, sollten Sie es auf keinen Fall zum Essen drängen, denn damit setzen Sie nur sein natürliches Sättigungsgefühl außer Kraft.

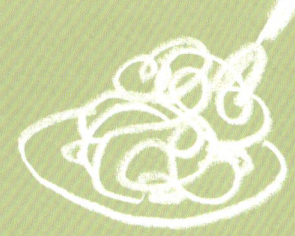

Heikle Esser

Manche Kinder wollen aus Prinzip nichts Neues ausprobieren, andere essen immer das Gleiche, wieder andere blödeln am Tisch nur herum und zeigen keinerlei Interesse am Essen. Manche Kinder bevorzugen ihr Essen »pur«, damit sie sehen können, was sie essen. Andere mögen nur bestimmte Farben oder Konsistenzen und verschmähen alles andere.

Kaufen und kochen Sie das Essen gemeinsam mit Ihrem Kind. Und bringen Sie Abwechslung und Spaß in die Küche.

Wenn Sie es sehr schwierig finden, Ihren Kindern neue Speisen nahezubringen, lassen Sie sich sagen: Sie sind nicht die Einzigen, denen es so geht. Viele Kinder sind eigenwillige Esser. Glücklicherweise verschwinden die meisten Marotten mit der Zeit von allein oder mildern sich wenigstens ab. Trotzdem ist es wichtig, den Kindern auch in dieser Phase immer wieder neues Essen anzubieten. 10 bis 14 Versuche sind im Schnitt nötig, bevor ein Kind Geschmack an etwas Ungewohntem findet. Ein paar Hilfestellungen:

- Lassen Sie Ihre Kinder im Supermarkt Obst und Gemüse aussuchen, das sie probieren wollen.
- Lassen Sie Ihre Kinder bei der Zubereitung von neuen Gerichten helfen.
- Lassen Sie Ihren Kindern die Wahl (»Möchtest du lieber Brokkoli oder lieber Spargel zum Abendessen?«).
- Gestalten Sie neue Speisen spannend und lustig, indem Sie sie nach Ihrer Tochter benennen (»Lottes gebackener Kürbis«) oder Essen in hübsche Formen schneiden.
- Experimentieren Sie mit unterschiedlichen Zubereitungsweisen. Sollte Ihr Kind gekochtes Gemüse verweigern, probieren Sie es einmal mit rohem Gemüse und einem Dip; wenn Ihr Kind kein gebratenes Hühnchen mag, servieren Sie es mit BBQ-Sauce.
- Spielen Sie »Lebensmitteltest«, wenn Ihre Kinder Freunde zu Besuch haben. Servieren Sie eine breite Auswahl frischer Gemüse mit einigen fettarmen Dips und Dressings. Die Kinder sind die offiziellen Geschmackstester und beurteilen, wie gut (oder schlecht) etwas schmeckt.

- Seien Sie selbst ein abenteuerlustiger Esser. Es hilft, mit gutem Beispiel voranzugehen, Neues auszuprobieren und sich dann (positiv) über den Geschmack zu äußern, ohne überenthusiastisch zu sein. Es ist schwierig, ein Kind von einem Essen zu überzeugen, das die Eltern selbst nicht anrühren.
- Versuchen Sie, vertrautes und neues Essen zu verbinden und auf diese Weise das Repertoire zu erweitern. Wenn eines Ihrer Kinder zum Beispiel gekochte Möhren mag, dann versuchen Sie es einmal mit Süßkartoffeln oder Kürbis und weisen Sie auf die Ähnlichkeiten hin. Wenn das Kind eine Vorliebe für Brokkoli entwickelt hat, machen Sie weiter mit dem artverwandten Blumenkohl. Sollte Ihre Tochter Geschmack an Apfelschnitzen finden, bieten Sie ihr auch Birnen an. Wenn Ihr Sohn dicke Bohnen mag, geben Sie ihm Pintobohnen, Kidneybohnen und weiße Bohnen. Und wenn ein Kind Weizenzerealien mit braunem Zucker und Rosinen liebt, bieten Sie ihm Haferbrei mit denselben Zutaten an.

Gute Angewohnheiten etablieren

Naschereien dürfen sein! Sie haben in der Regel keinen Ernährungsnutzen – aber sie sind nun mal lecker. Kekse, Bonbons, Eiscreme und Chips dürfen ein Teil des

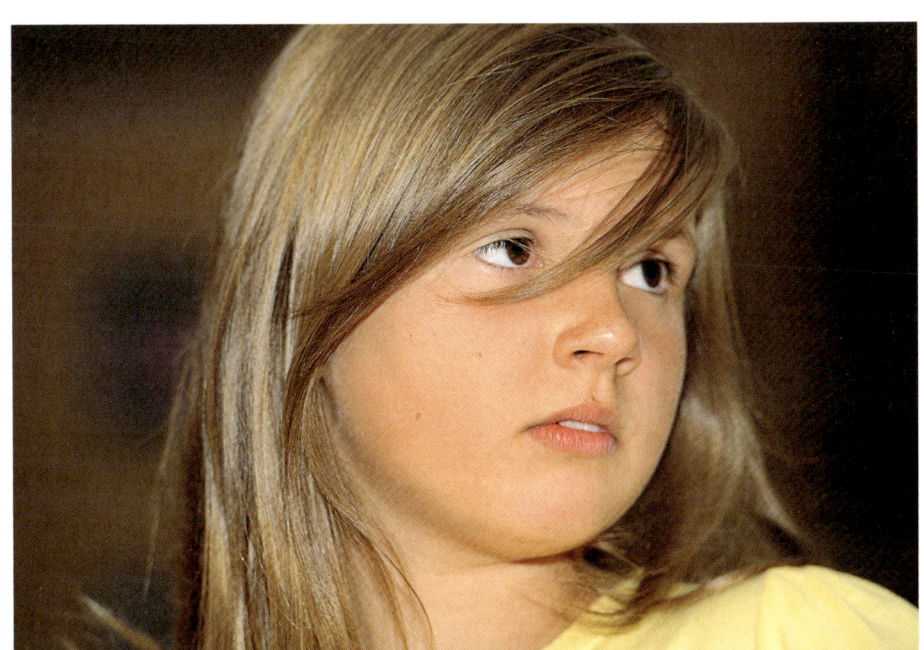

Wie gehe ich mit einem »schlechten Esser« um?

Regel Nr. 1: Machen Sie sich nicht verrückt. Sonst wird Ihr Kind vermutlich Ihre Anspannung spüren, und bevor Sie es richtig merken, stecken Sie schon tief in einem Machtkampf über das Essen.

Regel Nr. 2: Wichtig ist das Wachstum Ihres Kindes, nicht sein Teller. Viele Kinder sind beim Essen wählerisch. Solange ein Kind gesund ist, normal wächst und viel Energie hat, bekommt es vermutlich ausreichend Nährstoffe.

Sollten Sie sich trotzdem noch sorgen, ob Ihr Kind ausreichend Nährstoffe aufnimmt, sprechen Sie mit Ihrem Arzt darüber, ob Sie ihm ergänzende Vitamine und Mineralstoffe geben sollten.

Erst einmal aber führen Sie zu Hause neue Lebensmittel ein. Bitten Sie Ihre Kinder, zumindest einmal zu probieren, bevor sie darauf beharren, dass sie etwas nicht mögen. Und dann treten Sie zurück: Machen Sie keine große Sache daraus, denn diese Art von Druck kann zu einem Machtkampf führen. Wenn Ihre Kinder etwas nicht mögen, so akzeptieren Sie das – fürs Erste. Bieten Sie aber immer wieder anderes Essen an, sodass die Offenheit für neue Lebensmittel gefördert wird.

Wie kann ich sicherstellen, dass meine Kinder beim Abendessen genug zu essen bekommen, ohne mich dabei wie ein Koch im Schnellimbiss zu fühlen?

Das Einfachste ist, eine Speise für die ganze Familie zu kochen (zum Beispiel Hähnchen mit Gemüse) und mindestens eine Beilage, von der Sie wissen, dass jedes Kind sie mag. Das können zum Beispiel Babymöhren mit Dip, Maiskolben, Fruchtsalat, Vollkornbrot oder Vollkornnudeln sein.

Um neue Speisen für Kinder attraktiver zu gestalten, schneiden Sie Hähnchen, Fisch oder Brokkoli in Häppchengröße, oder servieren Sie eine Käsesoße zum Gemüsedippen. Wenn Sie allen das Gleiche auf den Tisch stellen, haben Sie weniger Mühe mit dem Essen und machen Ihren Kindern klar, dass Sie nicht dafür zuständig sind, ständig ihre Essensmarotten zu bedienen.

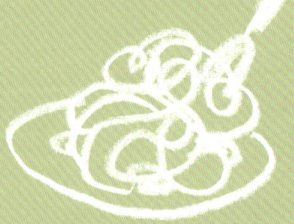

täglichen Lebens sein, aber in Maßen. Ein oder zwei Leckereien am Tag sind genug. Geben Sie sie in kleinen Portionen aus, und lassen Sie Ihre Kinder nicht gedankenlos aus einer Tüte naschen. Die gleichen Regeln gelten für den Nachtisch. Und: Verweigern Sie Ihren Kindern bloß nicht die Eiscreme, wenn sie das Gemüse nicht aufessen. Solche Deals laufen Ihrem Ziel zuwider – und führen leicht zu Machtkämpfen.

Runter mit dem Tempo. Mahlzeiten müssen nicht über Gebühr ausgedehnt werden, aber sie sollten auch keine Hetze sein. Ermuntern Sie alle am Tisch, sich Zeit zu nehmen und sich über die Ereignisse des Tages auszutauschen. Wenn Sie Ihre Kinder dazu bringen, langsam zu essen und gründlich zu kauen, helfen Sie Ihnen auch, die richtige Menge zu essen. Denn es dauert bis zu 20 Minuten, bis das Sättigungsgefühl das Gehirn erreicht.

Vorsicht bei Getränken! Säfte, Limonaden und Sportdrinks enthalten viel Zucker und stecken voller Kalorien, die Ihre Kinder vielleicht gar nicht brauchen. Laut einer Studie der *Columbia University's Mailman School of Public Health* in New York City gewinnen Kinder im Alter von 2 bis 19 bis zu 15 Prozent ihres täglichen Kalorienbedarfs aus zuckerhaltigen Getränken. Leider kompensieren Kinder diese Extrakalorien nicht etwa, indem sie weniger essen. So nehmen sie schnell mehr Kalorien auf, als sie brauchen. Forscher der *University of Ottawa* in Kanada haben festgestellt, dass der Konsum zuckerhaltiger Getränke bei Vorschülern mit großer Wahrscheinlichkeit das Risiko erhöht, Übergewicht zu entwickeln.

- Wenn eines Ihrer Kinder etwas anderes trinken möchte als Wasser oder ungesüßten Tee, dann machen Sie zumindest das Beste daraus: Bieten Sie ihm fettarme Milch oder Schorle aus Mineralwasser und 100-prozentigem Fruchtsaft an. Fruchtsaft ist eine gute Quelle für Vitamin C, er enthält allerdings nicht die Ballaststoffe oder Nährstoffe, die eine ganze Frucht liefert.

- Ab und zu kann ein Glas Frucht- oder Gemüsesaft eine der fünf täglich empfohlenen Obst- und Gemüseportionen ersetzen. Das sieht auch die weltweite Gesundheitskampagne »5 am Tag« so. Weil Safttrinken aber kein vollgültiger Ersatz ist, sollte das die Ausnahme bleiben und nicht zum Normalfall werden. Saft gilt lediglich als geduldete – da alltagstaugliche– Alternative zu frischem Obst und Gemüse.

- Kinder trinken heutzutage im Durchschnitt eher zu wenig Milch. Das *Forschungsinstitut für Kinderernährung* empfiehlt folgende Mengen:

Entwicklungsphasen

Die Grundregeln für die Ernährung Ihrer Kinder gelten immer. Dennoch haben die einzelnen Entwicklungsphasen der Kindheit ihre Besonderheiten.

◎ **Kleinkinder und Vorschüler.** Kleine Kinder bevorzugen in der Regel entweder salziges oder süßes Essen – einige Vorlieben sind erblich bedingt. Man nimmt jedoch an, dass die meisten Vorlieben durch Erfahrung und wiederholtes Angebot entstehen. Machen Sie es sich nicht zu leicht, indem Sie Ihrem Kind nur anbieten, was es bestimmt essen wird. Denn gerade diese frühen Jahre sind die beste Zeit, um die Welt des Essens zu entdecken. Und es sind die Jahre, in denen Ihr Kind beginnt, eigene Essensrituale zu entwickeln. Wenn ein Kind ein bestimmtes Essen mit glücklichen Ereignissen verbindet, wird es dafür vielleicht eine Vorliebe entwickeln.

◎ **Schulkinder.** Es ist wichtig, auch Kindern zwischen 6 und 10 weiterhin gesundes, nahrhaftes Essen aufzutischen und neue Lebensmittel einzuführen. Ein Vorteil: Mit Kindern dieses Alters können Sie darüber reden, warum Sie wollen, dass es etwas Neues probiert. Gleichzeitig werden die Kinder unabhängiger, und im selben Maße, wie ihr Körper wächst, wächst auch der Appetit. Es kann also passieren, dass sie die Küche plündern und sich alles schnappen, was lecker aussieht, wenn sie hungrig sind. Halten Sie sie nicht davon ab; decken Sie sich lieber mit gesunden Snacks ein und bewahren Sie diese in Kühlschrank, Speisekammer und Schränken ganz vorn auf.

◎ **Preteens und Teenager.** In diesem Alter wagen sich Kinder schon mal ohne die Familie hinaus in die Welt. Das bedeutet, dass sie mehr Gelegenheiten haben, beim Essen ihre eigene Wahl zu treffen, und dass sie anfälliger für den Druck der Altersgenossen werden. Deshalb ist es so wichtig, gesundes Essverhalten schon in jungen Jahren zu fördern – in der Hoffnung, dass es mit 10 oder 12 Jahren bereits fest verankert ist. Sie können es beim Familienessen zu Hause weiter stärken. Und loben Sie Ihre Kinder dafür, dass sie gesund essen, auch wenn sie mit ihren Freunden unterwegs sind.

Wenn Sie aber das Gefühl haben, ein heranwachsendes Kind lege zu viel an Gewicht zu, halten Sie sich mit Worten zurück und versuchen Sie einfach, seine Essgewohnheiten wieder in eine gesündere Bahn zu lenken, indem Sie selbst ein gutes Vorbild sind. Eltern, die am Gewicht ihrer Kinder herumnörgeln, treiben diese erst recht dazu, die falschen Dinge zu essen. Und von den Eltern aufgedrängte Diäten sind überdurchschnittlich oft erfolglos.

7–9 Jahre: 400 ml Milch pro Tag • 10–12 Jahre: 420 ml • 13–14 Jahre: 425/450 ml (Mädchen/Jungen) • 15–18 Jahre: 450/500 ml (Mädchen/Jungen).
Im Wachstum befindliche Körper brauchen das Kalzium und weitere Nährstoffe in der Milch, um starke Knochen zu entwickeln, und auch für andere wichtige Körperfunktionen. Die Devise heißt also: mehr fettarme Milch und Wasser, weniger Limonade und Saft!

Kein Fernsehen während des Essens. Zahlreiche Studien zeigen, dass Fernsehen während des Essens grundsätzlich keine gute Idee ist. Denn schnell verliert man das Gefühl dafür, was oder wie viel man isst, wenn die Aufmerksamkeit auf den

Wie kann ich mein Kind dafür belohnen, dass es sich gesundes Essen aussucht – ohne Essen als Belohnung zu benutzen?

Als Erstes hören Sie auf, Essen überhaupt als eine mögliche Belohnung zu sehen. Es gibt jede Menge andere Belohnungen, die Sie Ihrem Kind für sein gutes Verhalten geben können. Lob, Umarmungen, Küsschen und schöne gemeinsame Zeit mit den Eltern stehen bei vielen Kindern ganz oben auf der Wunschliste.

Schafft Ihr Kind es zum Beispiel, eine Woche lang täglich fünfmal Obst und Gemüse zu essen? (Sie könnten, um es spannender zu machen, sogar eine Aufkleberliste führen.) Dann könnten Sie es mit einer Umarmung, High Five und einer Aktivität seiner Wahl belohnen, die kein Essen beinhaltet.

Oder wenn Ihr Kind zum Beispiel eine neue persönliche Bestleistung beim Fahrradfahren oder Seilspringen aufstellt, anstatt aus Langeweile etwas zu knabbern, dann könnten Sie es mit etwas belohnen, das mit der Tätigkeit zu tun hat (eine neue Fahrradklingel oder ein neues Springseil).

Fernseher gerichtet ist, und Shows oder Filme ersetzen soziales Miteinander. Viel fernzusehen setzt Kinder auch häufiger Werbung für Junk Food aus. Nachforschungen am *Centre for Physical Activity and Nutrition Research* der *Deakin University* in Burwood, Australien, haben ergeben, dass 5- und 6-Jährige, die mehr fernsehen, auch mehr Kalorien zu sich nehmen, mehr süße Snacks essen und hochkalorische Getränke trinken sowie weniger Gemüse konsumieren als Kinder, die weniger vor der Glotze sitzen. Eine Studie der *University of Toronto* hat bei einem Vergleich festgestellt, dass Jungen, die beim Fernsehen Pizza aßen, 228 Kalorien mehr konsumierten als andere Jungen, die das gleiche Essen ohne Fernsehen bekamen. Der Schluss, den die Forscher zogen: Fernsehen fördert übermäßiges Essen, da es die Sättigungssignale verlangsamt.

Begrenzen Sie die Zeit, die Ihre Kinder täglich vor Bildschirmen verbringen dürfen, auf zwei Stunden (das umfasst Fernsehen, Computerbenutzung – außer für Hausaufgaben – und Videospiele). Essen und Fernsehen gehören nicht zusammen – lassen Sie Ihre Kinder nicht unbedacht vor sich hin knabbern.

Kein Freifahrtschein in der Küche. Ihre Kinder sollten nicht unbegrenzten Zugriff auf Kühlschrank, Speisekammer oder Küchenschränke haben – das ist schlicht ungesund. Als Eltern können Sie entscheiden, was und wo Ihre Kinder essen. Also sagen Sie ruhig Nein, wenn Ihre Kinder kurz vorm Abendessen noch Chips wollen (aber erlauben Sie ihnen, Gemüse mit Dip zu essen). Oder stellen Sie ihnen ein Stück Obst in Aussicht, falls sie nach dem Abendessen noch hungrig sind. Verstehen Sie das als Teil Ihrer Verantwortung.

Essen ist keine Belohnung. Wenn Kinder Essen als Belohnung erleben, werden sie dadurch auch motiviert und assoziieren es mit Trost und Lob. Das kann dazu führen, dass ein Kind zum »Gefühlsesser« wird – und das wiederum kann zu Gewichtsproblemen führen. Wenn ein Kind mit einem guten Zeugnis von der Schule kommt, belohnen Sie es nicht mit einem Eis, sondern mit einem Ausflug – zum Beispiel in den Zoo –, oder lassen Sie es eine gemeinsame Aktivität bestimmen.

Loben Sie Ihre Kinder, wenn sie sich für gesundes Essen entscheiden. Wenn Ihr Sohn im Restaurant anstelle von Pommes Brokkoli zu seinem Schnitzel bestellt, sagen Sie ihm, dass Sie beeindruckt sind. Wenn Ihre Tochter sich nach der Schule einen Joghurt oder ein Stück Obst als Zwischenmahlzeit greift, sagen Sie ihr, dass sie eine gute Wahl getroffen hat. Bestätigung hilft Ihren Kindern, gute Angewohnheiten beizubehalten.

10 wichtige Botschaften übers Essen

Diese zehn Punkte sollten Sie sich selbst immer wieder vor Augen führen und Ihren Kindern nahebringen, damit sie gesunde Essgewohnheiten entwickeln können.

1 Iss, wenn du hungrig bist, und hör auf, wenn du satt bist. So einfach ist das. Nur Ihre Kinder können entscheiden, wie viel sie essen – so soll es auch sein. Machen Sie ihnen klar, dass es gilt, den Hunger zu stillen, aber mit dem Essen aufzuhören, bevor man sich vollgestopft fühlt.

2 Es gibt Auftankessen und Spaßessen. »Auftankessen« ist jenes, das viel Energie liefert und für die Entwicklung und das Wachstum von Körper und Gehirn notwendig ist. »Spaßessen« schmeckt einfach gut, enthält aber oft zu wenig Vitamine und Mineralstoffe. Erklären Sie Ihren Kindern, dass beide Arten von Essen ihre Berechtigung haben; das Verhältnis muss nur stimmen.

3 Zwischenmahlzeiten sind kein Hobby. Sie dienen dazu, den Körper zwischen den Mahlzeiten mit genug Energie zu versorgen und den Hunger in Schach zu halten. Auf keinen Fall darf man sich angewöhnen, aus Langeweile zu essen.

4 Familienmahlzeiten sind gemeinsame Zeit. Sie sind nicht dazu da, um fernzusehen oder Kurznachrichten zu schreiben. Sie bieten eine gute Gelegenheit, gemeinsam gesundes Essen zu genießen und sich auszutauschen.

5 Sei beim Essen flexibel. Bringen Sie Ihren Kindern bei, dass es nicht schlimm ist, wenn sie sich einmal zu sehr vollstopfen; sie sollen dann einfach beim nächsten Mal vorsichtiger sein. Der Durchschnitt muss stimmen. Das gilt übrigens für Kinder wie für Erwachsene.

6 Essen ist keine Belohnung. Wenn Sie es dazu machen, lernen Ihre Kinder, zum Trost zu essen oder bestimmte Lebensmittel (zum Beispiel Süßigkeiten) mit »brav sein« zu verbinden. Das lässt diese Lebensmittel nur noch reizvoller erscheinen. Belohnen Sie Ihre Kinder anders – mit anerkennenden Worten oder besonderen Unternehmungen.

7 Sei abenteuerlustig. Ermuntern Sie Ihre Kinder, neue Speisen auszuprobieren und ein Essen nicht nach seinem Aussehen zu beurteilen (das Äußere von Schokoladenpudding spricht nicht jeden an, aber Kinder lieben ihn). Wenn sie etwas noch nicht probiert haben, wie können sie sicher sein, dass sie es nicht mögen?

8 Konzentriere dich aufs Essen. Mit anderen Worten: Tu nebenbei nichts anderes (fernsehen, Hausaufgaben machen, malen, zeichnen oder was auch immer). Eine Mahlzeit oder auch nur einen Snack zu essen ist eine eigene Tätigkeit, und wenn Ihre Kinder sich nicht darauf konzentrieren, essen sie schnell zu viel.

9 Sag mir, was du magst und was du nicht magst. Regen Sie Ihre Kinder dazu an, über ihre Vorlieben und Abneigungen zu reden. Das kann Ihnen helfen, neue Speisen erfolgreich einzuführen und ungeliebte Speisen attraktiver zu machen – etwa indem Sie einen schmackhaften Dip dazu reichen oder das Lebensmittel in eine würzige Suppe integrieren.

10 Freunde dich mit Essen an, das dir guttut. Wenn Kinder einmal das Schulalter erreicht haben, beginnen sie oft auch die Vorteile von leckerem Essen, das gleichzeitig gut für sie ist, wertzuschätzen. Wenn also Ihr Sechsjähriger jeden Tag nach Apfelscheiben fragt oder Ihre Zehnjährige gebratenen Spargel liebt, gehen Sie darauf ein und loben Sie Ihre Kinder dafür.

Vier Schritte zum Erfolg

Das Wichtigste ist, bewusst zu handeln. Wir alle machen es uns manchmal leicht – wir essen unterwegs oder lassen den Bringdienst kommen, anstatt zu planen, vorzubereiten und der Familie etwas wirklich Gutes zu bieten. Das darf ja auch ruhig mal sein – solange Sie Ihr Ziel nicht aus den Augen verlieren. Hier einige Tipps für bedachtes und zielstrebiges Vorgehen.

Gehen Sie die Veränderungen wie ein berufliches Projekt an – als Projektmanagerin planen Sie jetzt die nächsten Schritte.

1 Führen Sie einen Zeitplan für die Mahlzeiten ein. Planen Sie drei Mahlzeiten und eine oder zwei Zwischenmahlzeiten ein, abhängig vom Alter Ihrer Kinder (Vorschüler haben kleine Mägen und können bei einer Mahlzeit nicht so viel essen, dass es bis zur nächsten reicht). Setzen Sie ungefähre Zeiten fürs Essen fest, bleiben Sie aber flexibel genug, um spontane Aktivitäten zu ermöglichen.

2 Bleiben Sie bei den Grundlagen. Für Ihre eigene Ernährung und die Ihrer Kinder gelten größtenteils die gleichen Richtlinien: Legen Sie Wert auf Vollkornprodukte, Gemüse, Obst, kalziumreiche Lebensmittel (vor allem Milchprodukte) und magere Proteine (Eiweiß in Fleisch, Geflügel, Fisch, Eiern und Bohnen). Kinder bekommen nur kleinere Einheiten als Erwachsene, je nach Alter. Andere Lebensmittel – etwa sehr fettreiche oder zuckerhaltige – sollten nur einen sehr kleinen Teil des Ernährungsplans ausmachen, höchstens 10 Prozent vom täglichen Kalorienbedarf eines Kindes.

- Verwenden Sie am besten verschiedene Vollkornprodukte wie Vollkornbrot, Vollkornnudeln, Naturreis und Vollkorncerealien.
- Versuchen Sie, im Familienernährungsplan mindestens fünfmal täglich Obst und/oder Gemüse unterzubringen. Die vielen verschiedenen Farben, die uns die Natur dabei anbietet, sind übrigens nicht bloß hübsch: Die dafür verantwortlichen Inhaltsstoffe sind auch gut für unsere Gesundheit.
- Kaufen Sie fettarme Milchprodukte, mageres Fleisch, Geflügel, Fisch, Bohnen und Nüsse, und benutzen Sie gesunde Öle und Fette (zum Beispiel Rapsöl, kaltgepresstes Olivenöl, Avocados und Nüsse) in geringen Mengen.

Sobald Sie die Ernährungsgrundlagen verinnerlicht haben, überlegen Sie, wie Sie eine ausgewogene Mahlzeit zusammenstellen. Teilen Sie den Teller fürs Mittag-

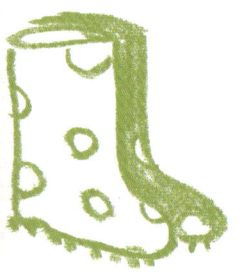

oder Abendessen in drei Segmente: Ein Drittel sollten magere Proteine ausmachen, ein Drittel Gemüse und das letzte Drittel Vollkornprodukte, Kartoffeln oder auch Obst. Auf diese Weise bekommen alle Familienmitglieder verschiedene Nährstoffe im richtigen Verhältnis.

3 **Werden Sie ein kluger Einkäufer.** Viele Eltern glauben, es sei unmöglich, mit den Kindern im Schlepptau einzukaufen und mit gesunden Lebensmitteln nach Hause zu kommen. Das stimmt nicht. Sie müssen sich nur an ein paar Einkaufsstrategien halten.

◎ Gehen Sie nicht einkaufen, wenn Sie oder Ihre Kinder hungrig sind. Nehmen Sie erst eine Mahlzeit oder einen kleinen Imbiss zu sich, denn dann wirken gewisse kalorienreiche Lebensmittel gleich weniger reizvoll.

◎ Machen Sie eine Liste der Dinge, die Sie wirklich brauchen, und halten Sie sich so weit wie möglich daran. Mit einer detaillierten Einkaufsliste loszugehen, reduziert Impulskäufe.

◎ Bleiben Sie in den äußeren Bereichen des Supermarkts, wo Sie die wichtigsten Essensgruppen finden – Obst, Gemüse, Milchprodukte, Fleisch, Geflügel und Fisch. In den Regalen in der Mitte tummelt sich verarbeitetes und abgepacktes Essen, das nur wenig gesunde Inhaltsstoffe enthält.

Kinder können in der Küche mithelfen - das fördert ihr Verhältnis zum Essen und Kochen. Viele Tipps dazu finden Sie bei den Rezepten ab Seite 110, eine Ideensammlung gibt's auf Seite 140.

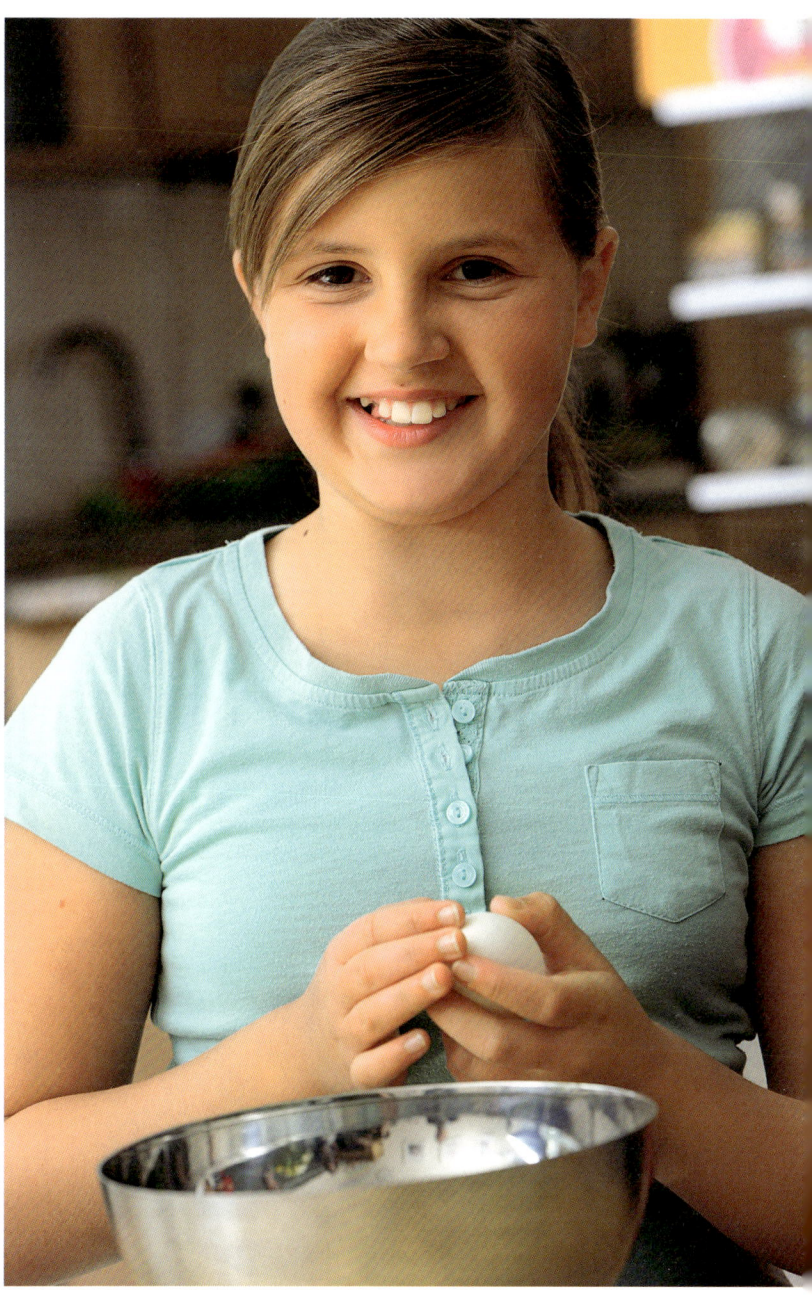

Was tue ich, wenn mein Kind tagsüber ständig zwischendurch isst und beim Abendessen nur im Essen stochert?

Daran ist nichts Ungewöhnliches. Ihr Kind isst tagsüber vermutlich tatsächlich so viel, dass es abends satt ist. Was bedeutet, dass Sie die Naschereien reduzieren sollten. Bieten Sie Ihrem Kind am späten Nachmittag einen Snack in vernünftiger Größe an, und verfolgen Sie danach die Strategie »Keine Snacks bis zum Abendbrot«. Oder Sie geben ihm präventiv einen Teil des Abendessens – vielleicht Gemüse mit einem fettreduzierten Dip oder Naturreis – als Snack; dann wissen Sie, dass dies wenigstens ein Teil des ausgewogenen Abendessens ist, das Sie vorbereitet haben.

4 **Ordnen Sie Ihre Küche neu.** Füllen Sie Ihren Kühlschrank, die Speisekammer und die Schränke mit gesunden Grundnahrungsmitteln und Snacks. Denken Sie daran: Sie sind die regulierende Instanz, der Versorger und Essensstratege im Haus. Es liegt also bei Ihnen, die Initiative zu ergreifen und Ihre Küche mit den richtigen Vorräten auszustatten.

Reduzieren Sie zu Hause die Leckereien. Zwar ist Abwechslung die Würze des Lebens, aber sie kann auch der Untergang einer gesunden Ernährung sein, wenn Sie es übertreiben. Wenn Sie aber die Anzahl und Vielfalt der Leckereien in Ihrem Heim einschränken – wenn es zum Beispiel nur eine Sorte Kekse gibt anstelle von vier verschiedenen –, begrenzen Sie auf diese Weise auch nebenbei die Versuchungen für Ihre Familienmitglieder. Das Prinzip »Aus den Augen, aus dem Sinn« bewahrt Ihr Kind davor, nach Süßigkeiten zu betteln.

Schließlich: Versuchen Sie, sich in Ihre Kinder hineinzuversetzen, wenn Sie Ihre Küche betrachten. Entwickeln Sie ein Gefühl dafür, was im Sichtbereich Ihrer Kinder liegt. Wenn Chips und Kekse das Erste sind, was sie sehen, wenn sie den Küchenschrank öffnen, werden sie vermutlich genau das haben wollen. Wenn aber eine Schüssel mit frischem Obst auf dem Küchentisch steht oder kleine fettarme Joghurts ganz vorn im Kühlschrank, werden sie wahrscheinlich danach greifen, wenn sie hungrig sind.

Holen Sie die Kinder in die Küche

Lassen Sie Ihren Kindern eine praktische Ausbildung in Sachen Nährstoffe angedeihen. Wenn Sie mit ihnen Tomaten, Zucchini, Gurken oder auch nur Kresse ziehen, können sie Anteil am Wachstum und Gedeihen der Pflanze nehmen. Dann werden sie auch davon probieren wollen, wenn Erntezeit ist.

Sollten Sie selbst keine Möglichkeit haben, Obst und Gemüse anzupflanzen, so nehmen Sie die Kinder mit zu einem Bauern oder in einen Obstgarten und erklären Sie ihnen, wo die verschiedenen Früchte herkommen. Unsere Welt ist so technisiert und so viele Lebensmittel sind schon abgepackt, dass Kinder heutzutage oft keine Ahnung haben, wo ihr Essen herkommt. Wenn Sie mit Ihren Kindern darüber reden, wo Obst, Gemüse und Vollkorn herkommen, regen Sie ihre Neugier an. Bei der Gelegenheit können sie sich ein paar neue Sachen aussuchen und zu Hause probieren.

Die geschmackvolle Alternative

Sie können jedem in der Familie eine Menge Fett und unnötige Kalorien ersparen, ohne auf Geschmack zu verzichten. Gewöhnen Sie sich einfach daran, mehr auf den Fettgehalt der Lebensmittel zu achten, und wählen Sie die fettarme Variante. So geht's:

Anstelle von	kaufen Sie
Rinderhack für Burger	Tatar (mageres Rinderhackfleisch) oder Geflügelhackfleisch
Chicken Nuggets	Hühnchenfleisch, das Sie in Streifen schneiden und braten oder grillen
Pommes frites	ofengebackene Pommes, am besten aus selbst gemachten Kartoffelstiften
normalem Käse oder Joghurt	fettreduzierten Käse oder Joghurt
normaler Margarine	fettreduzierte Margarine
normalem Salatdressing	fettreduziertes Salatdressing
Keksen	getrocknete Apfelringe oder andere Trockenfrüchte
Mikrowellenpopcorn und Butter	fettreduziertes Mikrowellenpopcorn
normaler Eiscreme	fettreduzierte Eiscreme, Fruchteis ohne Sahne oder Milch

Kinder können auch in der Küche mithelfen. So können Sie zum Beispiel schon ein Kindergartenkind bitten, den Salat klein zu zupfen oder einen Dip fürs rohe Gemüse zu verrühren. Ein Grundschulkind hat vielleicht Lust, die frischen Erdbeeren zu waschen oder Zutaten abzuwiegen. Ein Teenager kann das Gemüse schneiden oder Kräuter fürs Essen hacken. Das alles stärkt das Verhältnis zu den Dingen, die Kinder essen.

Alle gemeinsam können den Tisch decken, und nach dem Essen hilft jeder mit, sauber zu machen, die Reste zu verstauen, den Müll wegzuwerfen, die Spülmaschine einzuräumen und so fort. Auf diese Weise werden die Mahlzeiten zu Hause zu einer echten Familienangelegenheit, und Kinder und Eltern können schöne Momente miteinander teilen.

Essen außer Haus

Es passt zum hektischen Lebensstil unserer Zeit, dass die Menschen immer öfter in Restaurants essen. Schätzungen zufolge wendet ein durchschnittlicher Haushalt 40 Prozent seiner Ausgaben für Lebensmittel auf. Dabei sind Restaurants, Fast Food und Take-away gleichermaßen eingerechnet.

Die typischen Portionen in Restaurants würden oft für zwei oder drei Mahlzeiten reichen.

Da Sie in Restaurants und Imbissstuben nicht wissen, wie die Speisen zubereitet werden, haben Sie auch keine Kontrolle über Fett oder Kalorien. Außerdem sind die Portionen in Restaurants oft von so aberwitziger Größe, dass sie für zwei oder drei Mahlzeiten reichen würden.

Es ist also kein Wunder, dass Kinder, die häufig außerhalb essen, oft schlechtere Körperparameter haben können als Kinder, die mehr zu Hause essen. Das kann sich an den Messwerten von Blutdruck, Cholesterin und Blutzucker zeigen.

Fast Food nur ausnahmsweise

Häufiger Fast-Food-Konsum kann auch die Gefahr von Übergewicht erhöhen. In einer Studie mit 6212 Kindern im Alter zwischen 4 und 19 beobachteten Forscher des *U. S. Department of Agriculture,* dass 30 Prozent der Kinder an einem normalen Tag Fast Food verzehrten. Diejenigen, die Fast Food aßen, nahmen mehr Kalorien, mehr Fett, mehr zugesetzte Zucker und weniger Ballaststoffe auf. Sie konsumierten deutlich mehr gezuckerte Getränke, weniger Obst und Gemüse. Dabei ist es nichts Schlimmes, ab und zu Fast Food zu essen, aber es sollte nur eine gelegentliche Leckerei sein. Gehen Sie also ruhig mal gemeinsam einen Burger essen, aber tun Sie nicht so, als sei das normal. Falls Sie Junkfood kaufen, nehmen Sie immer nur ein Stück, legen Sie keinen Vorrat an.

Wenn ein Kind unbedingt etwas haben will, weil es das im Fernsehen oder bei einem Freund gesehen hat, kann sich dieser spontane Enthusiasmus auch schnell wieder legen. Indem Sie auf Ihr Kind eingehen und sagen, dass es diese Sache bald einmal probieren darf, ist sein Bedürfnis vielleicht sogar schon befriedigt.

Tipps fürs Restaurant

Wenn Sie mit Ihren Kindern zum Essen ins Restaurant gehen, sollten Sie vorsorgen und ihnen etwas Hilfestellung geben:

- Wählen Sie ein Lokal aus, das abwechslungsreiches Essen für Kinder anbietet, nicht nur Pommes oder Würstchen.
- Meiden Sie All-you-can-eat-Angebote, die dazu verführen, alles Mögliche zu mischen und zu viel zu essen.
- Meiden Sie alles, was auf der Speisekarte als »knusprig« oder »kross« bezeichnet wird, da das in der Regel »frittiert«, also fett bedeutet. Schlagen Sie Ihren Kindern stattdessen gebratene, gegrillte oder gedünstete Gerichte vor.
- Lassen Sie sich Soßen und Dressing separat bringen, um die Fettmenge besser im Blick zu behalten, die Ihre Kinder konsumieren.
- Lassen Sie anstelle von Pommes gesündere Beilagen kommen, etwa Gemüse – oder Obst als Nachtisch.
- Geben Sie zwei oder drei gesunde Gerichte von der Speisekarte vor, und lassen Sie Ihre Kinder aus diesen wählen.
- Lassen Sie sich die Reste einpacken, sodass Ihre Kinder sie am nächsten Tag essen können.

Neue Ideen fürs Lunchpaket

Machen Sie sich keine Sorgen, falls Ihnen mal die Ideen ausgehen, was Sie Ihrem Kind für die Mittagspause einpacken könnten. Sie wollen vor allem sicherstellen, dass Ihr Kind sich auf das Essen freut und es nicht ungegessen wegwirft oder sich lieber etwas Fettiges vom Kiosk holt. Wenn Sie Abwechslung in die Sache bringen wollen, versuchen Sie doch etwas hiervon (siehe auch Seite 122):

- Eine Vollkornweizen-Tortillarolle mit einer Scheibe magerem Schinken und fettreduziertem Käse oder Frischkäse, Salat und Tomate; eine kleine Tüte Weintrauben; ein kleiner fettreduzierter Joghurt
- Vollkornnudelsalat mit Cherry-Tomaten, Bohnen, geriebenen Möhren und kleinen Mozzarellastücken; ein Apfel; eine kleine Flasche fettarme Milch
- Fettreduzierter Hüttenkäse mit Fruchtsalat; Vollkorncracker

Wie soll ich damit umgehen, wenn andere Leute – Familienmitglieder, Freunde oder Nachbarn – die gesunden Essgewohnheiten sabotieren, die ich meinen Kindern anerziehen will?

Es ist wichtig, darüber zu reden, wie Sie sich die Ernährung Ihrer Kinder vorstellen, gerade wenn andere Leute auf die Kinder aufpassen. Dazu können Tagesbetreuer, Kindermädchen, Babysitter und Familienmitglieder gehören. Lassen Sie sie Ihre Wünsche wissen und vertrauen Sie dann darauf, dass sie beherzigt werden. Klappt diese Zusammenarbeit nicht, denken Sie über Alternativen nach. Aber versuchen Sie auch, ein Stück weit flexibel zu bleiben: Ein Keks bei einem Freund nach der Schule oder ab und an ein wenig Spaßessen bei Oma werden Ihren Kindern nicht schaden.

Und wenn Sie zu Hause zuverlässig ausgewogenes Essen auf den Tisch stellen, so wirkt das diesen Einflüssen positiv entgegen. Sie wollen Ihren Kindern ja gesundes Essverhalten anerziehen, aber gleichzeitig sollen sie auch den verantwortungsvollen Umgang mit Leckereien und gelegentlichen – kleinen – Ausschweifungen lernen.

83

- ◎ Hühnersalat mit fettreduzierter Mayonnaise und gehacktem Sellerie und Weintrauben; ein Vollkornbrötchen, frische Erdbeeren
- ◎ Finger-Food: fettreduzierter Käse und Vollkorncracker; Babymöhren und fettarmer Ranch-Dip; Blaubeeren und Himbeeren.

Kleine Snacks für unterwegs

Zeigen Sie Ihrem Kind, wie man auch unterwegs gesund isst. Nehmen Sie eine Banane als einfachen Snack mit. Haben Sie stets ein paar Vollkornmüsliriegel (mit wenig Fett und Zucker) in der Handtasche dabei – oder selbst gemischtes Studentenfutter (mit Mandeln, Walnüssen und getrockneten Früchten wie Rosinen, Aprikosen und Cranberries).

Und vergessen Sie auch nicht eine Flasche Wasser, damit Sie unterwegs nicht Saft oder Limonade kaufen müssen, wenn der Durst kommt.

Eine Banane oder Studentenfutter sind prima Snacks, die unterwegs über kleine Hungerkrisen gesund hinweghelfen.

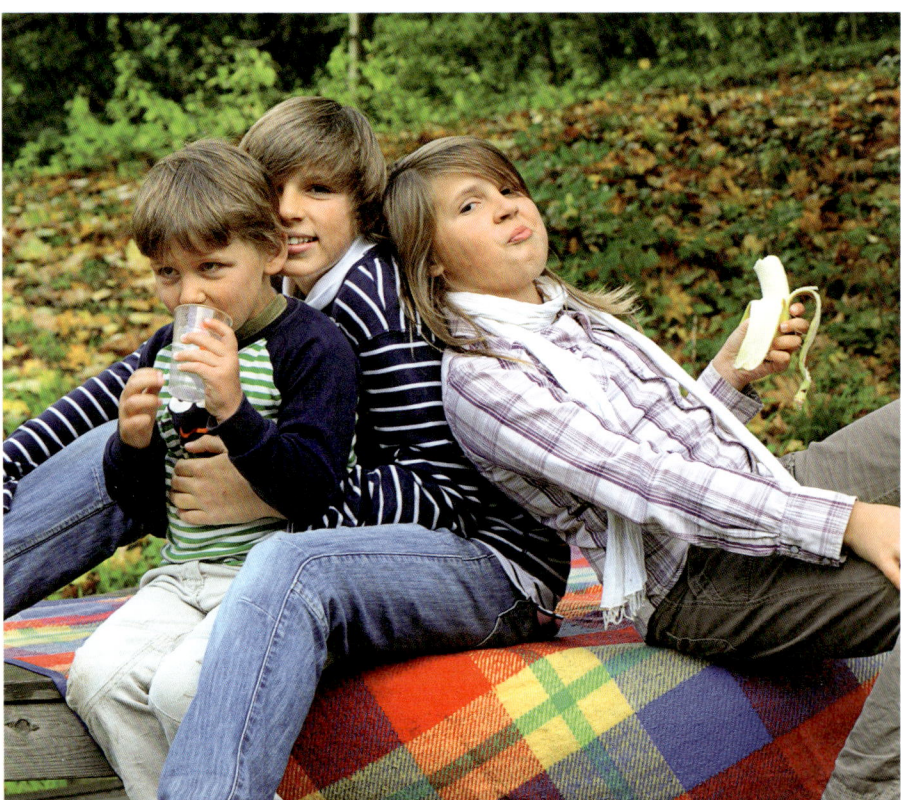

Ziele: Was wollen Sie tun?

Sie haben nun entdeckt, was für einen nachhaltigen Effekt Ihre Herangehensweise auf die Ernährung Ihrer Kinder haben kann. Es wird Zeit, ein paar Ziele abzustecken.

Überlegen Sie sich sowohl ein paar kurzfristige als auch ein paar mittel- und langfristige Strategien, mit deren Hilfe Sie die Essgewohnheiten Ihrer Familie gesünder gestalten können. Bedenken Sie dabei, was angesichts Ihres Terminkalenders wirklich machbar ist. Diese Schritte sollen Ihnen dabei helfen, Ihren Kindern den Weg zu gesünderem Essverhalten zu zeigen.

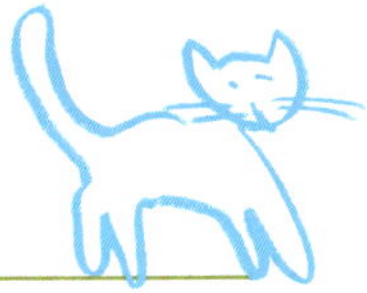

Etwas, das ich diese Woche ausprobieren möchte:

_____

_____

_____

Etwas, das ich diesen Monat ausprobieren möchte:

_____

_____

_____

Etwas, das ich in naher Zukunft ausprobieren möchte:

_____

_____

_____

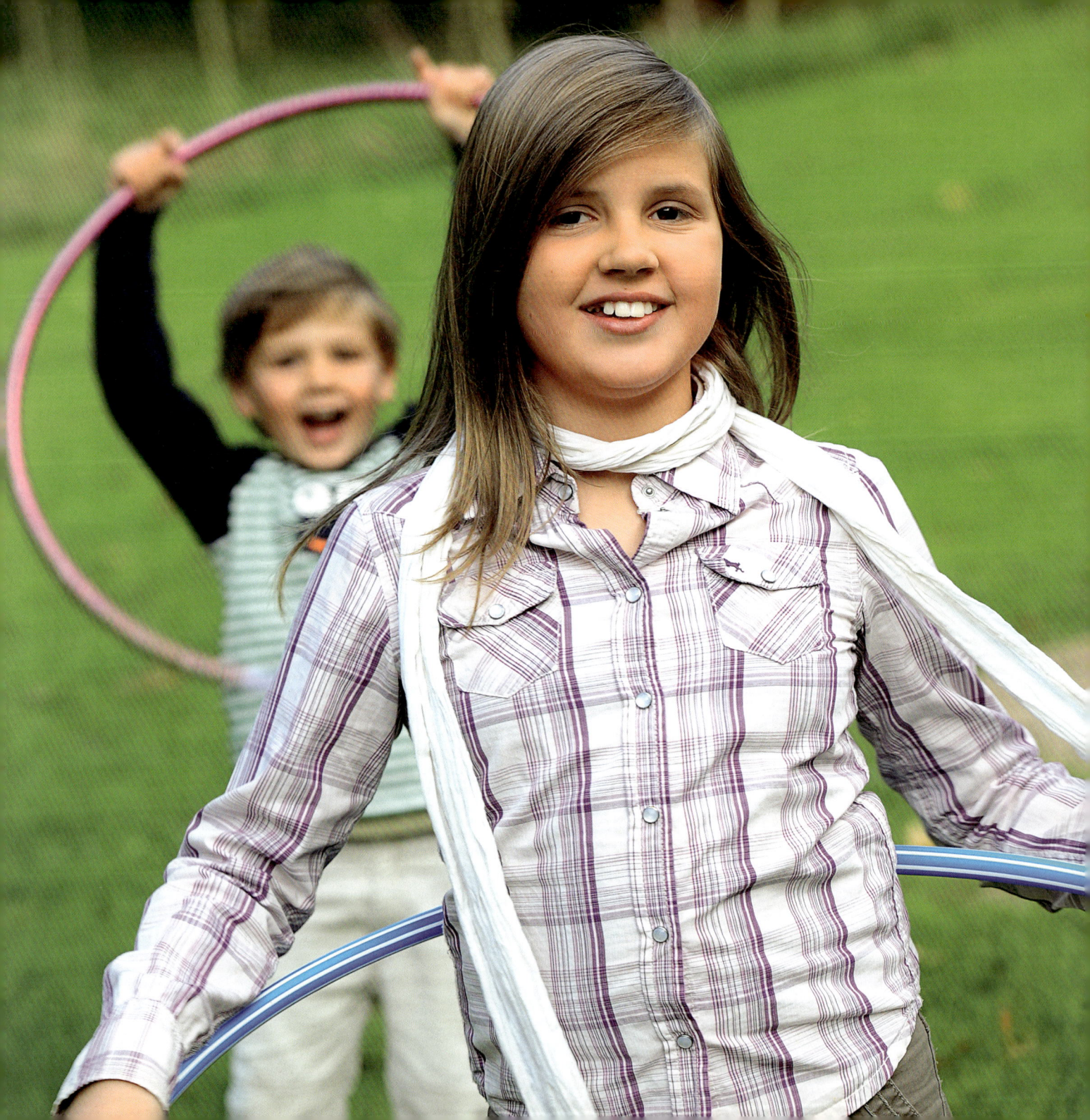

vier

So macht Bewegung allen Spaß

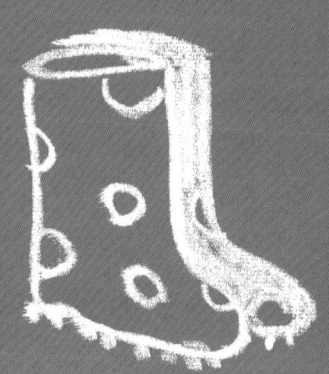

*B*eweg dich! Geh raus und spiel! Tu's einfach! Das klingt doch gut. Hören Ihre Kinder darauf? Zu viele Kinder – und Eltern – sitzen nachmittags lieber vor dem Fernseher. Überlegen Sie einmal: Wie viel körperliche Aktivität gibt es im täglichen Leben Ihrer Familie? Wenn Sie am Wochenende die Wahl haben: Gehen Sie mit Ihren Kindern eher ins Kino oder machen Sie eine Fahrradtour? Reden Sie mit Ihren Kindern manchmal über Bewegung oder ist das bei Ihnen schon gar kein Thema mehr?

In einer gesunden Familie muss regelmäßige körperliche Aktivität für jedes Familienmitglied selbstverständlich sein.

Wenn Sie dafür sorgen, dass Ihr Kind in jungen Jahren aktiv wird, kann das die Risiken für Übergewicht und gewichtsbedingte Probleme (wie Herzkrankheiten, hohen Blutdruck oder Typ-2-Diabetes) reduzieren. Eine Studie nach der anderen belegt den Zusammenhang zwischen Bewegungsmangel und Übergewicht bei Kindern. Neben der Kalorienverbrennung kann regelmäßige körperliche Aktivität auch die Muskelmasse vermehren und erhalten und den Körperfettanteil senken.

Regelmäßige Betätigung bringt so viele gesundheitliche Vorteile – und zwar für Kinder, Teenager *und* Erwachsene –, dass Sie (bei normaler Belastung) wirklich nichts falsch machen können. Es wird immer gut sein, mehr Bewegung ins Leben zu bringen. Dieses Kapitel wird Ihnen dabei helfen …

- ◎ einzuschätzen, wie Ihre gegenwärtige Einstellung zu körperlicher Aktivität ist und wie viel Bewegung Ihre Familie bekommt.

- ◎ herauszufinden, was Sie und Ihre Kinder davon abhält, regelmäßig aktiv zu sein.

- ◎ die Botschaften über Bewegung, die Sie an Ihre Kinder senden, zu bewerten. Was denken, sagen und tun Sie – und was können Sie besser machen?

- ◎ herauszufinden, wie Sie mit Kreativität und Spaß mehr Bewegung in den Alltag Ihrer Familie bringen können.

Vorteile von Kopf bis Fuß

Auch in Sachen körperliche Betätigung zählen Taten mehr als Worte. Daher sind Ihre Funktionen als Versorger, Regelmacher, Beschützer und Vorbild wieder besonders wichtig. Wenn Sie sich bewusst machen, wie viele positive Wirkungen regelmäßige Bewegung Ihren Kindern (und natürlich auch Ihnen) bringt, werden Sie noch stärker motiviert sein.

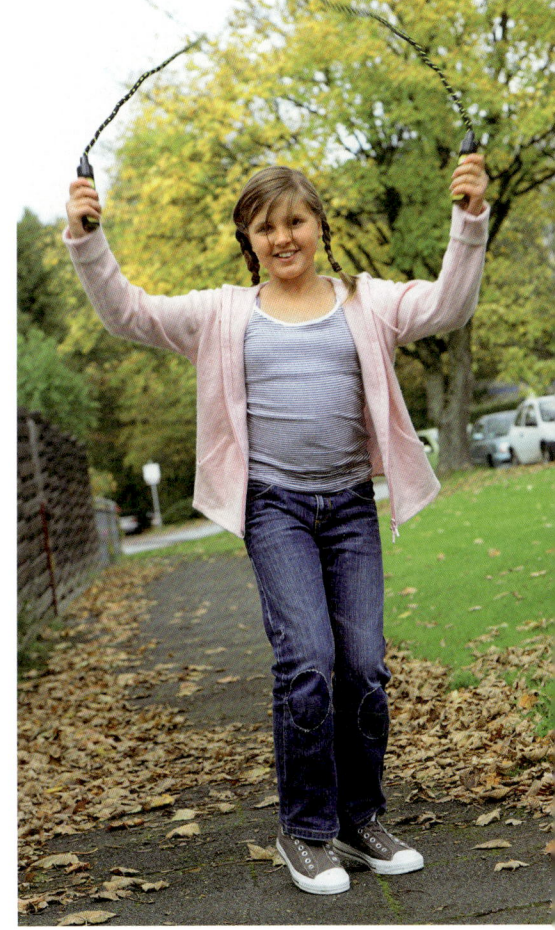

Wenn Sie Mutter oder Vater werden, wächst Ihre To-do-Liste um ein Vielfaches. Bestimmt hatten Sie schon häufig das Gefühl, etwas müsse zurückstecken – und dann traf es die Bewegung, einfach weil sie im Vergleich zu vielen anderen Dingen, die getan werden mussten, nicht so wichtig zu sein schien.

Trotzdem sollten Sie Ihr Bestes tun, um der körperlichen Aktivität Raum zu verschaffen. Sie hat enorme Auswirkungen auf das Gewichtsmanagement und die Entwicklung eines gesunden Lebensstils bei Kindern und Erwachsenen. Es gibt hier eine Art Schaukeleffekt: Wenn das Gewicht eines Kindes über das normale Maß steigt, sinkt fast immer der Grad an körperlicher Aktivität; umgekehrt ist Bewegung sehr hilfreich, um ein gesünderes Gewicht zu erreichen.

Und wieder einmal geht es hier nicht allein um die Gewichtskontrolle. Machen Sie sich bitte bewusst:

◎ **Regelmäßige Bewegung kann die allgemeine Gesundheit, die Stimmung und auch das Selbstbild eines Kindes verbessern.** Experten kennen als mögliche positive Folgen unter anderem: Aufbau kardiovaskulärer Fitness (also Stärkung von Herz und Gefäßen), Entwicklung gesunder Knochen und Lungen, Steigerung von Muskelkraft und Ausdauer, Stärkung des Immunsystems, Stabilisierung des Blutdrucks und des Cholesterinspiegels sowie Unterstützung bei der Gewichtskontrolle. Zusätzlich können Stress, Angst und Depressionen reduziert werden, Selbstwertgefühl und Körperbild können sich verbessern.

Vor allem die letztgenannten Effekte hat man an 8- bis 12-jährigen Mädchen beobachtet, die in Virginia (USA) an einem Laufprogramm namens ›Girls on the Run‹ teilnahmen. Sie erfuhren eine bedeutende Verbesserung des

Wie bekomme ich mein Kind dazu, neue Sportarten auszuprobieren?

Sie sollten Ihrem Kind die Grundtechniken einer Sportart beibringen –zum Beispiel Basketball oder Fußball –, bevor Sie es in ein Team stecken.

Halten Sie es leicht und spielerisch, üben Sie keinen Druck aus und machen Sie keinen Wettkampf daraus, sonst werden Sie es Ihrem Kind verleiden (und möglicherweise sein Selbstwertgefühl verletzen).

Wenn Ihr Kind etwas gut macht, loben Sie es begeistert – das wird Ihr Kind positiv bestärken. Sollte Ihr Kind den Dreh nicht so recht rausbekommen, probieren Sie erst einmal etwas anderes – wenn es mit dem Dribbeln nicht gleich klappt, kann man den Ball auch in den Korb werfen oder einander zuspielen.

Sobald Ihr Kind einige Basisfertigkeiten erlernt hat und sich tatsächlich für das Spiel interessiert, versuchen Sie, eine Gruppe zu finden, die den Fähigkeiten Ihres Kindes angemessen ist, in der alle spielen (nicht nur die Besten) und in der Spaß wichtiger ist als Erfolg. Damit erhöhen Sie die Wahrscheinlichkeit, dass Ihr Kind die Sache genießen wird.

Selbstwertgefühls und der Essgewohnheiten und waren am Ende viel zufriedener mit ihren Körpermaßen.

◎ Körperliche Aktivität kann die Denkfähigkeit verbessern und kann Kindern in der Schule zu besseren Leistungen (und besserem Betragen) verhelfen. In einer Studie mit mehr als 1800 Schülern der 4. bis 8. Klasse hatten diejenigen Kinder, die in Fitnesstests gut abgeschnitten hatten, auch häufiger gute Noten in Englisch und Mathe. Man hat Hinweise darauf gefunden, dass bei Kindern die Herz-Lungen-Kapazität mit allgemeiner schulischer Leistung, mathematischer Leistung und Lesefähigkeit zusammenhängt. Es könnte also sein, dass sich auch auf den Zeugnissen Ihrer Kinder etwas verändert, wenn sie sich mehr bewegen!

Realistische Möglichkeiten

Leider verbringen viele Kinder heutzutage mehr Zeit mit Fernsehen, Computer- und Videospielen als damit, sich zu bewegen. Weil auch unsere Nachbarschaftsstrukturen oft nicht mehr so sind wie in der »guten alten Zeit«, ganz zu schweigen vom Straßenverkehr, wird es zunehmend schwierig für Kinder, unbeaufsichtigt und trotzdem sicher im Freien zu spielen.

Umso wichtiger ist es, dass Sie körperliche Fitness als Familienangelegenheit betrachten und konsequent in das Leben Ihrer Familie einbinden. Wenn Sie Ihre Kinder dazu bringen können, von früher Kindheit an körperlich aktiv zu sein, werden sie sich vielleicht (hoffentlich) ein Leben lang gern bewegen. Das ist ein wesentlicher Erfolgsfaktor für das Gewichtsmanagement und kann auch eine Menge Risikofaktoren für spätere chronische Krankheiten reduzieren.

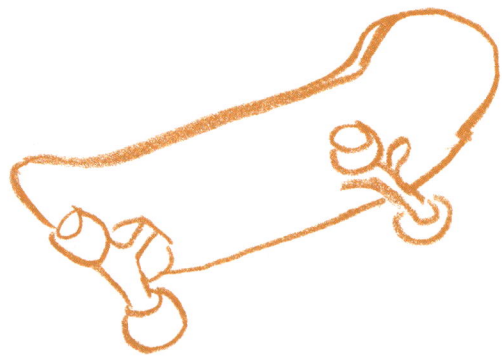

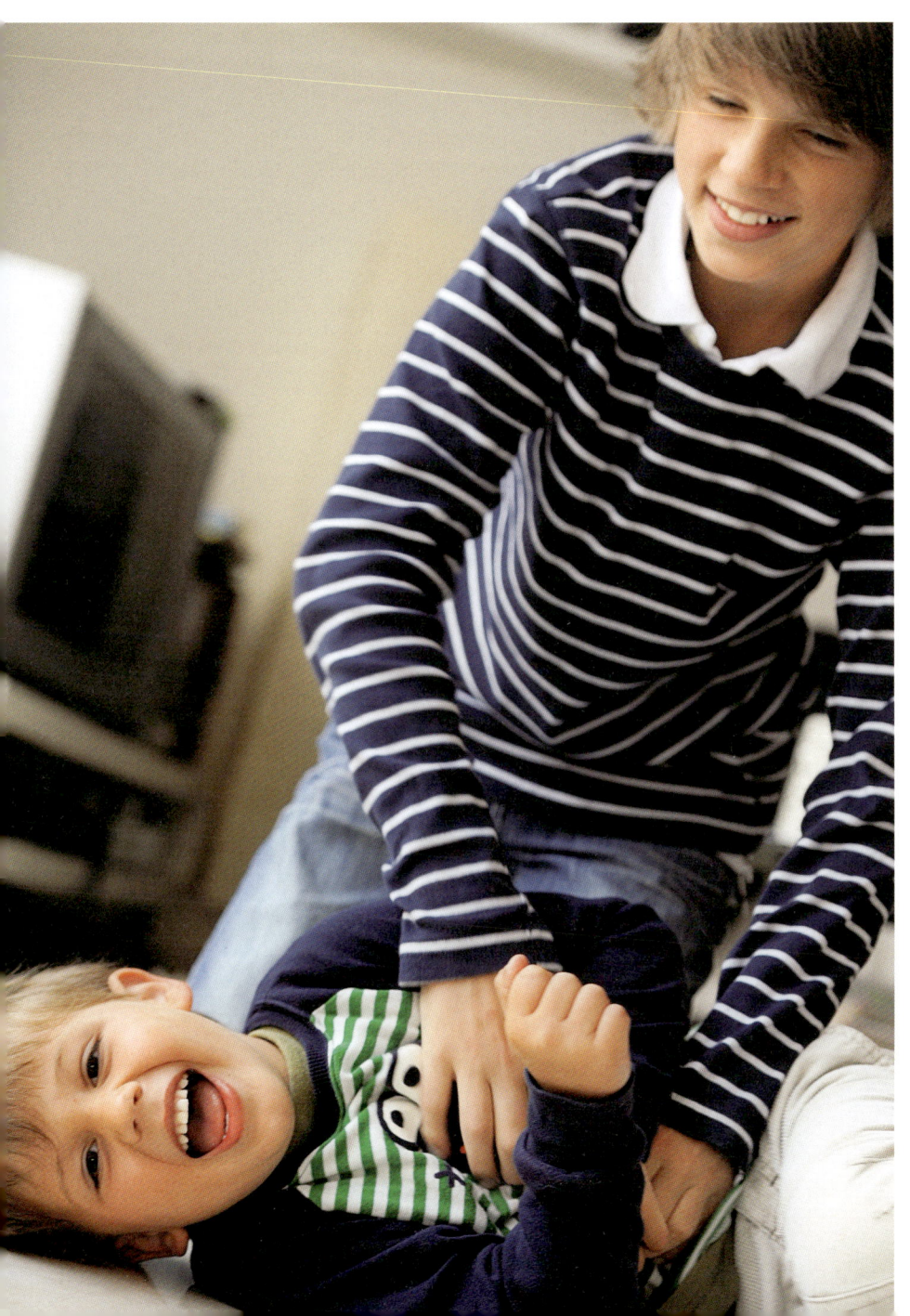

Jede Form von Bewegung stärkt das Gefühl für den eigenen Körper und fördert die natürliche Lust an Bewegung. Das Wichtigste sind viele Gelegenheiten zum Laufen, Springen, Klettern, Spielen und Toben.

In der Familie fängt alles an

Eine gute Nachricht: Ihre eigenen Sportgewohnheiten und Ihre Ideen, wann und wie Ihre Kinder sich bewegen sollen, können einen enormen Einfluss haben. (Und vielleicht ist dieses Wissen ja genau der Anstoß, den Sie brauchen, um sich selbst mal wieder zu bewegen.) Aber bleiben Sie flexibel und gehen Sie unbedingt auf die Bedürfnisse Ihrer Kinder ein!

Körperliche Aktivität muss zu Hause anfangen, damit Kinder in Bewegung kommen und bleiben.

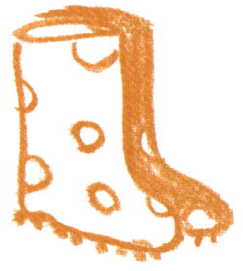

Natürlich müssen Sie manchmal ein Machtwort sprechen, damit Ihre Kinder sich bewegen, anstatt vor dem Computer herumzulungern. Wieder spielt Ihr Erziehungsstil eine große Rolle. Es gibt eine Studie mit 812 Eltern und ihren Kindern vom Kindergartenalter bis zur 2. Klasse: Die Forscher fanden heraus, dass der autoritative Erziehungsstil besser funktioniert als der autoritäre. Kinder, deren Eltern sie unterstützten und locker überwachten, zeigten häufiger gesunde Ess- und Bewegungsgewohnheiten als jene, deren Eltern sie stark kontrollierten. Noch etwas Ansporn gefällig, damit Sie für Ihre Kinder zum Bewegungsvorbild werden? Belege kommen aus der ganzen Welt:

- In einer Studie mit 8484 Kindern im Alter von 7 bis 15 erkannten Forscher der *University of Tasmania* einen Zusammenhang zwischen der körperlichen Aktivität der Eltern einerseits und der außerschulischen sportlichen Betätigung und Fitness ihrer Kinder andererseits.

- Das Ergebnis einer Studie mit 13 246 Jugendlichen in North Carolina: Familienzusammenhalt und sportbegeisterte Eltern bewirkten, dass viele Teenager langfristig mindestens fünfmal pro Woche sportlich aktiv waren.

- Bei einer Studie mit 2379 Mädchen im Alter von 9 und 10 beobachteten Forscher der *University of California*, San Francisco, dass diejenigen Mädchen, deren Eltern mindestens dreimal in der Woche Sport trieben, um etwa 50 Prozent aktiver waren als die Töchter von Bewegungsmuffeln – und sie blieben es die nächsten neun Jahre lang.

Eltern können viel dafür tun, dass ein Kind sich bewegt, aber natürlich gibt es noch andere Einflüsse. Experten sind überzeugt, dass der Spaß eines Kindes an körperlicher Betätigung in jungen Jahren nur aus dem Elternhaus kommen kann, mit der Zeit aber auch noch andere Faktoren ins Spiel kommen, wie etwa das Wissen, das ein Kind über Sport hat.

Dabei unterscheiden sich Jungen und Mädchen offensichtlich. Bei Mädchen sind die Vorbildfunktion und Unterstützung von Freunden und Eltern besonders wichtig. Im Unterschied dazu zählen bei Jungen vor allem das Vertrauen in ihre eigenen Fähigkeiten, ihr Wissen über Sport, die Vorbildfunktion der Eltern und die Begeisterung für Sportereignisse in den Medien.

So oder so – in der Familie fängt die Liebe zur Bewegung an, und die tut den wachsenden Körpern gut. Aber auch die Familie als Einheit kann davon profitieren. »Sportliche Betätigung von Kindern steht mit größerer Zufriedenheit in der Familie in Zusammenhang«, ist einem Bericht der *Women's Sports Foundation* zu entnehmen, die in US-amerikanischen Schulen eine Bestandsaufnahme unter 2185 Jungen und Mädchen durchgeführt hat. Mit anderen Worten: Familien, die sportlich aktiv sind, können tatsächlich glücklicher sein.

Kinder glauben, was sie sehen

Um Kinder in Bewegung zu bringen, muss die körperliche Aktivität also wirklich zu Hause beginnen. Wenn Sie selbst Sport treiben, ist das gut, aber es reicht nicht, wenn Ihre Kinder Sie nur vom Fitnessstudio reden hören. Damit der Einfluss wirkt, müssen Ihre Kinder Sie in Aktion sehen – auf dem Laufband oder auf dem Sportplatz zum Beispiel. Sie müssen sehen, dass Ihnen sportliche Aktivität wichtig ist und dass Sie Zeit und Energie darauf verwenden. Kinder glauben, was sie sehen: Wenn sie sehen, dass Sie etwas von Ihrer kostbaren Zeit in Sport investieren, erkennen sie, wie wichtig das für Sie ist – und vielleicht auch für sie selbst sein könnte. Das macht es viel wahrscheinlicher, dass sie Ihrem Beispiel folgen.

Mit Ihren Taten können Sie einfach, aber wirkungsvoll die richtigen Botschaften an Ihre Kinder senden. Sie können Aktivität vorleben, indem Sie sie in Ihren Alltag integrieren – nehmen Sie die Treppe statt des Fahrstuhls, wenn Sie mit Ihren Kindern zum Arzt gehen; gehen Sie gemeinsam zum Bäcker, anstatt mit dem Auto zu fahren; oder harken Sie mit Ihren Kindern zusammen Laub, statt einen Laubbläser zu benutzen. Wenn Bewegung ein normaler Teil Ihres täglichen Lebens ist und Ihre Kinder das auch sehen, müssen Sie gar nicht viel dazu sagen. Ihre Kinder werden die Botschaft verstehen, indem sie Sie in Aktion erleben.

Ich habe wenig Zeit, um mit meinen Kindern aktiv zu spielen. Was kann ich tun?

Je nach Alter Ihrer Kinder könnten Sie sie in einer Sportgruppe (Tanz, Gymnastik, Kampfsport) oder einem Wettkampfsport (Basketball, Fußball, Volleyball, Tennis) unter professioneller Aufsicht und Anleitung mitmachen lassen. Jedes Kind sollte mindestens einer bewegungsorientierten Aktivität nachgehen, die ihm Spaß macht. Zwischendurch können Sie zum Beispiel mit Ihren Kindern und deren Freunden in den Park gehen oder einen Spaziergang nach der Arbeit machen.

Sie können Pausen einlegen, während Sie das Abendessen zubereiten, und mit den Kindern im Wohnzimmer tanzen oder Ringelreihen spielen.

Und dann können Sie an Wochenenden sportlich aktiv werden: Kanu fahren, die Inlineskates auspacken, eine Radtour machen oder wandern.

Aktiv zu sein muss nicht bedeuten, dass Ihre Kinder etwas Schweißtreibendes oder Schwieriges tun; schon mäßige bis kräftige Bewegung und Muskeltätigkeit macht einen Unterschied. Nutzen Sie einfach jede Gelegenheit für Bewegung.

Einfach in Bewegung kommen

Kinder und Jugendliche im Alter von 6 bis 17 Jahren sollten täglich mindestens 60 Minuten mit mäßiger bis intensiver körperlicher Aktivität verbringen. Das kann durchaus mit Unterbrechungen über den Tag verteilt sein, aber die einzelnen Einheiten sollten am besten mindestens 15 Minuten dauern. Und Spaß machen sollten sie auch!

Die körperliche Aktivität nimmt im Laufe der Kindheit oft rapide ab – insbesondere unter Mädchen.

Der größere Teil der Aktivitäten sollte Herz und Lunge trainieren (zum Beispiel Laufen, Springen, Tanzen oder Seilspringen), aber ein Teil sollte auch die Muskeln stärken (zum Beispiel Klettern). Dann gibt es noch die knochenaufbauenden Tätigkeiten, nämlich alles, was »knallt« – zum Beispiel Basketball, Tennis, Sackhüpfen oder Seilspringen, also Sport mit Aufprall und Erschütterung. Generell ist bei Kindern von längeren Zeiten der Inaktivität tagsüber stark abzuraten – das heißt: keine sitzende Tätigkeit von mehr als zwei Stunden am Stück!

Die Kinder von heute kommen schlecht weg, was körperliche Aktivität angeht. Eigentlich ist ihnen die Freude an Bewegung angeboren, aber der natürliche Drang kann verloren gehen, wenn er keinen Raum bekommt, sich zu entfalten. Die körperliche Aktivität nimmt während der Kindheit oft rapide ab, insbesondere bei den heranwachsenden Mädchen. Die allgemeine Entwicklung ist erschreckend: Forschungen haben ergeben, dass von der ersten bis zur zwölften Klasse die durchschnittliche Zeit, die Kinder wöchentlich mit mäßiger bis intensiver Bewegung verbringen, von 200 Minuten auf gerade einmal 50 fällt, wobei Jungen tendenziell noch etwas aktiver sind als Mädchen.

Was hält Sie auf?

Wenn es darum geht, sich mehr zu bewegen, sehen Frauen offenbar stets die gleichen Hindernisse: Zeitmangel, Müdigkeit, Gesundheitsprobleme, Schwierigkeiten, eine Aufsicht für die Kinder zu finden, fehlende Unterstützung, finanzielle Probleme und mangelndes Interesse. Die häufigsten Hindernisse bei jungen Mädchen sind Zeitmangel, eine Vorliebe für Computer- und Onlineaktivitäten,

Sicherheitsbedenken, die Unzugäng-lichkeit bestimmter Einrichtungen oder die Kosten für ihre Nutzung, Konkurrenzkampf, die Sorge, beim Sport schlecht auszusehen oder sich körperlich quälen zu müssen.

Tatsächlich braucht es nur etwas Pla-nung und Kreativität, und all diese Hindernisse sind keine mehr. Hier sind ein paar Vorschläge:

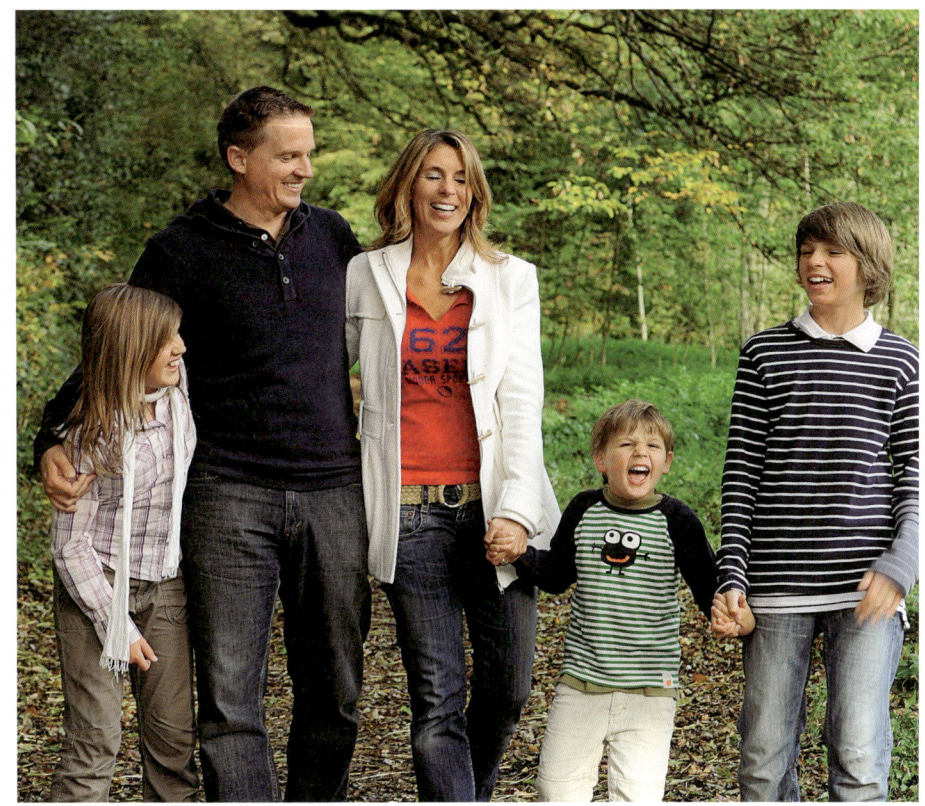

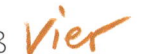

- 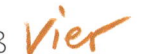 Körperliche Betätigung muss gar nicht so viel Zeit kosten. Vieles können Sie mit anderen Dingen kombinieren – machen Sie zum Beispiel eine Unternehmung mit Freunden oder der Familie daraus oder erledigen Sie Ihre Besorgun-gen zu Fuß.

- 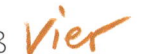 Regelmäßige Bewegung kann ge-gen Müdigkeit helfen und ver-schiedene körperliche Beschwer-den lindern.

- 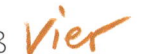 Wenn die Beaufsichtigung Ihrer Kinder ein Problem ist, können Sie gemein-sam mit ihnen aktiv werden.

- 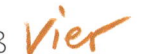 Wenn alle an einem Strang ziehen, ist es viel leichter, Fitness zu einer Fami-lienangelegenheit zu machen.

- 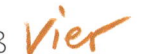 Bewegung und Spielen müssen nicht teuer sein. Spazierengehen und viele andere Aktivitäten im Park oder Gemeindezentrum kosten gar nichts.

- 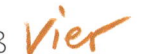 Sicherheitsbedenken können beruhigt werden, indem man mit einem Freund oder Familienmitglied Sport treibt und angemessene Vorkehrungen trifft (zum Beispiel sich aufwärmen und das Training in vernünftigem Tem-po intensivieren).

- 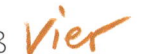 Beschränken Sie die Bildschirmzeiten Ihrer Kinder auf zwei Stunden täglich. In dieser »neuen« Freizeit können Sie gemeinsam aktiv werden.

Sie erinnern sich an schrecklich langweilige Sonn-tagnachmittagsspaziergänge Ihrer Kindheit? Machen Sie's einfach besser und sorgen Sie für gemeinsamen Spaß und Anregung.

Sind Ballett oder Kampfsport für die Fitness meines Kindes ebenso gut geeignet wie traditionelle Sportarten?

Ganz sicher. Tatsächlich stellen gerade sie das vollständige Paket in Sachen Fitness dar: Tanzen und Kampfsport bieten nicht nur Konditionstraining, da sie zwischen maßvollen und kraftvollen Bewegungen wechseln, sie verbessern auch die Kraft und Flexibilität zahlreicher Muskelgruppen (was wiederum dazu führt, dass der Körper Fett verbrennt, anstatt es einzulagern).

Für die Gesundheit Ihres Kindes ist das also eine tolle Investition – aber das müssen Sie ihm ja nicht sagen. Lassen Sie es einfach Spaß haben, die Bewegung genießen und immer besser darin werden – das ist in den Augen Ihres Kindes Motivation genug.

Nun gibt es viele verschiedene Tanz- und Kampfsportformen. Um herauszufinden, was genau Ihrem Kind gefallen könnte, gehen Sie zum Beispiel gemeinsam zu Vorführungen und Schnupperstunden von Tanz- und Kampfsportschulen. Vielleicht entdeckt Ihr Kind dabei für sich Jazzdance oder Hip-Hop statt Ballett.

Bewegung kann Kindern auch helfen, sich in ihrem Körper wohler zu fühlen. Wenn sie kräftiger werden und neue Dinge entdecken, die sie mit ihrem Körper anstellen können, werden sie ihn mehr und mehr schätzen und nicht nur auf sein Aussehen achten.

Überprüfen Sie Ihre eigene Einstellung

Um Ihren Kindern körperliche Betätigung schmackhaft zu machen, sollten Sie ein wenig Selbstreflexion betreiben. Erkunden Sie Ihre eigene (vielleicht unbewusste) Einstellung zum Thema Bewegung. Beantworten Sie folgende Fragen:

1. Sagen Sie Ihren Kindern oft, dass sie draußen spielen sollen? Wenn ja, gehen Sie jemals mit?
2. Betrachten Sie den Gang ins Fitnessstudio oder anderen Sport im Grunde nur als lästige Pflicht?
3. Sind Sie normalerweise eher kritisch oder eher optimistisch hinsichtlich Ihrer Leistung, wenn Sie eine neue Aktivität ausprobieren?
4. Interessiert Sie vor allem die Leistung oder vor allem das Aussehen der Athleten, wenn Sport im Fernsehen läuft?
5. Vergleichen Sie Ihre eigene Leistung häufig mit der von anderen, wenn Sie Sport treiben?
6. Suchen Sie oft nach Entschuldigungen, um keinen Sport zu treiben – zum Beispiel, dass Sie keine Zeit oder Energie haben? Oder finden Sie andere Gründe, warum Sie nicht so viel Bewegung bekommen, wie Sie sollten?
7. Messen Sie mit zweierlei Maß, wenn es um Ihre eigene und um die körperliche Aktivität Ihrer Kinder geht (indem Sie zum Beispiel von ihnen erwarten, sich zu bewegen, von sich selbst aber nicht)?
8. Neigen Sie dazu, sich das Leben so leicht wie möglich zu machen, indem Sie auf arbeitssparende Geräte oder zeitsparende Maßnahmen zurückgreifen, mit denen Sie Bewegung vermeiden?
9. Treiben Sie eher Sport oder trösten Sie sich mit Naschereien, wenn Sie gestresst, verärgert oder besorgt sind?
10. Gibt es nennenswerte Unterschiede zwischen Ihrer eigenen Fitness, derjenigen Ihres Partners und der Ihrer Kinder?

Diese Überlegungen können Ihnen ein klareres Bild von Ihrem Denken, Reden und Handeln verschaffen. Nun können Sie beurteilen, ob Sie Ihren Kindern zum Thema Bewegung wirklich die Botschaften senden, die Sie senden wollen. Viele kluge Mütter machen Fehler, wenn sie ihre Kinder dazu bringen wollen, sich zu bewegen. Und wie Sie mit Ihren Kindern über körperliche Aktivität reden, kann nun einmal eine entscheidende Rolle dabei spielen, ob Ihr Kind sich bewegt – oder eben nicht.

Die Macht des Spielens

Wenn Sie Ihre Kinder zu körperlicher Aktivität erziehen wollen, müssen Sie sowohl bewusst mit Ihren Worten umgehen als auch Gelegenheiten für Bewegung und Spiel einrichten.

Die erste Regel lautet: Nennen Sie es nicht »Training«. Für Sie mag das Wort in Ordnung sein, aber in den Ohren Ihrer Kinder könnte es langweilig klingen – eben wie eine unangenehme Pflicht. Und am Ende motiviert Kinder vor allem Spaß – deshalb ist es wichtig, körperliche Aktivität wie ein Spiel, nicht wie Arbeit wirken zu lassen. Anstatt also zu sagen »Lasst uns ein wenig trainieren«, könnten Sie sagen »Kommt, wir gehen raus und spielen«, »Lasst uns frische Luft schnappen und etwas erleben« oder »Machen wir Musik an und tanzen im Wohnzimmer«. Jede Aktivität, die gesellig, unkonventionell, lustig oder spielerisch klingt, wird Ihre Kinder interessieren.

Für gewöhnlich haben Kinder jede Menge Energie. Körperliche Aktivität – ganz gleich, ob sie klettern oder schaukeln, den Hund Gassi führen oder Seil springen – ist toll, um überschüssige Energie abzubauen, besonders nach langen Stunden in der Schule. Gibt man ihnen nur die Chance, so werden die meisten Kinder das Gefühl der Bewegung lieben. Manche brauchen vielleicht ein wenig Ermunterung, um diesem natürlichen Instinkt zu folgen, wenn sie sich schon sehr ans Herumsitzen gewöhnt haben. Anders gesagt: Das Wichtigste für Kinder sind viele Gelegenheiten zum Laufen, Springen, Klettern, Spielen und Toben.

Noch einmal: Es hilft, wenn Sie und Ihr Partner mitmachen. Forscher haben einen Zusammenhang zwischen der Ermutigung durch die Eltern und einer erhöhten körperlichen Aktivität bei Jugendlichen noch nach fünf Jahren festgestellt – interessanterweise schienen die Mädchen dabei besonders von ihren Müttern,

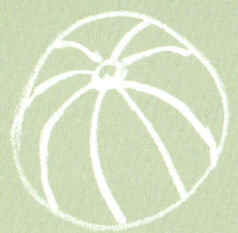

Wer bewegt sich wie und wie oft?

In der kürzlich durchgeführten Onlineumfrage unter 448 gegenwärtigen und ehemaligen Teilnehmern von Weight Watchers (mit im Haus lebenden Kindern unter 18) wurde gefragt, wie oft die Teilnehmer sich körperlich betätigen.

◉ Etwa die Hälfte der Mütter bewegt sich täglich oder wenigstens mehrmals die Woche – größtenteils beim Spazierengehen, im Fitnessstudio sowie zu Hause beim Krafttraining oder anderen Trainingsformen mithilfe von Übungsvideos. Aber 24 Prozent tun das weniger als einmal die Woche.

Noch ein paar Dinge, die in diesem Zusammenhang berichtet wurden:

◉ Mütter, die eigentlich mehr als 5 Kilo abnehmen sollten, bewegen sich seltener. Diejenigen, die sich regelmäßig betätigen, haben dagegen häufig gute Essgewohnheiten und weniger Gewichtsprobleme.

◉ 54 Prozent der Frauen haben ein schlechtes Gewissen, weil sie sich nicht häufiger bewegen.

◉ Die meisten Frauen aus dieser Gruppe geben an, dass ihre Kinder aktiver sind als sie selbst; nur 21 Prozent bezeichnen ihre ganze Familie als aktiv.

die Jungen von ihren Vätern beeinflusst zu werden. Versuchen Sie daher, so viel wie möglich am sportlichen Leben Ihrer Kinder teilzunehmen, denn Ihre Beteiligung kann dafür sorgen, dass sie mit Ausdauer und Erfolg dabeibleiben.

Gemeinsam in die Gänge kommen

Der Weg Ihrer Kinder zu gesunden Angewohnheiten fängt bei Ihnen an – bei Ihrem Verhalten und Ihrer Herangehensweise ans Thema Fitness in der Familie. Sie können Ihren Kindern dabei helfen, ihre Freizeit zu gestalten – und zwar auf klare und unterstützende, aber nicht übermäßig dominante Weise. Eben autoritativ, nicht autoritär. Eine Möglichkeit ist zum Beispiel, feste Zeiten für Bewegung und Fernsehen zu bestimmen. Am Ende ist Flexibilität aber unverzichtbar, wenn Sie körperliche Aktivität zu einem normalen Teil des Lebens machen wollen – schließlich bringt jeder Tag neue und unvorhergesehene Herausforderungen mit sich. Mal gibt es mehr Hausaufgaben als sonst, mal muss etwas anderes unbedingt erledigt werden. Zusätzlich helfen die folgenden Dinge:

So motivieren Sie Ihre Kinder

◉ **Feuern Sie sie an.** Ermuntern Sie Ihre Kinder, neue Sportarten oder Aktivitäten auszuprobieren, und loben Sie ihre Bemühungen (nicht nur ihre Leistung). Das kann Kinder motivieren, sich neuen Herausforderungen zu stellen. Ihre Unterstützung kann auch ihr Selbstvertrauen verbessern, ihren Glauben an sich selbst und den Willen, einer bestimmten Aktivität nachzugehen. Selbstvertrauen und körperliche Aktivität stehen in einer positiven Wechselwirkung. (Und sollten Sie selbst Zweifel haben, ob ein Kind einer körperlichen Aufgabe gewachsen ist, so behalten Sie das für sich und feuern Sie es trotzdem an. Forschungen zeigen, dass der Glaube der Eltern an die körperliche Leistungsfähigkeit ihrer Kinder in engem Zusammenhang mit deren Bewegungsfreude steht.)

◉ **Keine spitzen Bemerkungen!** Kinder (und nicht nur die) reagieren auf Kritik eher negativ – und auf Lob positiv. Ihre Kritik werden sie daher im besten Fall ignorieren, im schlimmsten Fall stacheln Sie sie damit an und verstärken ihr Verhalten noch. Darum ist es ein Fehler, sich über ihre Trägheit zu äußern. Wenn Ihre Kinder auf der Couch herumhängen, ist es besser, ihnen freundlich, aber bestimmt zu sagen, dass sie jetzt Himmel und Hölle oder Fußball spielen sollen. Wenn sie das dann tun, loben Sie sie – und das kann tatsächlich bewirken, dass sie sich öfter von allein dazu entscheiden.

◎ **Ermuntern Sie sie, mit aktiven Kindern zu spielen.** Kinder fühlen sich oft zu Gleichgesinnten hingezogen, das gilt auch im Bereich der körperlichen Aktivität. Sollten sich Ihre Kinder nicht von selbst aktive Freunde aussuchen, können Sie sie behutsam in die richtige Richtung lenken. Sagen Sie, dass es gut ist, unterschiedliche Menschen als Freunde zu haben – Freunde, mit denen man sich entspannen kann, solche, denen man sich anvertrauen kann, Freunde, mit denen man ein Hobby teilt, Sportfreunde und so weiter. Eine englische Studie der *University of Bristol* hat kürzlich gezeigt, dass unter 10- und 11-jährigen Kindern Freundschaften eine wichtige Rolle bei der körperlichen Aktivität spielen. Neben Motivation liefern Freunde auch Zuspruch, dienen als Vorbild und machen die ganze Erfahrung für beide Seiten spaßiger.

◎ **Schicken Sie sie nach draußen – und gehen Sie mit.** Zeit im Freien fördert körperliche Aktivität, ob Spazierengehen, Fahrradfahren oder Spiele. Die Kinder von heute verbringen nicht genug Zeit an der frischen Luft – was nachhaltige Konsequenzen für ihre mentale und körperliche Entwicklung haben kann. Nicht zuletzt steigt das Risiko, übermäßig an Gewicht zuzulegen. Wenn Sie mit Ihren Kindern draußen sind, bieten sich allerlei Möglichkeiten: Sie können eine Rallye in der freien Natur unternehmen – suchen Sie nach herzförmigen Steinen, V-förmigen Ästen, bunten Blättern und so fort. Oder Sie können »Ich sehe was, was du nicht siehst« spielen, während Sie

Loben Sie Ihr Kind für seine Bemühungen um neue Aktivitäten. Das stärkt sein Selbstvertrauen und motiviert, mehr zu wagen.

99

Wenn mein Kind ein Sportmuffel ist, was gibt es noch für Möglichkeiten?

Als Erstes sollten Sie herausfinden, ob Ihr Kind wirklich auch nicht im Mindesten sportlich ist oder ob es einfach keine Lust hat, in einer Mannschaft zu spielen. Sollte Letzteres der Fall sein: Es gibt eine Vielfalt von Individualsportarten – Tennis, Schwimmen, Radfahren, Laufen, Golf, Gymnastik, Gewichtheben und so weiter –, die eher die persönliche Leistung hervorheben als das Teamwork. Ziel ist, das Beste zu geben, um sich selbst zu verbessern. Es könnte sich lohnen, Ihr Kind die eine oder andere Individualsportart ausprobieren zu lassen. Forschungsergebnisse legen nahe, dass übergewichtige Kinder bessere Erfahrungen mit Aktivitäten machen, bei denen sie individuelle Ziele anstreben, als mit wettkampforientierten Mannschaftssportarten. Wenn Ihr Kind wirklich gar keine Lust auf Sport hat, versuchen Sie behutsam, es zu aktiven Freizeittätigkeiten (wie Reiten oder Fahrradfahren), künstlerischer Beschäftigung (Tanz in allen Varianten) oder körperlich-geistigen Formen der Bewegung (Yoga, Pilates, Taiji, Karate oder eine andere Kampfkunst) hinzuführen. Sicher ist auch etwas für Ihr Kind dabei.

spazieren gehen. Alles, was Bewegung und Spaß verbindet, ist ein gutes Spiel und wird Ihren Kindern gefallen.

◎ Verrichten Sie kleine Arbeiten gemeinsam. Gehen Sie zum Briefkasten, um Ihre Post einzuwerfen. Harken Sie die Blätter im Garten zusammen. Putzen Sie Ihr Fahrrad. Ihre Kinder werden das nicht als Arbeit ansehen – sie werden einfach Spaß daran haben, Zeit mit Ihnen zu verbringen. Auf diese Weise schlagen Sie zwei Fliegen mit einer Klappe: häusliche Pflichten erfüllen und mehr Bewegung in den Tagesablauf schmuggeln.

◎ Wechseln Sie sich mit den Nachbarn ab. Viele Eltern können einfach nicht an jedem sonnigen Nachmittag mit ihren Kindern in den Park gehen. Da bietet sich ein Deal mit befreundeten Nachbarn an: Sie nehmen einmal die Woche deren Kinder, die Nachbarn einmal die Woche die Ihren. Vielleicht haben Sie Nachbarn, in deren Garten die Kinder gemeinsam spielen können. So schaffen Sie mehr Möglichkeiten für aktives Spielen im Freien – und die Spielkameraden sind gleich mit dabei.

◎ Überlegen Sie sich, welcher Sport Ihnen allen Spaß macht. Während Sie im Schwimmbad Ihre Bahnen ziehen, könnten Ihre Kinder einen Schwimmkurs machen. Viele Tanzstudios bieten Tanzgymnastik oder Hip-Hop für Kinder an. Hier können Sie und Ihre Kinder gleichzeitig trainieren und gemeinsam Spaß haben.

◎ Planen Sie Aktiv-Ausflüge an den Wochenenden. Besuchen Sie einen Wildpark oder Streichelzoo. Gehen Sie Nüsse sammeln oder Beeren pflücken. Fahren Sie bei schlechtem Wetter zu einem Indoor-Spielplatz. Spielen Sie in den wärmeren Monaten Minigolf, oder machen Sie einen Ausflug an den Baggersee. Ihre Kinder werden diese Unternehmungen lieben – und Sie werden sich bewegen und als Familie Spaß haben.

◎ Machen Sie eine Reise in die Vergangenheit. Reden Sie über die Aktivitäten und Spiele, denen Sie und Ihr Partner gern nachgegangen sind, als Sie klein waren, etwa Federball, Tischtennis, Schlagball oder dergleichen. Das kann dazu führen, dass auch Ihre Kinder diese Aktivitäten ausprobieren wollen. Wenn Sie erst einmal ihre Neugier gereizt haben, ermutigen Sie Ihre Kinder, Freunde einzuladen, und bringen Sie ihnen diese Spiele bei.

◎ Bringen Sie sie zu Fuß zur Schule. Oder fahren Sie ein Stück weit und laufen dann gemeinsam den Rest. In beiden Fällen kommen Sie alle gleich zu Tagesbeginn ein wenig in Bewegung, bevor Sie sich für die nächsten Stunden an den Arbeitsplatz setzen. Das bietet auch eine gute Gelegenheit, sich auszutauschen.

◎ **Schaffen Sie sich einen Hund an.** Eine ganze Reihe von Studien belegt, dass Hundehalter mehr Bewegung bekommen. In einer australischen Studie mit 281 Kindern im Alter von 5 und 6 und 864 Kindern im Alter von 10 bis 12 hat sich herausgestellt, dass die Wahrscheinlichkeit von Übergewicht bei Kindern mit Hund um 50 Prozent niedriger lag. Familien mit Hund gehen regelmäßig mit ihm Gassi oder spielen mit ihm – das zeigt Wirkung. Falls Sie keinen Hund bei sich aufnehmen können, lassen Sie Ihre Kinder mit den Tieren von Freunden oder Nachbarn Gassi gehen.

◎ **Liefern Sie Anreize.** In einer idealen Welt wäre Bewegung ihr eigener Lohn. Aber solange Sie einem Kind dabei helfen müssen, körperlich aktiver zu werden, kann es sinnvoll sein, es mit Belohnungen zu bestärken – das könnte eine neue Sportausrüstung oder der Besuch einer örtlichen Attraktion (zum Beispiel einer coolen Kletterwand) sein, wenn das Kind ein bestimmtes Ziel erreicht hat. Solche Belohnungen werden Ihr Kind motivieren, am Ball zu bleiben, und ihm etwas geben, auf das es sich freuen kann, während es sich an mehr Bewegung gewöhnt.

◎ **Bemühungen verdienen Lob.** Genauso wie positives Feedback eine große Motivation für Ihr Kind sein kann, gilt das Umgekehrte: Kritik oder negative Kommentare über ihre Leistung beim Sport können Kinder entmutigen und dazu führen, dass sie den Sport aufgeben. Achten Sie also auf die Fortschritte, die Ihre Kinder machen, geben Sie behutsam Tipps, wie sie sich verbessern können, und ermutigen Sie sie, neu erlernte Fähigkeiten auch bei anderen Aktivitäten anzuwenden, die sie gern ausprobieren möchten. Mit sanften Impulsen und einer Menge Komplimente von Ihrer Seite werden Ihre Kinder eine positive, offene Einstellung zu körperlicher Aktivität entwickeln.

◎ **Lassen Sie Ihre Kinder mitreden.** Wählen Sie nicht einfach die Aktivitäten für Ihre Kinder aus; fragen Sie nach, was sie interessiert und was sie gern ausprobieren würden. Nur weil Papa so gern Fußball gespielt hat, als er klein war, muss das nicht unbedingt auch für seinen Sohn gelten. Und nur weil Sie das Ballett lieben, muss Ihre Tochter Ihren Enthusiasmus nicht teilen. Kinder müssen Aktivitäten finden, die sie wirklich genießen – und die sie selbst

Heute bleiben wir drinnen

Auf das Wetter haben wir keinen Einfluss, darum sollten Sie sich eine Reihe aktionsreicher Spiele für drinnen zurechtlegen.

◎ Je nach Alter Ihrer Kinder bieten sich dafür Springseile, Kinderhanteln, Stretchingbänder oder Hula-Hoop-Reifen an, eine Himmel-und-Hölle-Matte, Bewegungsspiele wie Twister, ein Dartboard oder eine Tischtennisplatte im Keller. So können Ihre Kinder an kalten oder verregneten Tagen im Haus herumlaufen und spielen.

◎ Vielleicht wollen Sie auch in eines der aktiveren Videospiele investieren wie etwa Wii Sports, dessen Sportsimulationen echte Bewegungen erfordern. Mit schnellen Tanzsequenzen, mit Box-, Tennis-, Baseball-, Bowling- oder Golfbewegungen holen diese Spiele Ihre Kinder von der Couch und treiben sie an, mehr zu bewegen als nur die Hände.
Messungen haben ergeben, dass geeignete Videospiele die Kalorienverbrennung und Herzfrequenz genauso weit steigern können wie Aerobic.
Alternativ können Sie auch ein paar familientaugliche Trainings-DVDs anschaffen.

101

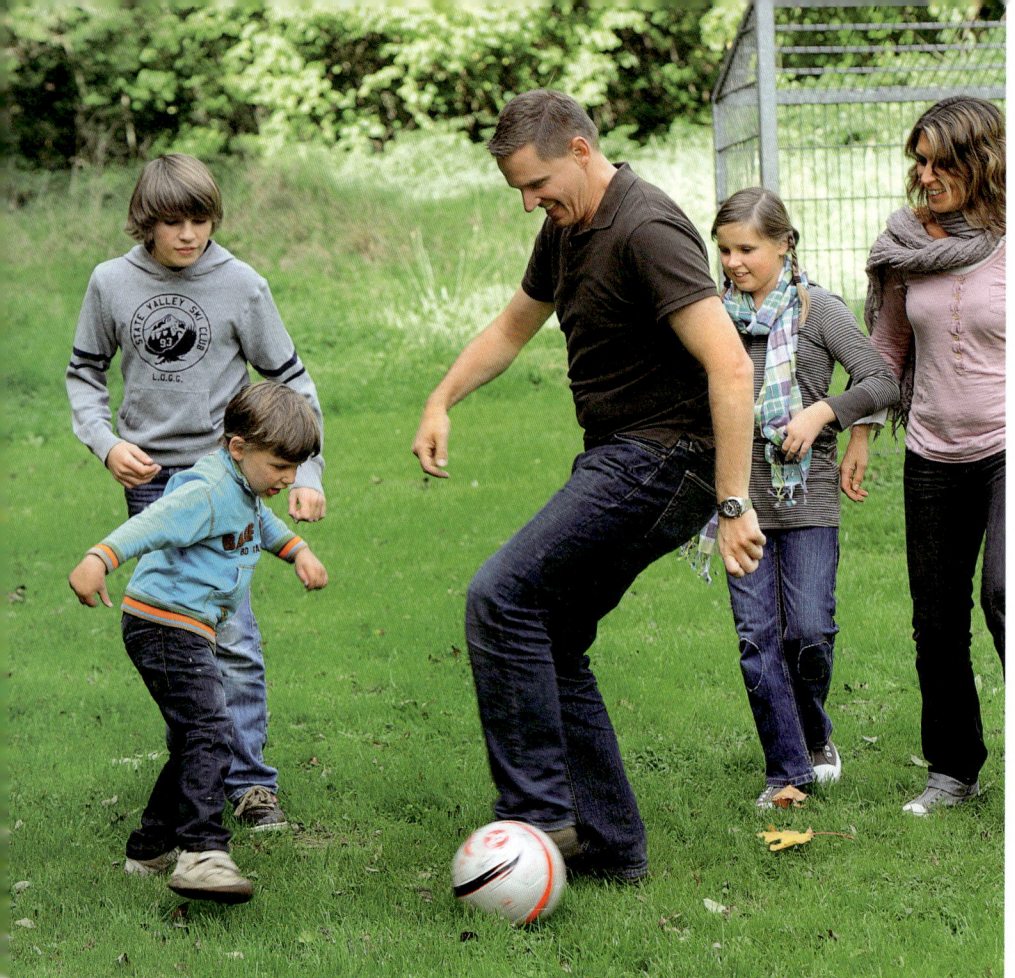

gewählt haben –, damit sie langfristig dabeibleiben. Kurz gesagt: Wenn es keinen Spaß macht, werden Ihre Kinder es nicht lange tun. Für Kinder ist der Spaßfaktor essenziell.

Aktiv mit Ihren Kindern

Der Trick ist, sich gemeinsam auf angenehme Weise zu bewegen, sodass es sich für niemanden wie eine Pflicht anfühlt. Hier sind ein paar Vorschläge für Unternehmungen mit Kindern aller Altersstufen.

Babys: Machen Sie einen flotten Spaziergang oder joggen Sie mit einem Sport-Kinderwagen; arbeiten Sie mit einer Baby-Yoga-DVD; gehen Sie mit Ihrem Baby im Rückentragegestell auf Wanderschaft; gehen Sie zum Babyschwimmen in einem geheizten Schwimmbecken.

Der Trick ist, sich gemeinsam auf angenehme Weise zu bewegen.

Klein- und Vorschulkinder: Machen Sie Musik an und tanzen Sie im Wohnzimmer; installieren Sie einen Kindersitz auf dem Fahrrad; lassen Sie gemeinsam einen Drachen steigen; fahren Sie zusammen Schlitten oder gehen Sie in der Natur spazieren; spielen Sie auf dem Spielplatz aktiv mit Ihren Kindern an Schaukel und Klettergerüst.

Schulkinder: Spielen Sie gemeinsam Fußball; besuchen Sie einen Eltern-und-Kind-Karatekurs; spielen Sie Tennis; gehen Sie zusammen skifahren oder eislaufen; spielen Sie in Ihrem Garten fangen; fahren Sie gemeinsam Kanu oder Kajak; üben Sie mit Ihrem Kind und seinen Freunden seilspringen.

Teenager: Gehen Sie zusammen inlineskaten; spielen Sie Basketball oder Volleyball; melden Sie sich für ein Gruppentrainingsprogramm an; spielen Sie Golf; gehen Sie an eine Kletterwand.

10 wichtige Botschaften über Bewegung

Hier sind zehn Punkte, die Sie sich selbst immer wieder vor Augen führen und Ihren Kindern nahebringen sollten, damit sie gesunde Bewegungsgewohnheiten entwickeln können. Versuchen Sie, sich diese Dinge wirklich zu eigen zu machen und sich entsprechend zu verhalten. Dann werden Sie auch Ihre Kinder leichter überzeugen.

1 Körperliche Bewegung ist eine der besten Möglichkeiten überhaupt, Stress abzubauen. Sagen Sie: »Ob du spazieren gehst, wenn du dich ärgerst, oder ob du das Klettergerüst stürmst, wenn du nach einem harten Tag aus der Schule kommst: Bewegung wird dir helfen, wieder ruhig zu werden und dich zu entspannen.«

2 Bewegung fühlt sich einfach gut an. Sagen Sie: »Bewege deinen Körper, dann kannst du dich an dem Gefühl der Freiheit erfreuen, den Raum um dich herum erkunden, steife Muskeln lockern und deine Kraft fühlen.«

3 Ein kräftiger, fitter Körper ist ein gesunder Körper. Diese Selbstverständlichkeit zu betonen hilft Ihnen, die Aufmerksamkeit vom Gewicht weg- und mehr auf Gesundheit und Wohlgefühl hinzulenken, wo sie hingehört.

4 Regelmäßige Bewegung kann dir helfen, in der Schule besser zu werden. Erzählen Sie Ihren Kindern von den Forschungsergebnissen: dass regelmäßige körperliche Aktivität die Aufmerksamkeit und Konzentrationsfähigkeit erhöhen kann – und somit vielleicht sogar ihre schulischen Leistungen verbessert.

5 Sport mit Freunden ist eine tolle Art, miteinander Zeit zu verbringen. Sagen Sie: »Ihr könnt reden, herumalbern und einfach eine gute Zeit haben, während ihr euch bewegt. Geselligkeit heißt nicht, still zu sitzen.«

6 Körperliche Aktivität unterstützt die Schönheit deiner Haut und deines Haars. Besonders bei jungen Mädchen hat dieser Anreiz gute Chancen zu funktionieren. Sie können Ihrer Tochter diese Vorteile damit erklären, dass das Training die Durchblutung der (Kopf-)Haut verbessert und sie dadurch besser mit wichtigen Nährstoffen versorgt.

7 Sei stolz auf das, was dein Körper leistet. Wenn ein Kind seine sportlichen Leistungen anzuerkennen beginnt, wird es seinen Körper in einem ganz neuen Licht sehen können – seine Kraft und Aktivität, nicht nur sein Aussehen.

8 Rumtoben am Nachmittag bringt guten Schlaf in der Nacht. Diese Verbindung mag Kinder überraschen, dennoch ist sie eindeutig vorhanden. Älteren Kindern können Sie erklären, dass körperliche Aktivität die Körpertemperatur vorübergehend erhöht. Ein paar Stunden später sinkt sie dann wieder, wodurch Körper und Geist schön entspannt werden.

9 Sport zu treiben macht sogar noch mehr Spaß, als nur zuzusehen. Sagen Sie: »Warum nur Zuschauer sein, wenn du mitmachen kannst? Natürlich ist es ein Vergnügen, Profisportlern zuzusehen, aber es ist auch super, auszuprobieren, was du selbst auf dem Platz leisten kannst.«

10 Wenn du müde bist, kann Bewegung dir neue Energie geben. Es mag gegen die eigene Intuition sein, darum sollten Sie Ihren Kindern vielleicht erklären, dass Laufen, Springen oder Klettern ihren Geist erfrischen und ihnen neue Energie geben kann, wenn sie vom vielen Sitzen in der Schule müde sind.

Was sind gute Kinderaktivitäten für die kalte Jahreszeit?

Als Erstes: Nur weil es draußen kalt ist, müssen Ihre Kinder nicht drinnen bleiben. Kinder lieben es, im Schnee zu spielen, Schneemänner zu bauen und Schlitten zu fahren – optimale Möglichkeiten, in Bewegung zu bleiben.

Wenn es kalt ist, aber kein Schnee liegt, können Sie immer noch draußen spazierengehen oder spielen. Eine heiße Schokolade (mit fettarmer Milch) wärmt danach alle wieder auf.

Aber auch wenn Sie im Haus bleiben wollen, gibt es noch eine Menge Möglichkeiten. Sie können dort ebenfalls Aktivitäten anbieten. Bauen Sie einen Hindernisparcours, in dem Kinder auf Kissen hüpfen müssen, über Tische klettern, durch Hula-Hoop-Reifen klettern und so weiter.

Action-Brettspiele wie Twister oder freie Spiele wie Stopptanz sind das ganze Jahr über beliebt. Sie können auch Hula-Hoop-Reifen, Jonglierbälle, Stretchingbänder oder ein Minitrampolin kaufen und in einem Spielzimmer aufstellen. Und dann lassen Sie die Kleinen toben, bis sie nicht mehr können.

Kindgerechter Sport

Kinder sind keine kleinen Erwachsenen. Sie haben weder die geistige noch die körperliche Ausdauer, so lange aktiv zu sein wie Sie; ihre Knochen und Gelenke sind noch nicht so stabil wie Ihre; und ihr Stoffwechsel ist eher für kürzere Einheiten kraftvoller Bewegung geeignet als für lange. Tatsächlich haben Kinder vor der Pubertät nicht einmal die Hormone im Blut, die sie in die Lage versetzen würden, 30 Minuten am Stück stramm zu marschieren. Kinder sind viel besser für Powersportarten und schnelle, heftige Bewegungen gerüstet – wie beim Fangenspielen. Außerdem verbrauchen Kinder die Glukose in ihren Muskeln schneller als Erwachsene, deshalb ist es gut für sie, beim Fußballspielen ab und zu zwischen Angriff und Abwehr zu wechseln. Alles in allem müssen Kinder aus verschiedenen physiologischen Gründen die Geschwindigkeit, mit der sie sich bewegen, öfter mal wechseln.

Kinderkörper sind noch im Wachstum begriffen, darum müssen Sie darauf achten, dass Ihre Kinder Sport treiben, der ihrem Alter angemessen ist. Für die Entwicklung von Muskeln und Koordination ist Crosstraining das Beste – also eine Reihe verschiedener Dinge zu tun, statt sich nur auf eins zu konzentrieren. Vielleicht hat eines Ihrer Kinder einen Lieblingssport und kann nicht genug davon bekommen. Ermuntern Sie es trotzdem, auch mal etwas anderes zu tun. Abwechslung schützt Kinder vor mentaler Erschöpfung und Überlastungsverletzungen, die durch immer wieder gleiche Bewegungen entstehen können.

Sollte ein Kind bisher eher inaktiv gewesen sein, lassen Sie es langsam angehen. Die Intensität oder Dauer seiner Aktivität sollte nicht um mehr als 10 Prozent pro Woche ansteigen, sonst drohen Verletzungen oder Burn-out. Lehren Sie Ihr Kind, auf seinen Körper zu hören – ob es sich nun überanstrengt oder ob alles zu leicht läuft. Und vor allem: Haben Sie Geduld! Um seine Fitness um 25 Prozent zu steigern, braucht ein Kind etwa drei Monate Zeit, und es kann ein Jahr dauern, bis es an sein Limit kommt. Freuen Sie sich über jeden Schritt nach vorn, denn jede kleinste Verbesserung zählt bei körperlicher Fitness.

Wenn Sie körperliche Aktivität zu einer Familienangelegenheit machen, werden Ihre Kinder sie bald als einen ganz normalen und angenehmen Teil der gemeinsamen Zeit erleben. Das klappt vermutlich nicht von heute auf morgen, gerade wenn Sie sich alle bisher nicht viel bewegt haben. Aber die Veränderungen wer-

Sportbegeistert – ganz sicher

Geschätzte 50 Prozent der Sportverletzungen bei Kindern könnten durch die richtigen Vorkehrungen verhindert werden. Dazu gehören passende Ausrüstung und sichere Spielflächen, angemessene Überwachung durch Erwachsene und qualifizierte Trainer sowie die Sicherheit, dass Ihr Kind ausreichend trainiert und fit für eine bestimmte Sportart ist. Hier ein paar Sicherheitsvorkehrungen, die Sie sich merken sollten:

Radfahren

- Bestehen Sie darauf, dass Ihr Kind einen Fahrradhelm trägt, der gut passt.
- Stellen Sie sicher, dass das Fahrrad die richtige Größe hat und gut gewartet ist.
- Vergewissern Sie sich, dass Ihr Kind die Verkehrsregeln versteht und befolgt, bevor Sie es auf die Straße lassen.

Basketball

- Lassen Sie Ihr Kind einen Zahnschutz tragen.
- Investieren Sie in gut sitzende, qualitativ hochwertige und knöchelstützende hohe Schuhe.
- Vergewissern Sie sich, dass der Trainer vor dem Spielen ein ordentliches Aufwärm- und Dehnprogramm anbietet.

Inlineskating

- Bestehen Sie darauf, dass Ihr Kind Helm, Handgelenk-, Ellbogen- und Knieschützer sowie Handschuhe trägt.
- Lassen Sie Ihr Kind nur auf glatten, ebenen Wegen üben.
- Bitten Sie Ihr Kind, es langsam anzugehen, bis es eine gute Kontrolle hat und präzise bremsen kann.

Fußball

- Stellen Sie sicher, dass Ihr Kind gut sitzende Schienbeinschoner und Stollenschuhe trägt.
- Prüfen Sie das Feld auf Löcher, Steine und andere Fallen.
- Bestehen Sie darauf, dass den Kindern gezeigt wird, wie man richtig Kopfball spielt (mit der Stirn) – und dass das nur in Maßen geschieht.

den mit der Zeit allen leichter fallen. Kinder sind unglaublich anpassungsfähig und lernen schnell. Schon bald wird Bewegung für sie ganz fest dazugehören. Stellen Sie sicher, dass jeder in der Familie viel Bewegung bekommt, unabhängig von etwaigen Gewichtsproblemen. Wenn eines Ihrer Kinder sehr schlank ist, während ein anderes schnell an Gewicht zulegt, sollten Sie trotzdem beide Kinder ermutigen, möglichst aktiv zu sein. Und wenn zum Beispiel ein Kind ein geborener Sportler ist und das andere eher Koordinationsschwierigkeiten hat, ist es wichtig, Aktivitäten zu finden, die alle gut betreiben können (Radfahren, Wandern oder Schwimmen bieten sich hier an). Bewegung sollte nie wie eine Bestrafung oder Bevorzugung wirken, sie sollte etwas sein, das jeder macht, damit es ihm gut geht – damit er gesund und fit bleibt.

Wie bekomme ich ein Kind dazu, sich zu bewegen, wenn es lieber fernsieht?

Kinder setzen sich oft automatisch vor den Fernseher oder PC, wenn sie sich langweilen oder müde sind. Versuchen Sie einmal folgendes:

◉ Bieten Sie drei Optionen an – keine davon ist Fernsehen, zwei sind eher unbeliebt, eine bringt körperliche Aktivität. Sagen Sie Ihrem Kind zum Beispiel, es könne sich aussuchen, ob es lieber Geschirr abtrocknen, das Wohnzimmer saugen oder 10 Minuten lang seilspringen will. Vermutlich ist Seilspringen plötzlich sehr attraktiv. Indem Sie Ihrem Kind aktive Alternativen anbieten, lotsen Sie es behutsam in die richtige Richtung. Wenn Ihr Kind aber wirklich müde ist und Sie ihm das Fernsehen erlauben möchten, können Sie etwas vereinbaren: In jeder Werbepause macht es Hampelmänner oder Liegestütze.

◉ Es kann auch helfen, den Nachmittag Ihres Kindes neu zu organisieren. Anstatt es direkt an die Hausaufgaben zu setzen, geben Sie ihm zuerst ein Glas Wasser und schicken es für eine halbe Stunde raus zum Ballspielen. So bekommt es etwas Bewegung, und sein Gehirn hat Gelegenheit, sich nach der Schule zu erfrischen. Später kann Ihr Kind dann noch etwas fernsehen, wenn die Zeit es zulässt.

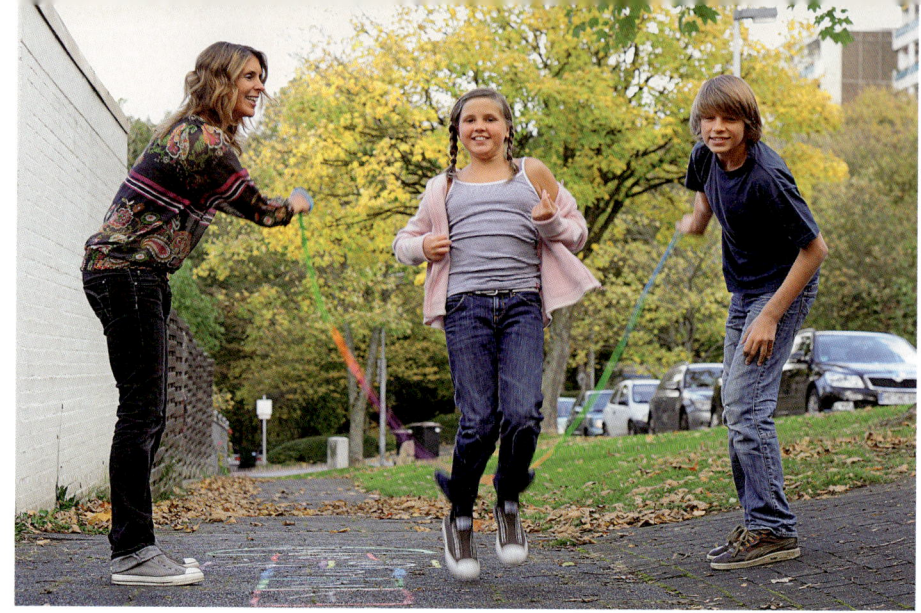

Ein Gewinn für die ganze Familie

Alle profitieren, wenn Sie mit Ihren Kindern aktiv werden, statt nur fernzusehen. Alle werden sich mehr bewegen, Sie werden ein gutes Vorbild sein und Ihre Kinder motivieren. Und nicht zuletzt: Eltern und Kinder werden wertvolle Zeit miteinander verbringen.

Darüber hinaus fördern diese Strategien ganz allgemein das Zusammengehörigkeitsgefühl der Familie und die stabile Gesundheit aller Mitglieder. Sehen Sie sich selbst als die treibende Kraft bei diesen Veränderungen. Gesundheit und Gewicht Ihrer ganzen Familie sind zu einem großen Teil von Ihren täglichen Entscheidungen abhängig, und Ess- und Bewegungsgewohnheiten, die Kinder früh entwickeln, bleiben oft ein Leben lang bestehen. Positive Veränderungen sind gewissermaßen Ihr nachhaltiges Geschenk an die Familie. Helfen Sie allen Familienmitgliedern, dieses Konzept zu akzeptieren, und versichern Sie sich ihrer Unterstützung. Die Vorteile, die sich daraus für alle ergeben, sind unerschöpflich.

Wenn regelmäßige Bewegung erst einmal eine Familienangewohnheit ist, können Sie sie auch nutzen, um gesunde Essgewohnheiten zu verstärken. Weisen Sie Ihre Kinder darauf hin, dass sie nährstoffreiches Essen zu sich nehmen müssen, damit sie genug Energie bekommen, um sich bewegen zu können. Sagen Sie ihnen auch, wie gut es sich anfühlt, nach einem langen, aktiven Tag den Körper mit gutem Essen wieder fit zu machen und seinen Durst mit viel Wasser zu stillen.

Ziele: Was wollen Sie tun?

Nachdem Sie nun entdeckt haben, dass Ihre Herangehensweise an das Thema Bewegung einen nachhaltigen Effekt auf Ihre Kinder haben kann, ist es Zeit, ein paar Ziele abzustecken. Überlegen Sie sich sowohl ein paar kurzfristige als auch ein paar mittel- und langfristige Strategien, die Sie gern einführen wollen, um den Aktivitätsgrad Ihrer Familie zu erhöhen. Bedenken Sie dabei, was angesichts Ihres Terminkalenders wirklich machbar ist. Diese Schritte sollten Ihnen dabei helfen, Ihre Kinder so effektiv zu unterstützen, dass sie eine lebenslange Liebe zur Bewegung entwickeln können.

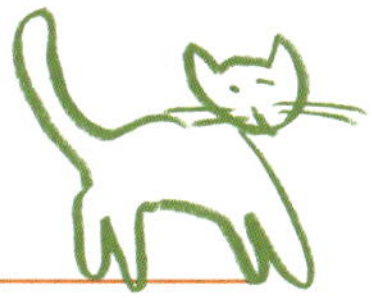

Etwas, das ich diese Woche ausprobieren möchte:

_____

_____

_____

Etwas, das ich diesen Monat ausprobieren möchte:

_____

_____

_____

Etwas, das ich in naher Zukunft ausprobieren möchte:

_____

_____

_____

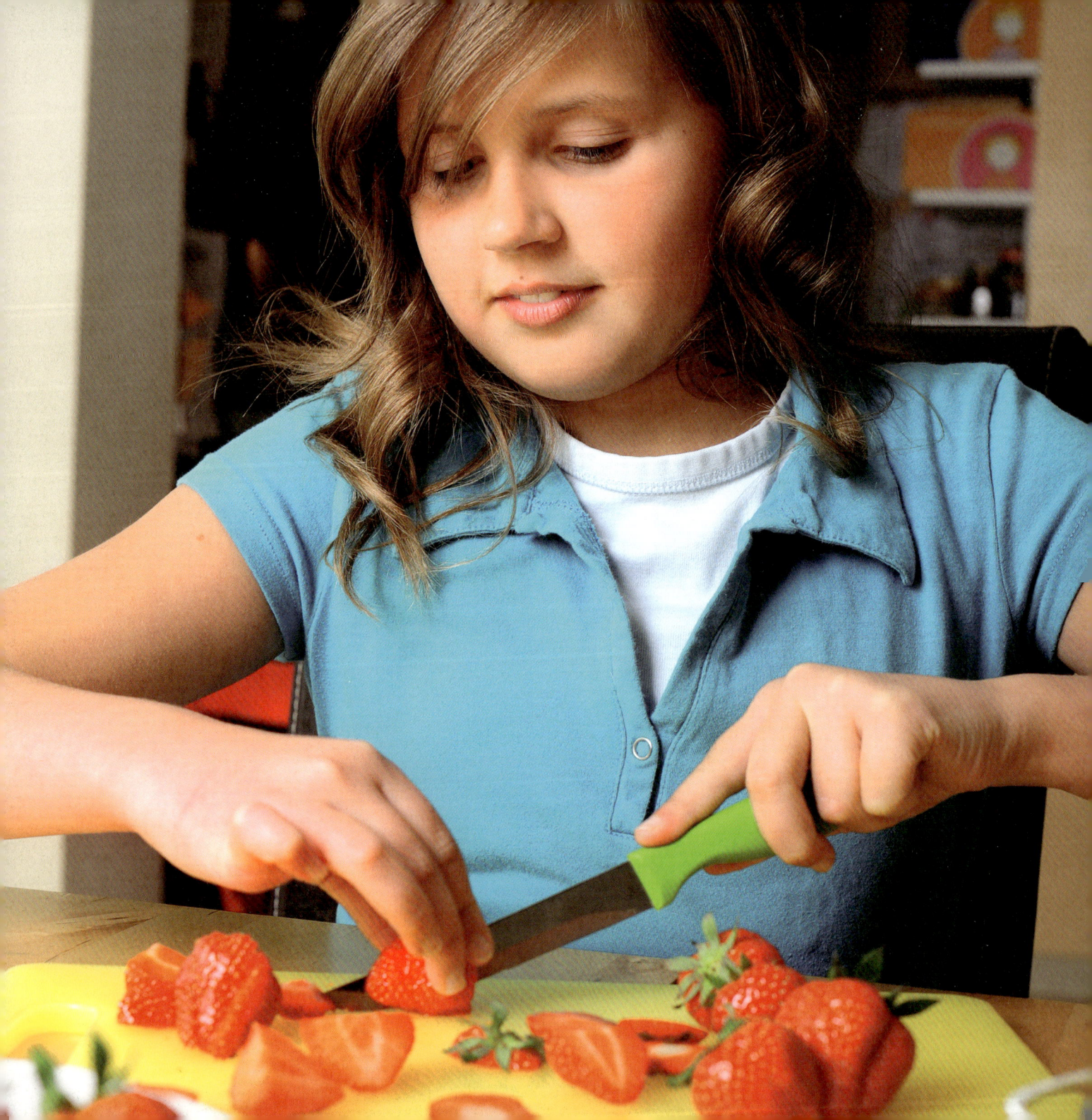

60 Rezepte, die Kindern gut schmecken

Gesundes Essen kann sehr lecker sein und sogar Spaß machen! Die folgenden Rezepte bringen Freude an den Familienesstisch und schmecken Groß und Klein. Wenn Kinder beim Kochen helfen können, fördert das einen bewussten Umgang mit Lebensmitteln. Was man selbst gemacht hat, möchte man schließlich auch probieren, oder? Deshalb haben wir viele Tipps für Sie, wie Sie Kinder in der Küche mit einbeziehen können (siehe auch Seite 140). Das Kochen dauert dadurch anfangs oft etwas länger, aber Ihre Geduld wird sich auszahlen. Selbst wenn hinterher ein kleines Chaos zu beseitigen sein sollte – investieren Sie in die künftigen Meisterköche!

Das finden Sie in diesem Kapitel:

Die Rezepte sind auf die Bedürfnisse von Schulkindern zugeschnitten. Einige Rezepte werden aber auch jüngere Kinder ab etwa 3 Jahren lieben – diese sind mit einem kleinen Kinderteller gekennzeichnet (eine Liste finden Sie auf Seite 124).

Verwendete Abkürzungen:

EL = Esslöffel
TL = Teelöffel
TK = Tiefkühlprodukt

Frühstück und Pausenbrote

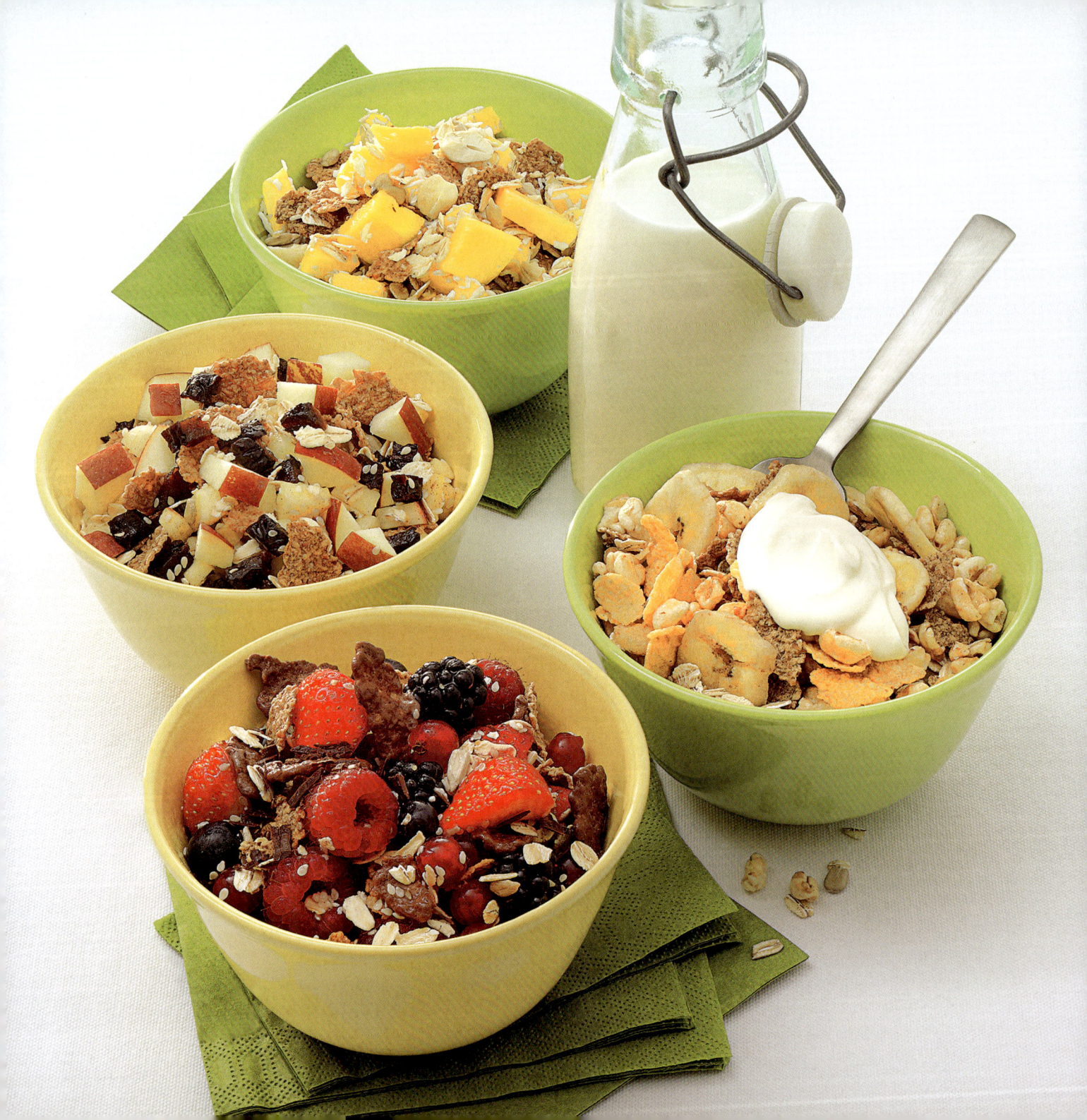

Lieblingsmüsli

Vegetarisch • Für den Vorrat

Müsli-Grundrezept: 1 EL Vollkornhaferflocken • 1 EL Dinkelflocken • 1 TL Sonnenblumenkerne • 1 TL Sesamsamen
Für 1 Person • Fertig in: 5 Minuten

Alle Zutaten mischen. Das Müsli-Grundrezept kann luftdicht verschlossen gut aufbewahrt, also auf Vorrat auch in größerer Menge hergestellt werden.

Die Grundmischung können Sie mit den folgenden Ideen täglich variieren:

Knuspermüsli

1 EL Cornflakes • 1 EL Bananenchips • 2 EL Weizen, gepufft
Für 1 Person • Fertig in: 5 Minuten

Müsli-Grundrezept mit Cornflakes, Bananenchips und gepufftem Weizen mischen.

Gut zu wissen

Getreideflocken und Obst liefern wichtige Mineralstoffe, Vitamine, Ballaststoffe und speziell fürs Gehirn die nötige Portion Kohlenhydrate, um fit für die Schule zu sein.

Tipp

Servieren Sie die Müslis zum Beispiel mit 120 ml fettarmer Milch, 120 ml Buttermilch, 150 g Magermilchjoghurt oder 150 g Dickmilch (3,5 % Fett).

Früchtemüsli

25 g Trockenpflaumen • 1 kleiner Apfel • 2 Prisen Zimt
Für 1 Person • Fertig in: 10 Minuten

Trockenpflaumen würfeln. Apfel waschen, vierteln, entkernen und raspeln. Trockenpflaumenwürfel und Apfelraspel mit Zimtpulver unter das Müsli-Grundrezept mischen.

Schoko-Beeren-Müsli

2 EL Beerenmischung (TK) • 2 EL Vollkorn-Haferfleks Schoko (zum Beispiel von Kölln) • 1 TL Raspelschokolade
Für 1 Person • Fertig in: 10 Minuten

Beeren auftauen lassen. Mit Haferfleks und Raspelschokolade unter das Müsli-Grundrezept mischen.

Urwald-Müsli

1 kleine Mango • 1 TL Kokosraspel • 1 TL gehackte Cashewnüsse
Für 1 Person • Fertig in: 10 Minuten

Mango schälen, das Fruchtfleisch vom Stein schneiden und ein Viertel davon klein würfeln. Mit Kokosraspel und Cashewnüssen unter das Müsli-Grundrezept mischen. Servieren Sie die restliche Mango in Spalten geschnitten dazu.

Powershakes

Vegetarisch • Auch zum Mitnehmen

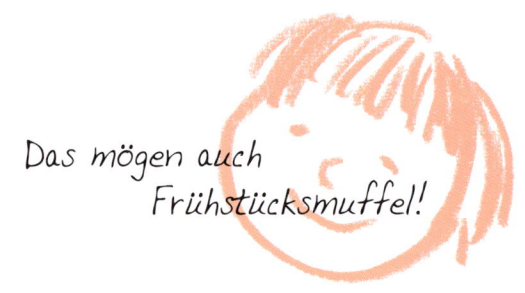

Das mögen auch Frühstücksmuffel!

Lila-Laune-Shake

1 kleine reife Banane • 150 g Heidelbeeren • 100 g Brombeeren • 300 ml Buttermilch • 2 EL feine Haferflocken
Für 2 Personen • Fertig in: 10 Minuten

1   Banane schälen und in grobe Stücke schneiden. Beeren waschen und mit Küchenpapier trocken tupfen. 8 Brombeeren zur Seite legen.

2   Bananenstücke, Heidelbeeren, Brombeeren und Buttermilch mit Haferflocken pürieren. Shake auf 2 Gläser verteilen. Restliche Brombeeren auf 2 Spieße stecken und zum Lila-Laune-Shake servieren.

Tropendrink

2 Kiwis • ¼ Ananas • 200 ml Apfelsaft • 60 ml Kokosmilch • 1 EL Dinkelflocken
Für 2 Personen • Fertig in: 10 Minuten

1   Kiwis und Ananas schälen. Ananasstrunk entfernen, Ananasviertel und Kiwis in grobe Stücke schneiden.

2   Das Obst mit Apfelsaft und Kokosmilch pürieren. Den Drink auf 2 Gläser verteilen und mit Dinkelflocken bestreuen.

A-C-E-Start

3 Aprikosen • ½ Mango • 200 ml Orangensaft • 100 ml Möhrensaft • 2 Prisen Zimtpulver • 2 TL Sonnenblumenkerne
Für 2 Personen • Fertig in: 10 Minuten

1   Aprikosen waschen, halbieren, die Steine entfernen und in grobe Stücke schneiden. Mango schälen, das Fruchtfleisch vom Stein schneiden und grob würfeln.

2   Aprikosen- und Mangostücke mit Zimtpulver, Orangen- und Möhrensaft pürieren. Mit Sonnenblumenkernen bestreut servieren.

Tipp

Wer morgens früh eigentlich nichts runterbringt, wird diese fruchtigen Vitaminbomben sicher nicht verschmähen. In einer kleinen Flasche oder Thermoskanne (zum Kühlhalten) mitgenommen, sind sie außerdem eine leckere und gesunde Ergänzung zum Pausenbrot.

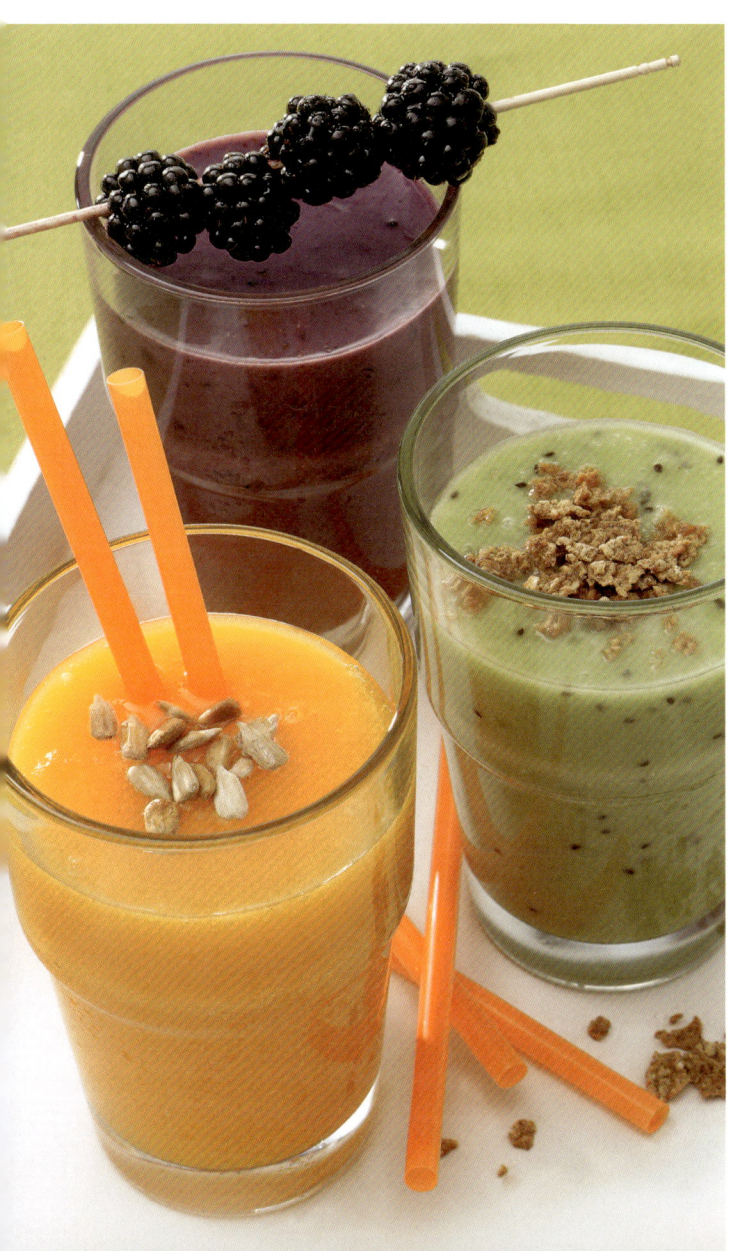

Pfirsichbrötchen

Vegetarisch

25 g getrocknete Feigen (ersatzweise getrocknete Cranberries) • 3 EL Magerquark • 1 EL fettarme Milch • 1 Vollkornbrötchen • 1 Pfirsich • 1 TL Apfeldicksaft (ersatzweise Honig)

Für 1 Person • Fertig in: 10 Minuten

1 Feigen fein würfeln. Quark mit Milch glatt rühren, Feigenwürfel unterheben. Vollkornbrötchen halbieren und mit der Quarkcreme bestreichen.

2 Pfirsich waschen, halbieren, entkernen und in Spalten schneiden. Brötchenhälften mit Pfirsichspalten belegen und mit Apfeldicksaft beträufeln.

Gut zu wissen

Getrocknete Feigen enthalten viel Kalzium, ebenso wie Quark und Milch. Kalzium stärkt und stabilisiert Knochen und Zähne, fördert deren Aufbau und Erhalt. Das ist für Kinder in der Wachstumsphase und nach Ausfall der Milchzähne besonders wichtig.

115

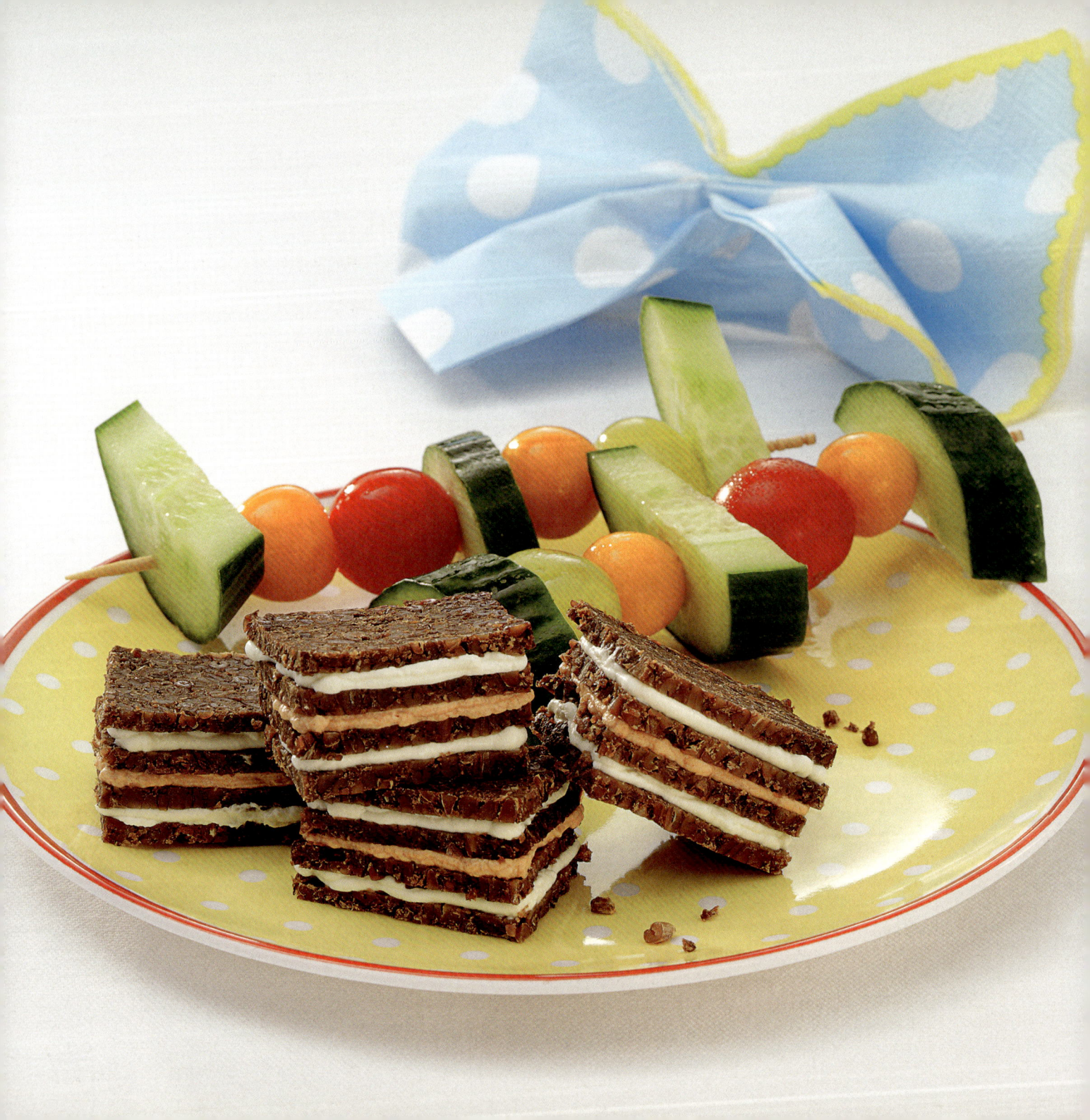

Dominosteine mit bunten Spießen

Vegetarisch • Auch zum Mitnehmen

3 EL Frischkäse (bis 1 % Fett absolut) • ¼ TL Tomatenmark • 2 Scheiben Pumpernickel • 2 Cocktailtomaten • 1 Stück Salatgurke • 2 Weintrauben • 4 Physalis
Für 1 Person • Fertig in: 15 Minuten

1 1 EL Frischkäse mit Tomatenmark verrühren. Pumpernickelscheiben halbieren. 1 Scheibenhälfte mit Tomaten-Frischkäse, 2 Scheibenhälften mit restlichem Frischkäse bestreichen. Die 3 Scheiben so aufeinanderlegen, dass der Tomaten-Frischkäse in der Mitte ist. Mit restlicher Scheibenhälfte abdecken. Brot in 4 Würfel schneiden.

2 Cocktailtomaten, Gurke, Trauben und Physalis waschen. Gurke mit Schale in 6 Scheiben schneiden. Obst, Tomaten und Gurkenscheiben abwechselnd auf 2 Holzspieße stecken und zu den Dominosteinen servieren.

Gut zu wissen

Viel besser als weiße Brötchen: Pumpernickel und Vollkornbrötchen enthalten reichlich Ballaststoffe, die die Verdauung ankurbeln. Nüsse sind perfekte Lieferanten für essenzielle Fettsäuren – diese braucht der Körper für viele Aufgaben, unter anderem für einen gut funktionierenden Fettstoffwechsel. Sie stecken übrigens auch in Pflanzenölen und Fisch.

Kinder können ...

... Gemüse und Früchte auf Holzspieße stecken – das macht ihnen bestimmt Spaß. Und für das Brötchen können sie die Nussmischung zusammenrühren.

Herzhaftes Nussbrötchen

Mit Geflügel

1 Vollkornbrötchen • 1 Frühlingszwiebel • 2 EL Hüttenkäse (20 % Fett i. Tr.) • 1 TL gemahlene Haselnüsse • 1 TL gehackte Walnüsse • 1 TL gehacktes Basilikum (frisch oder TK) • ¼ Salatgurke • 4 Scheiben Putenbrustaufschnitt • Salz • Pfeffer
Für 1 Person • Fertig in: 10 Minuten

1 Vollkornbrötchen halbieren. Frühlingszwiebel waschen und in feine Ringe schneiden. Hüttenkäse mit Hasel- und Walnüssen, Basilikum und Frühlingszwiebelringen verrühren, salzen, pfeffern. Masse auf die Brötchenhälften streichen.

2 Gurke schälen und in Scheiben schneiden. Brötchenhälften mit Putenbrustaufschnitt und einigen Gurkenscheiben belegen. Nussbrötchen mit restlichen Gurkenscheiben servieren.

117

Ei-Sandwich

Vegetarisch • Auch zum Mitnehmen

1 Ei • 1 TL Salatcreme (bis 10 % Fett absolut) • 1 TL milder Senf • 1 Scheibe Vollkornbrot • 1 Scheibe Gouda • 1 kleine Handvoll Kresse • 2 kleine Möhren
Für 1 Person • Fertig in: 20 Minuten

1   Ei in ca. 10 Minuten hart kochen, abschrecken, pellen und in Scheiben schneiden.

2   Salatcreme mit Senf verrühren und Vollkornbrotscheibe mit der Creme bestreichen. Brotscheibe halbieren. Eine Hälfte mit Gouda und Ei belegen.

3   Kresse vom Beet schneiden und Brot mit Kresse bestreuen. Mit restlicher Brotscheibenhälfte abdecken. Möhren schälen und zum Ei-Sandwich servieren.

Kinder können ...

... die Kresse vom Beet schneiden. Besonders viel Spaß macht das bei selbst gezogener Kresse! Dafür einige Wattebällchen gut durchfeuchten und nebeneinander auf einen kleinen Teller legen. Kressesamen gleichmäßig darauf verteilen und auf die Fensterbank stellen. Samen immer gut feucht, aber nicht zu nass halten. Schon nach ein paar Tagen kann Ihr kleiner Gärtner die eigene Kresse ernten.

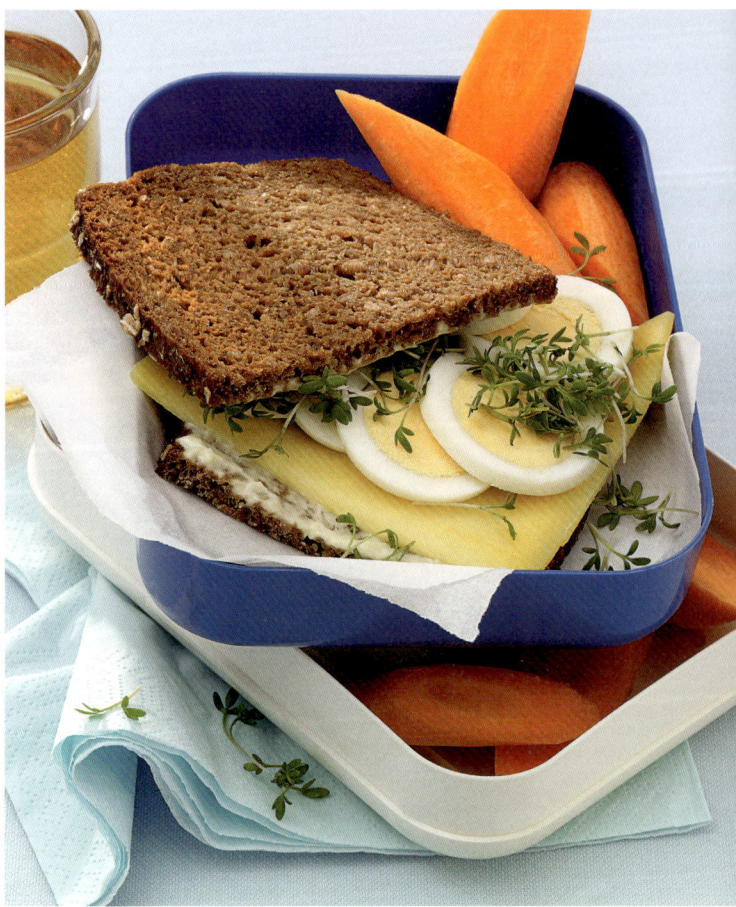

Gut zu wissen

Eier und Möhren enthalten viel Vitamin A. Das unterstützt den Sehvorgang. Kennen Sie den Spruch: »Möhren machen gute Augen – oder haben Sie schon mal einen Hasen mit Brille gesehen?« Geben Sie Ihren Kindern also öfter mal Möhren zum Knabbern.

Käsehaus

Vegetarisch • Schmeckt auch den Kleinen

1 Scheibe Vollkorn-Sandwichtoast • 1 TL Halbfettmargarine • 1 Scheibe Gouda • 1 kleines Stück Salatgurke • 1 Möhre • einige Stängel Schnittlauch
Für 1 Person • Fertig in: 15 Minuten

1 Vollkorntoast mit Margarine bestreichen und mit Käse belegen. Gurke und Möhre schälen und in Scheiben schneiden. Mit den Möhrenscheiben am oberen Toastrand drei Reihen »Dachziegel« legen. Zwei Gurkenscheiben eckig schneiden und als Fenster auf den Käse legen.

2 Schnittlauch waschen, trocken schütteln und in ca. 2 cm lange Streifen schneiden. Als Gras an den unteren Toastrand legen. Aus dem restlichen Gemüse Blumen rund um das Käsehaus legen und servieren.

Kinder können ...

... beim Belegen helfen, nachdem Sie die Zutaten vorbereitet haben.

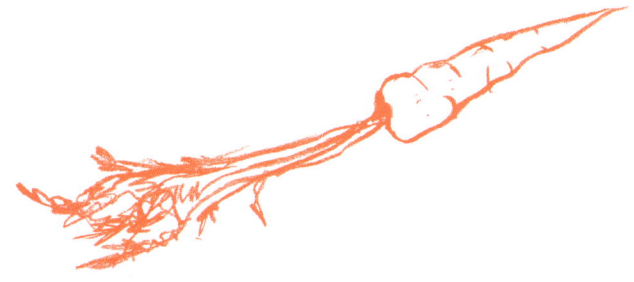

Tipp

Dieses Rezept ist besonders gut für Frühstücksmuffel geeignet, denn das bunte Käsehaus macht beim Essen gleich doppelt Vergnügen.

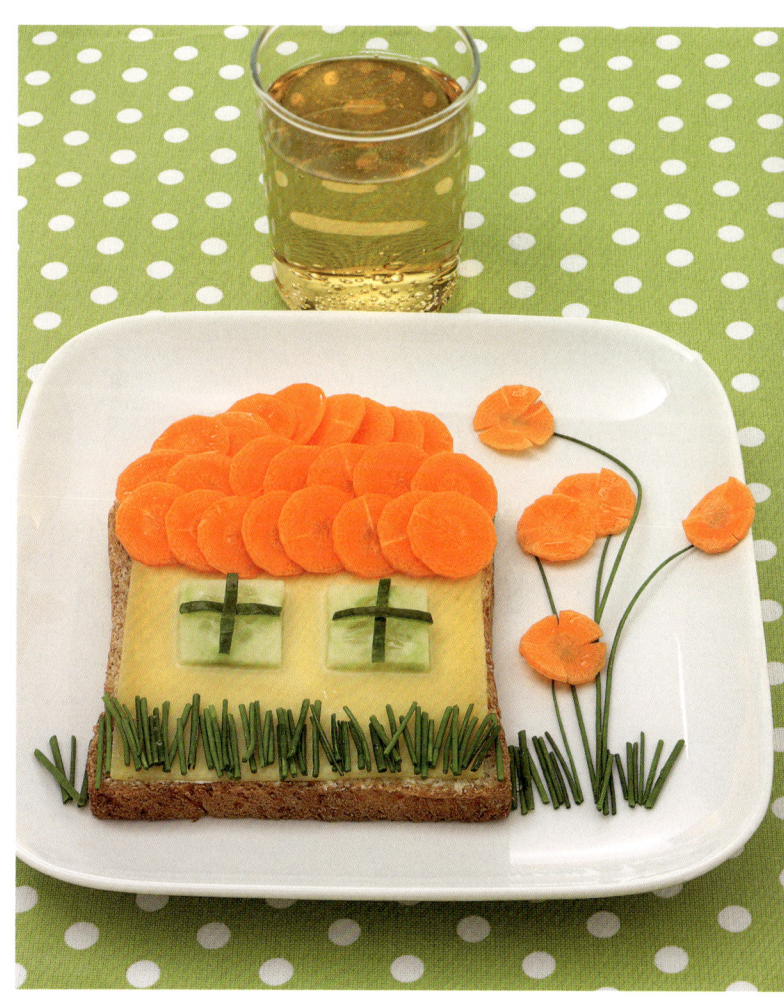

119

Gefüllte Fliegenpilze

1 Laugenstange (90 g) • 1 Scheibe gekochter Schinken •
50 g Frischkäse (bis 1 % Fett absolut) • 1 EL Schnittlauch-
ringe (frisch oder TK) • 10 kleine Tomaten • 1 TL Salat-
creme (bis 10 % Fett absolut)
Für 2 Personen • Fertig in: 15 Minuten

1 Die Enden der Laugenstange abschneiden. Die restliche Stange in 6 gleich große Stücke schneiden und die
Stücke aushöhlen. Den Teig zerkrümeln. Den Schinken in
feine Streifen schneiden. Teigkrümel mit Schinkenstreifen, Frischkäse und Schnittlauchringen vermischen. Die

Kinder können ...

... zum Beispiel die Laugenstücke aushöhlen, während Sie Schinken und
Tomaten schneiden.

Masse in die Laugenstangenstücke füllen. Mit der Schnitt-
fläche nach oben auf einen Teller setzen.

2 Tomaten waschen und halbieren. 6 Tomatenhälften
als Deckel auf die Laugenstangenstücke setzen. Mit Salatcreme Tupfen auf die Tomatenhälften malen. Fliegenpilze
auf Tellern anrichten, nach Wunsch mit gehackter Petersilie garnieren und mit restlichen Tomatenhälften servieren.

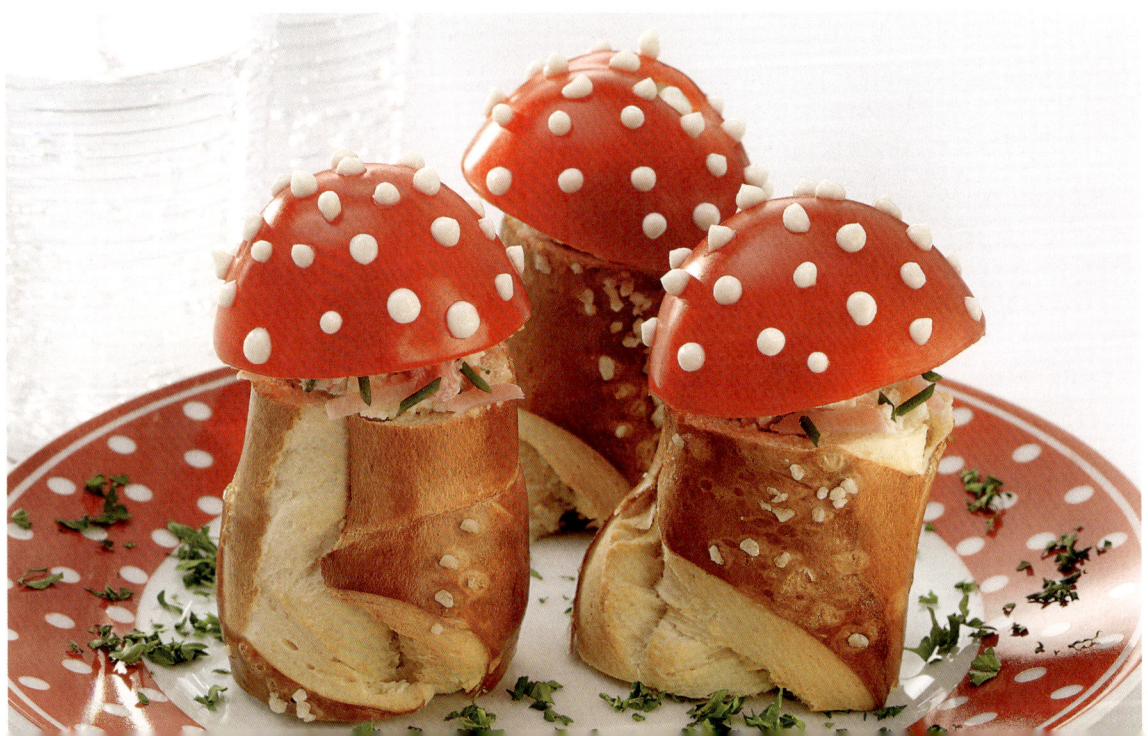

Kohlrabibrot

Vegetarisch

2 EL Frischkäse (bis 5 % Fett absolut) • 2 TL gehackte Kräuter (frisch oder TK, zum Beispiel Schnittlauch, Petersilie) • 1 Scheibe Schwarzbrot • 1 kleiner Kohlrabi • Salz • Pfeffer
Für 1 Person • Fertig in: 10 Minuten

1   Frischkäse mit 1 TL Kräuter verrühren und Schwarzbrotscheibe damit bestreichen. Kohlrabi schälen, halbieren, in sehr dünne Scheiben schneiden oder hobeln.

2   Frischkäsebrot mit einigen Kohlrabischeiben belegen. Leicht mit Salz und Pfeffer würzen. Mit 1 TL Kräuter bestreuen und mit restlichen Kohlrabischeiben servieren.

Variante 1: Gurkenbrot

2 EL Hüttenkäse (20 % Fett i. Tr.) mit 1 TL gehacktem Dill verrühren und Schwarzbrot damit bestreichen. Gurke waschen und dünne Scheiben abschneiden. Das Brot mit einigen Gurkenscheiben belegen und weitere dazu reichen.

Variante 2: Tomatenbrot

2 EL Ziegenfrischkäse mit 1 TL gehacktem Basilikum verrühren und Schwarzbrot damit bestreichen. 1 Tomate waschen und in dünne Scheiben schneiden. Brot damit belegen und zwei weitere Tomaten in Stücken dazu servieren.

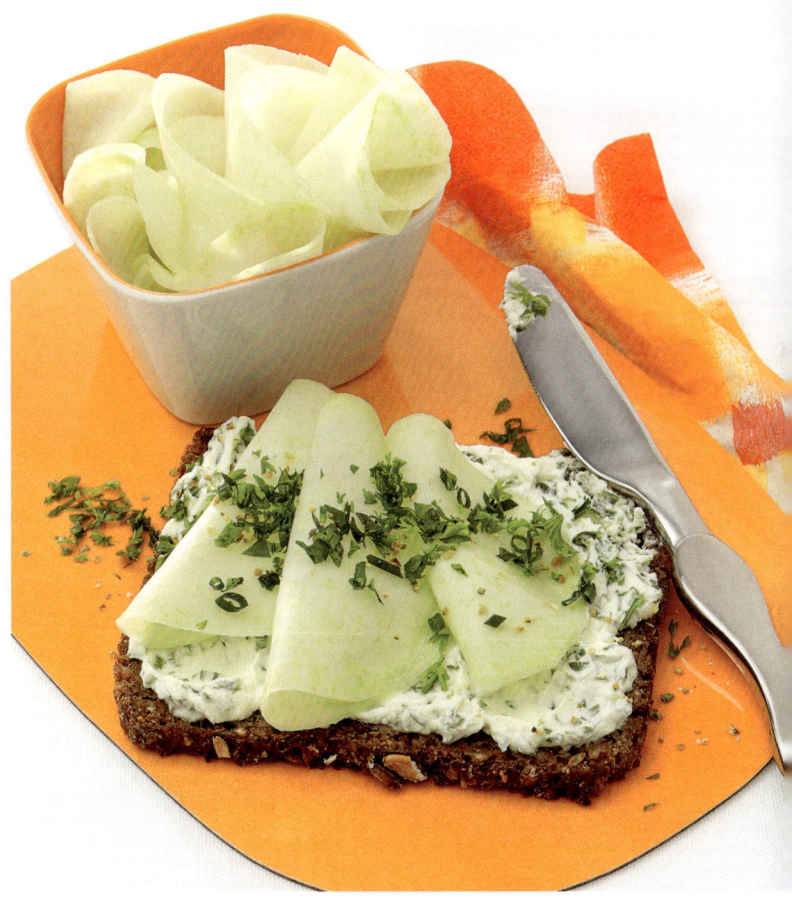

Tipp

Rohkost enthält besonders viele Vitamine und Mineralstoffe und kaum Kalorien – deshalb darf man von Kohlrabi & Co. ruhig ganz viel essen! Damit es richtig gut schmeckt, kaufen Sie möglichst Gemüse der Saison.

Power-Pausenbrot-Varianten

Mit und ohne Fleisch oder Fisch • Zum Mitnehmen

Gackernde Stulle

1 Ei • 1 Scheibe Vollkornbrot • 1 EL Frischkäse (bis 1 % Fett absolut) • 1 Blatt Kopfsalat • 2 Scheiben Geflügelmortadella • ¼ Salatgurke
Für 1 Portion • Fertig in: 15 Minuten

1 Ei hart kochen, abschrecken, pellen und in Scheiben schneiden. Vollkornbrotscheibe mit Frischkäse bestreichen und halbieren. Salatblatt waschen, trocken schütteln und eine Brotscheibenhälfte damit belegen. Mortadella und Ei darauflegen. Mit restlicher Brotscheibenhälfte abdecken.

2 Fest in Folie oder eine Brotdose verpacken. Gurke waschen, in Stifte schneiden und in Folie gewickelt mitgeben.

Süße Kuh

1 Scheibe Schwarzbrot • 1 TL Halbfettmargarine • 1 Blatt Lollo rosso • 1 Scheibe Gouda • 1 Birne
Für 1 Portion • Fertig in: 10 Minuten

1 Schwarzbrot mit Margarine bestreichen und halbieren. Lollo rosso waschen, trocken schütteln und auf eine Schwarzbrotscheibenhälfte legen. Mit Goudascheibe belegen. Birne waschen, vierteln, entkernen und in dünne Spalten schneiden. Gouda mit einigen Birnenspalten belegen und mit restlicher Schwarzbrotscheibenhälfte abdecken.

2 Fest in Folie oder eine Brotdose verpacken. Restliche Birnenspalten separat in Plastiktüte mitgeben.

Piratenschnitte

1 EL Frischkäse (bis 1 % Fett absolut) • 1 EL fettarmer Joghurt • 1 EL Thunfisch, im eigenen Saft (Konserve) • 1 TL gehackte Petersilie (frisch oder TK) • Paprikapulver • Salz • Pfeffer • 2 Scheiben Vollkorntoast • 1 kleine rote Paprika
Für 1 Portion • Fertig in: 10 Minuten

1 Frischkäse mit Joghurt, Thunfisch und Petersilie verrühren. Mit Paprikapulver, Salz und Pfeffer abschmecken. 1 Scheibe Vollkorntoast mit Thunfischcreme bestreichen. Paprika waschen, halbieren, entkernen und in dünne Streifen schneiden. Thunfischcreme mit einigen Paprikastreifen belegen und mit restlicher Toastscheibe bedecken.

2 Fest in Folie oder eine Brotdose verpacken. Restliche Paprikastreifen separat in Folie gewickelt mitgeben.

Vitaminpause

2 Blätter Basilikum • 1 EL Frischkäse (bis 1 % Fett absolut) • ¼ TL Tomatenmark • 1 Scheibe Vollkornbrot • 1 Scheibe gekochter Schinken • 10 Cocktailtomaten
Für 1 Portion • Fertig in: 10 Minuten

1 Basilikumblätter waschen, trocken schütteln und in Streifen schneiden. Mit Frischkäse und Tomatenmark verrühren. Vollkornbrotscheibe mit der Creme bestreichen

Gesunde Pausenbrote versorgen Körper und Geist mit dem optimalen »Treibstoff« und machen so schlau und fit!

und halbieren. Eine Hälfte mit gekochtem Schinken belegen. Cocktailtomaten waschen, 1 Tomate in Scheiben schneiden und auf dem Schinken verteilen. Mit der zweiten Hälfte der Brotscheibe bedecken.

2 Fest in Folie oder eine Brotdose verpacken. Restliche Cocktailtomaten kommen mit.

Energiebrot

2 EL Hüttenkäse • 1 TL gemahlene Haselnüsse • ¼ TL Senf • 1 EL Kresse (frisch oder TK) • 1 Scheibe Schwarzbrot • 1 Blatt Römersalat • 2 Scheiben Schweinebratenaufschnitt • 1 Apfel
Für 1 Portion • Fertig in: 10 Minuten

1 Hüttenkäse mit Nüssen und Senf verrühren. Kresse untermischen. Schwarzbrot mit der Creme bestreichen und halbieren. Salatblatt waschen, trocken schütteln und auf eine Schwarzbrothälfte legen. Bratenaufschnitt darauflegen und mit restlicher Schwarzbrotscheibenhälfte abdecken.

2 Fest in Folie oder eine Brotdose verpacken. Apfel waschen, in Spalten schneiden, entkernen und separat in Folie gewickelt mitgeben.

Frühstücksstreich

Vegetarisch • Schmeckt auch den Kleinen

1 Schalotte • 1 TL Pflanzenöl • 1 EL Tomatenmark • 100 g rote Linsen • 300 ml Gemüsebrühe (1 TL gekörnte Brühe) • 2 EL gemahlene Haselnüsse • ½ TL Paprikapulver • Salz • Pfeffer • ½ Zitrone
Für 1 Glas (ca. 300 ml) • Fertig in: 20 Minuten

1 Schalotte schälen und fein würfeln. Öl in einem Topf erhitzen und Zwiebelwürfel darin glasig andünsten. Tomatenmark zugeben, kurz anschwitzen. Linsen zufügen, mit Brühe ablöschen und ca. 10–12 Minuten zugedeckt garen.

2 Haselnüsse unterrühren und Masse pürieren. Aufstrich mit Paprikapulver, Salz und Pfeffer würzen. Zitronenhälfte auspressen und Aufstrich mit einigen Tropfen Zitronensaft abschmecken. In ein heiß ausgespültes Schraubglas füllen, verschließen und abkühlen lassen.

Kühl gelagert ist der Aufstrich ca. 4 Tage haltbar. Er passt besonders gut zu frischem Vollkornbrot.

Kinder können ...

... den Aufstrich selbst pürieren und die Zitronenhälfte auspressen. So steigern Sie das Interesse an Lebensmitteln und wecken die Neugier auf Neues.

Das Beste für Kleinkinder

Es ist aufregend, dabei zu sein, wenn ein kleines Kind die weite Welt der Lebensmittel entdeckt. Aber es passiert schnell, dass man in Routine verfällt. Manche Eltern bringen zu viele Naschereien ins Haus, manche kaufen fürsorglich teure, unnötige Fertignahrung, die angeblich besonders gut für das Wachstum ihrer Kinder sein soll. Wir empfehlen aus unserer Rezeptsammlung die folgenden Gerichte, die auch kleine Kinder (ab etwa drei Jahren) gern essen und gut handhaben können – sie sind mit dem Kinderteller-Symbol markiert.

Seien Sie immer geduldig mit den kulinarischen Anfängern. Wir wissen aus Studien, dass bis zu 14 Anläufe, verteilt über mehrere Monate, nötig sind, bis ein Kind sich an neues Essen gewöhnt und es akzeptiert. Also verlieren Sie nicht den Mut – bringen Sie viele verschiedene Lebensmittel auf den Tisch, möglichst früh und oft.

Kleine Kinder sind in ihrem Essverhalten häufig überraschend. Einen Tag lang scheinen sie sich vollzustopfen, am nächsten Tag haben sie keinen Appetit. Solange Ihr Kinderarzt keine Bedenken hat, ist das in Ordnung. Denken Sie weniger darüber nach, welche Mengen Ihr Kleinkind isst, und mehr über den Nährstoffgehalt des Essens.

Im Register auf Seite 184 finden interessierte Eltern zwar die *ProPoints*® Werte der Rezepte aus diesem Kapitel, wir möchten aber ausdrücklich darauf hinweisen, dass Sie für Ihr Kind keine *ProPoints*® Werte oder Kalorien zu zählen brauchen, es sei denn, der Kinderarzt rät Ihnen dazu.

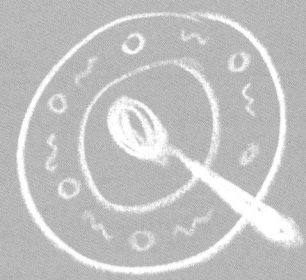

Pancakes mit Heidelbeeren

Vegetarisch • Schmeckt auch den Kleinen

300 g Heidelbeeren (frisch oder TK) • 2 Eier • 1 EL Zucker • 1 Päckchen Vanillezucker • 300 ml Buttermilch • 150 g Vollkornmehl • 1 TL Backpulver • 2 TL Pflanzenöl • 4 TL Ahornsirup (ersatzweise Honig)
Für 4 Personen • Fertig in: 40 Minuten

1 Heidelbeeren waschen und mit Küchenpapier trocken tupfen. Eier mit Zucker und Vanillezucker schaumig schlagen. Buttermilch unterrühren. Vollkornmehl mit Backpulver mischen, zur Buttermilchmasse zugeben und verrühren. Heidelbeeren unterheben.

2 Öl in einer Pfanne erhitzen und nacheinander 12 kleine Pfannkuchen von jeder Seite ca. 3–5 Minuten goldbraun braten. Fertige Pancakes auf einen Teller legen und im Backofen bei 50° warm halten. Mit Ahornsirup beträufelt servieren.

Variante: Bananen-Pancakes

Die Heidelbeeren durch 2 große, in Würfel geschnittene Bananen ersetzen. Wie beschrieben braten und mit 3 TL Nuss-Nougat-Creme bestrichen servieren.

Für ein gemütliches Sonntags-Familienfrühstück

Gut zu wissen

Farbe ist gesund! Das Blau der Heidelbeere, das Rot der Apfels: All das sind Flavonoide, die zu den sekundären Pflanzenstoffen gehören und sehr wichtig für die Gesundheit sind.

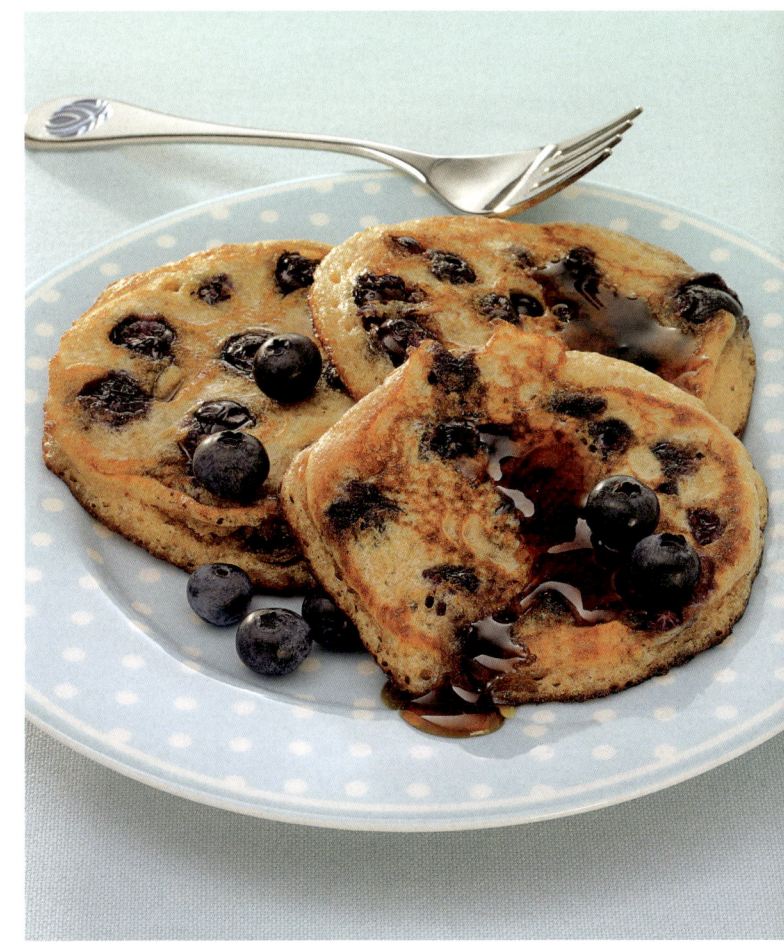

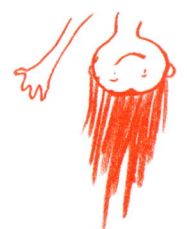

French Toast

Vegetarisch • Schmeckt auch den Kleinen

1 Ei • 2 EL fettarme Milch • 60 g fettarmer Joghurt •
1 TL Honig • 2 Scheiben Vollkorntoast • 2 TL Pflanzenöl •
1 Apfel • 1 Banane • ½ TL Zucker • ¼ TL Zimtpulver
Für 2 Personen • Fertig in: 25 Minuten

1 Ei mit Milch, Joghurt und Honig verquirlen. Vollkorntoasts in der Masse wenden und kurz einweichen lassen. Öl in einer Pfanne erhitzen und Toastscheiben darin ca. 3 Minuten von jeder Seite goldbraun braten.

2 Apfel waschen, vierteln, entkernen, in Spalten schneiden. Banane schälen und in Scheiben schneiden. Apfelspalten und Bananenscheiben auf einem Teller anrichten.

3 Toastscheiben mit Zucker und Zimtpulver bestäuben und zum Obstteller servieren.

Variante

Sie können die Toastscheiben auch mit je 1 TL Erdbeermarmelade bestreichen.

Tipp

Wenn Ihr Kind gerne süß frühstückt, wird es den French Toast lieben. Mit dem Obstteller erhält es eine Extraportion Vitamine für einen gesunden Start in den Tag!

Melbareis

Vegetarisch • Schmeckt auch den Kleinen

100 g Milchreis • 400 ml fettarme Milch • 2 EL Zucker •
1 Päckchen Vanillezucker • 2 Pfirsiche • 300 g Himbeeren
(frisch oder TK) • 2 TL Honig
Für 4 Personen • Fertig in: 45 Minuten

1 Milchreis mit Milch, Zucker und Vanillezucker aufkochen und ca. 30–35 Minuten bei niedriger Temperatur ausquellen lassen. Pfirsiche waschen, halbieren, die Steine entfernen und in Würfel schneiden. Pfirsichwürfel unter den Milchreis mischen und kurz mit erwärmen.

2 Himbeeren waschen, mit Küchenpapier trocken tupfen und mit Honig pürieren. Milchreis mit Himbeerpüree garniert servieren.

Kinder können ...

... die Himbeeren pürieren. Ziehen Sie den Kindern Küchenschürzen an und nehmen Sie einen hohen Becher, dann spritzt es weniger.

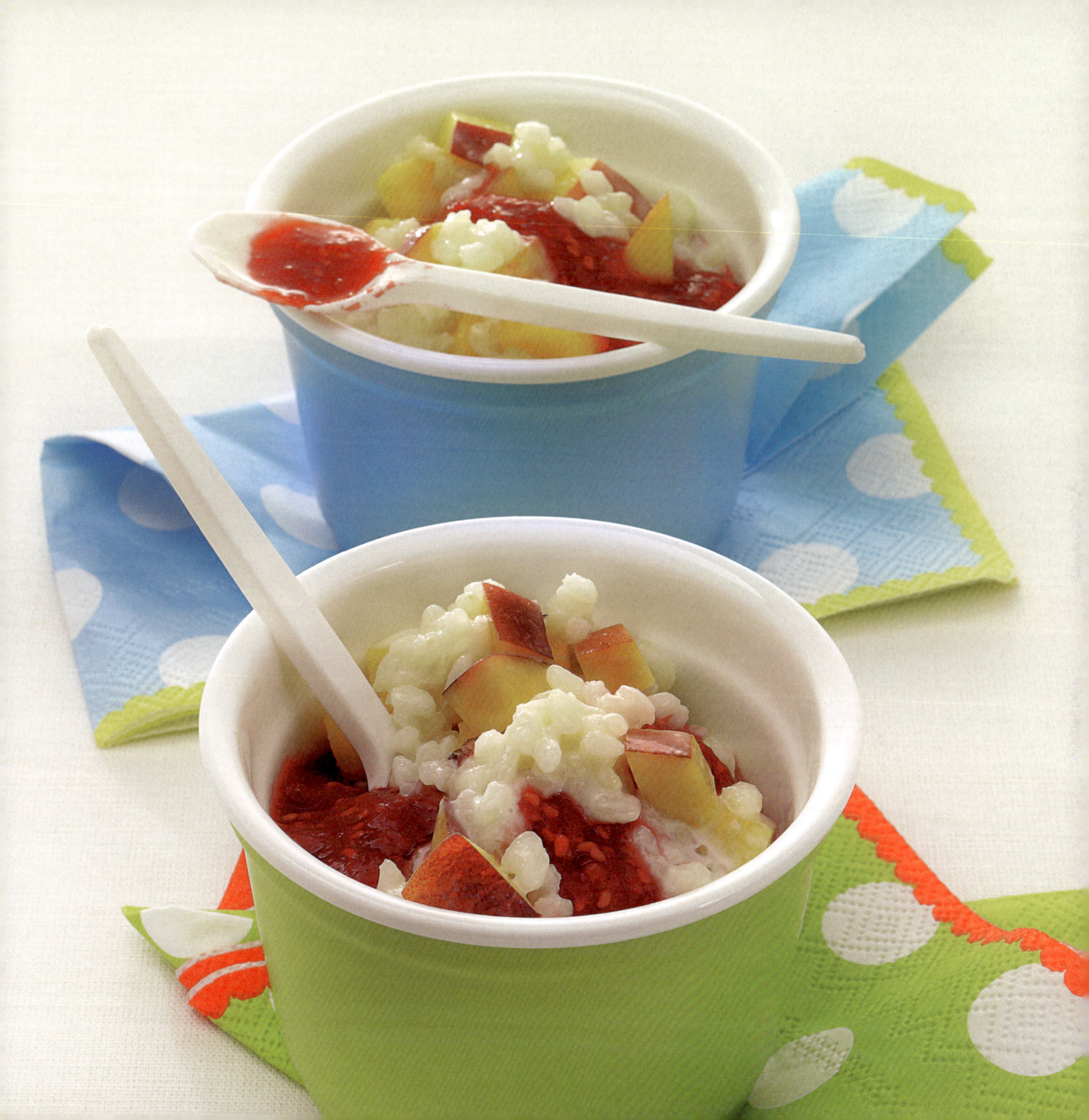

Mäusebrötchen

½ Würfel Hefe • 2 EL Zucker • 110 ml lauwarme fettarme
Milch • 250 g Mehl • 70 g Halbfettmargarine • 12 Rosinen
• 6 Mandeln, ohne Haut • 2 TL Kondensmilch (4 % Fett) •
1 Mango • 200 g Magerquark • 1 TL gehackte Zitronenmelisse

Für 6 Brötchen • *Fertig in: 60 Minuten plus 60 Minuten
Gehzeit*

1   Hefe zerbröckeln, mit 1 TL Zucker und 75 ml Milch
verrühren. Mehl in eine Schüssel geben, in die Mitte eine
Vertiefung drücken und die Hefemilch hineingießen. Mit
etwas Mehl verrühren und zugedeckt an einem warmen
Ort ca. 15 Minuten gehen lassen.

2   Vorteig mit 1 ½ EL Zucker, 35 ml Milch und der Margarine verkneten. Noch mal zugedeckt ca. 30 Minuten an
einem warmen Ort gehen lassen. Teig in 6 Portionen teilen,
zu ovalen Brötchen formen und auf ein mit Backpapier be-
legtes Backblech legen. Weitere ca. 15 Minuten gehen lassen. Ofen auf 180° (Gas: Stufe 2, Umluft: 160°) vorheizen.

3   Je 2 Rosinen pro Brötchen als Augen in den Teig drücken. Mandeln halbieren und je 2 Mandelhälften pro Brötchen als Ohren hineinstecken. Mit Kondensmilch bestreichen. Im Backofen auf mittlerer Schiene ca. 20 Minuten backen. Brötchen auskühlen lassen.

4   Mango schälen, das Fruchtfleisch vom Stein schneiden. Für die Mäuseschwänzchen lange dünne Streifen
schneiden und in die Brötchen stecken. Restliches Fruchtfleisch würfeln und mit Quark und Zitronenmelisse verrühren. Mäusebrötchen mit Fruchtquark servieren.

Kinder können ...

... die Mäuse mit Augen, Ohren und Schwänz-
chen versehen. Das wird Ihren Kindern einen
Riesenspaß machen.

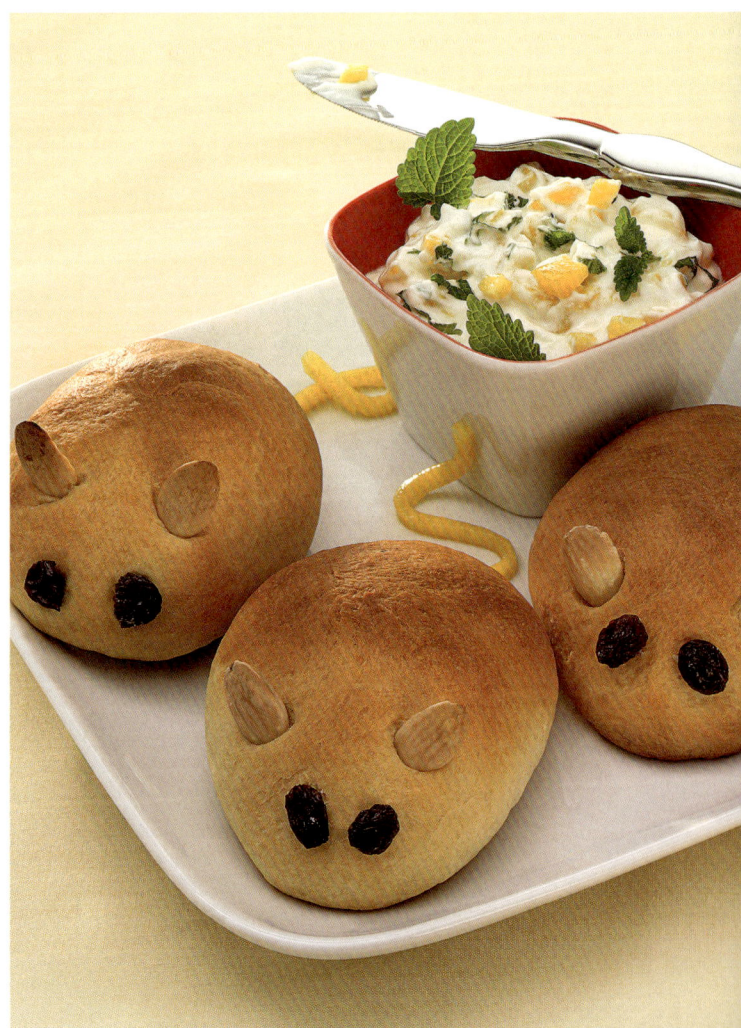

Für den großen Hunger: Hauptgerichte

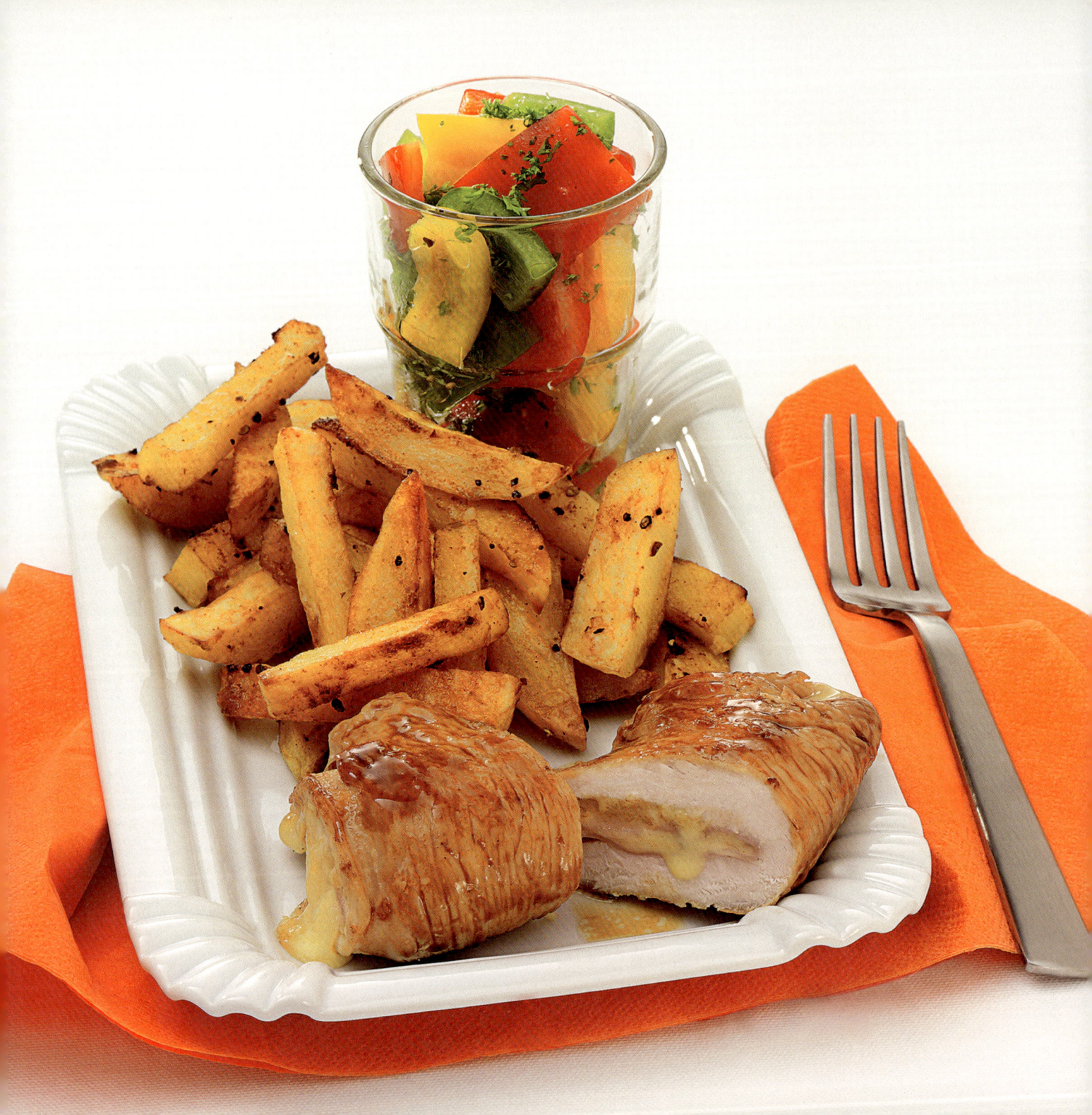

Puten-Cordon-bleu mit Ofenpommes

Mit Geflügel und Schweinefleisch

800 g festkochende Kartoffeln • 1 EL Olivenöl • 1 TL Papri-kapulver • 4 Putenschnitzel (à 120 g) • 2 Scheiben gekochter Schinken • 4 EL geriebener Käse (30 % Fett i. Tr.) • 2 TL Pflanzenöl • je 2 rote, grüne und gelbe Paprika • ½ Orange • 50 ml Gemüsebrühe (1 TL gekörnte Brühe) • 1 EL dunkler Balsamicoessig • 1 TL gehackte Petersilie (frisch oder tiefge-kühlt) • Salz • Pfeffer • Backpapier • Holzspieße
Für 4 Personen • Fertig in: 55 Minuten

1 Backofen auf 200° (Gas: Stufe 3, Umluft: 180°) vor-heizen. Kartoffeln schälen und in ca. 10 cm lange, fin-gerdicke Stifte schneiden. Öl mit Paprikapulver, Salz und Pfeffer verrühren. Kartoffelstifte auf ein mit Backpapier ausgelegtes Backblech geben, mit dem gewürzten Öl vermi-schen und im Backofen auf mittlerer Schiene ca. 40 Minu-ten backen. Die Ofenpommes zwischendurch mit einem Holzspatel einmal wenden.

2 Putenschnitzel abspülen, mit Küchenpapier trocken tupfen und etwas flach klopfen. Mit Salz und Pfeffer wür-

zen. Schinkenscheiben halbieren und jeweils ½ Scheibe auf die Putenschnitzel legen. Mit Käse bestreuen, zusammen-klappen und mit Holzspießen feststecken.

3 Öl in einer Pfanne erhitzen und Puten-Cordons-bleus darin ca. 5 Minuten von jeder Seite goldbraun braten.

4 Für den Salat Paprika waschen, halbieren, entkernen und würfeln. Orangenhälfte auspressen. Orangensaft mit Brühe und Balsamicoessig verquirlen. Mit Petersilie, Salz und Pfeffer kräftig abschmecken. Dressing mit Paprikawür-feln mischen und mit Puten-Cordons-bleus und Kartoffel-stiften servieren.

Kinder können ...

... mit einem Sparschäler beim Kartoffel-schälen helfen. Wenn Sie die Kartoffeln an-schließend in Scheiben schneiden, können ältere Kinder daraus leicht die Stifte schnei-den. Kleinere Kinder können die Cordon bleus füllen oder beim Herstellen des Salat-dressings helfen.

Gut zu wissen

Mageres Putenfleisch ist ein guter Eiweißlie-ferant, da die Proteine ohne übermäßig viel Fett geliefert werden, anders als bei Brat-wurst, Salami oder Speck. Proteine sind für zahlreiche Körperfunktionen wichtig. So bauen sie körpereigenes Gewebe auf, regulieren den Stoffwechsel und stärken die Immunabwehr durch den Bau von Antikörpern. Vor allem fürs Toben werden hochwertige Proteine benötigt. Denn damit stärkt der Körper seine Muskeln – und die sind beispielsweise beim Rennen und Klettern sehr nützlich.

Bratwürstchen mit Möhrengemüse

Mit Schweinefleisch • Schmeckt auch den Kleinen

600 g festkochende Kartoffeln • 1 kg Möhren • 500 ml
Gemüsebrühe (2 TL gekörnte Brühe) • 2 EL Mehl •
6 EL Wasser • 2 EL gehackte Petersilie (frisch oder TK) •
2 EL Crème legère • 2 TL Pflanzenöl • 12 Nürnberger
Rostbratwürstchen (à 21 g) • Salz • Pfeffer
Für 4 Personen • Fertig in: 30 Minuten

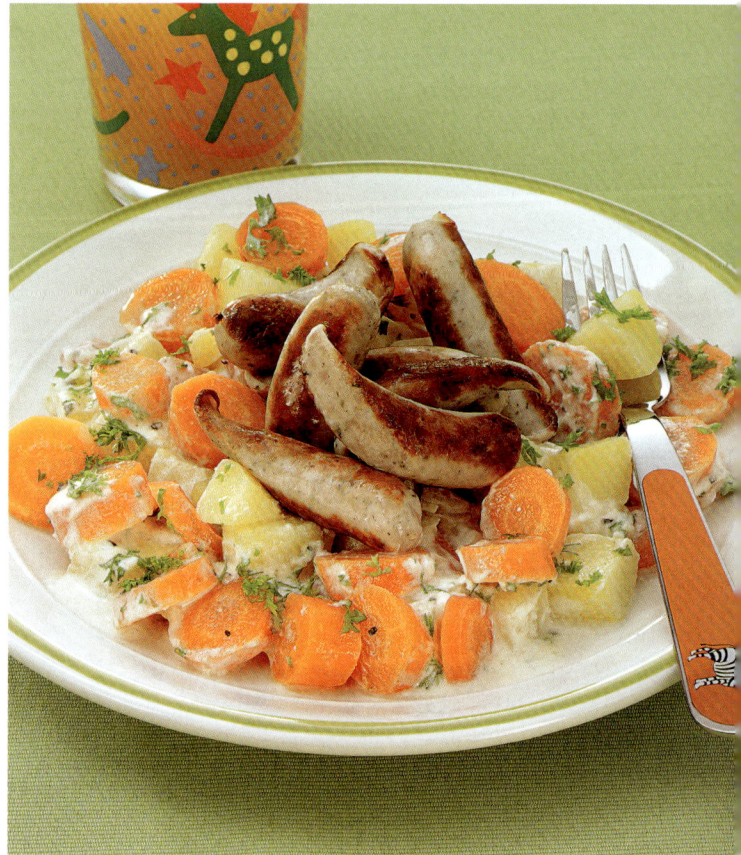

1 Kartoffeln und Möhren schälen. Kartoffeln würfeln
und Möhren in Scheiben schneiden. Mit Brühe in einen
Topf geben und zugedeckt ca. 10–12 Minuten garen.
Mehl mit Wasser verrühren und zum Gemüse geben. Weitere ca. 3 Minuten köcheln lassen. Mit Salz und Pfeffer
abschmecken, mit Petersilie und Crème legère verfeinern.

2 Öl in einer Pfanne erhitzen. Bratwürstchen schräg
halbieren und darin ca. 5–7 Minuten rundherum braten.
Bratwürstchen zum Möhrengemüse servieren.

Variante: Schneller Möhreneintopf

1 400 g Tatar (Rinderhackfleisch) in 2 TL Pflanzenöl in
einem Topf krümelig anbraten.

2 800 g mehligkochende, geschälte Kartoffeln in Würfeln, 1 Stange geputzter Lauch in Ringen und 1 kg geschälte
Möhren in Scheiben zugeben und kurz mitbraten. Salzen
und pfeffern. Mit 400 ml Gemüsebrühe (2 TL gekörnte
Brühe) ablöschen und ca. 25 Minuten garen. Mit Salz, Pfeffer und geriebener Muskatnuss abschmecken.

3 4 EL saure Sahne mit 1 EL gehackter Petersilie verrühren. Den Möhreneintopf auf Teller verteilen und je 1 EL
Petersiliensahne darübergeben.

Hauptsache Gemüse!
Das sollte immer Ihr Motto sein.

Broccoliauflauf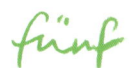

Mit Schweinefleisch • Zum Einfrieren • Schmeckt auch den Kleinen

800 g festkochende Kartoffeln • 1 kg Broccoli • 150 g gekochter Schinken • 3 Eier • 200 ml fettarme Milch • 3 EL Schmand • 1 EL Mehl • 100 g geriebener Käse (30 % Fett i. Tr.) • 2 EL gehackte Mandeln • geriebene Muskatnuss • Salz • Pfeffer
Für 4 Personen • Fertig in: 60 Minuten

1   Kartoffeln schälen und würfeln. Broccoli waschen, Ende abschneiden und in Röschen teilen, die Stiele schälen und würfeln. Kartoffelwürfel in Salzwasser ca. 15 Minuten vorgaren. Broccoli ca. 5 Minuten mitgaren. Backofen auf 200° (Gas: Stufe 3, Umluft: 180°) vorheizen. Schinken in Streifen schneiden.

2   Eier mit Milch, Schmand und Mehl verquirlen. Mit Salz, Pfeffer und Muskatnuss würzen. Kartoffelwürfel und Broccoli abgießen. Mit Schinkenstreifen in eine Auflaufform geben. Mit Eierguss übergießen und mit Käse und Mandeln bestreuen. Im Backofen auf mittlerer Schiene ca. 30 Minuten überbacken und servieren.

Kinder können …

… mit Ihrer Hilfe den Broccoli in Röschen teilen. Anschließend können sie die Zutaten für den Eierguss verquirlen und die Auflaufzutaten in die Form füllen. Käse und Mandeln darüberstreuen können selbst die Kleinsten.

Bauernpfanne

Mit Schweinefleisch • Zum Einfrieren • Schmeckt auch den Kleinen

800 g festkochende Kartoffeln • 1 Zwiebel • 1 Spitzkohl (ca. 900 g) • 250 g Champignons • 2 TL Pflanzenöl • 100 g magere Schinkenwürfel • 200 ml Wasser • 3 EL Crème légère • 100 g Frischkäse (bis 1 % Fett absolut) • 1 EL gehackte Petersilie (frisch oder TK) • Salz • Pfeffer
Für 4 Personen • Fertig in: 55 Minuten

1   Kartoffeln und Zwiebel schälen. Kartoffeln in Würfel und Zwiebel in Streifen schneiden. Spitzkohl putzen, vierteln, den Strunk entfernen und in Streifen schneiden. Champignons trocken abreiben und halbieren.

2   Öl in einer Pfanne erhitzen. Kartoffelwürfel und Zwiebelstreifen zugeben, salzen, pfeffern und zugedeckt ca. 5–10 Minuten dünsten. Schinkenwürfel, Champignonhälften und Spitzkohlstreifen zugeben und ca. 5 Minuten braten. Mit Wasser ablöschen und ca. 20 Minuten garen.

3   Crème légère mit Frischkäse und Petersilie unterrühren. Mit Salz und Pfeffer abschmecken und servieren.

Variante mit Ei

1   800 g geschälte Kartoffeln in Würfeln ca. 10 Minuten in 2 TL Pflanzenöl zugedeckt dünsten. 4 *Weight Watchers Delikatess Wiener Würstchen* und je 2 rote, grüne und gelbe Paprika würfeln, zufügen und weitere 20 Minuten braten.

2   4 Eier mit 100 ml fettarmer Milch, 1 TL Paprikapulver, Salz und Pfeffer verquirlen. In die Pfanne geben und unter Rühren ca. 5 Minuten stocken lassen. Mit 1 EL gehackter Petersilie (frisch oder TK) bestreut servieren.

133

Gebackene Kartoffelschiffchen

*4 große festkochende Kartoffeln (à 250 g) • 2 Frühlings-
zwiebeln • 200 g Schmand • 60 g geriebener Käse (30 % Fett
i. Tr.) • 1 TL getrocknete Kräuter der Provence • 10 Tomaten
• 2 Stängel Basilikum • 4 TL Pflanzenöl • 2 EL heller Balsamicoessig • 4 EL Gemüsebrühe (3 Prisen gekörnte Brühe) •
Salz • Pfeffer • 8 Holzspieße*
Für 4 Personen • Fertig in: 55 Minuten

1 Kartoffeln waschen und mit Schale in Salzwasser bei
kleiner Hitze ca. 25 Minuten vorgaren. Backofen auf 200°
(Gas: Stufe 3, Umluft: 180°) vorheizen. Kartoffeln abgießen,
pellen und waagerecht halbieren. Frühlingszwiebeln waschen, Enden entfernen und in feine Ringe schneiden.
Schmand mit Frühlingszwiebelringen, Käse und Kräutern
der Provence verrühren, salzen und pfeffern.

Tipp

Zu den Kartoffelschiffchen schmecken gebratene Schweine-Minutenschnitzel. Dafür
4 Schweine-Minutenschnitzel (à 120 g) in
2 TL Pflanzenöl von jeder Seite ca. 3 Minuten
anbraten, salzen, pfeffern.

2 Kartoffelhälften in eine Auflaufform (ca. 15 x 20 cm)
setzen. Schmandcreme daraufgeben. Im Backofen auf mittlerer Schiene ca. 20–25 Minuten backen.

3 Tomaten waschen, vom Stielansatz befreien und in
Spalten schneiden. 16 Tomatenspalten als Segel zur Seite legen. Basilikum waschen, trocken schütteln und Blätter abzupfen. Restliche Tomatenspalten mit Öl, Balsamicoessig,
Gemüsebrühe und Basilikum mischen, mit Salz und Pfeffer
abschmecken. 16 Tomatenspalten auf 8 Holzspieße schie-
ben und als Segel in die Kartoffelschiffchen stecken. Mit
Tomatensalat servieren.

Kinder können ...

... Kartoffeln und Frühlingszwiebeln waschen.
Rühren Sie die Schmandcreme gemeinsam an. Kinder dürfen dann die Creme auf
die Kartoffelhälften verteilen. Zum Schluss
können sie auf den Kartoffelschiffchen
die Segel setzen.

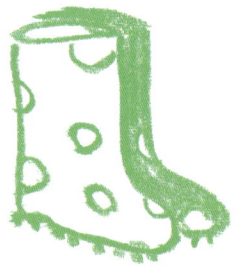

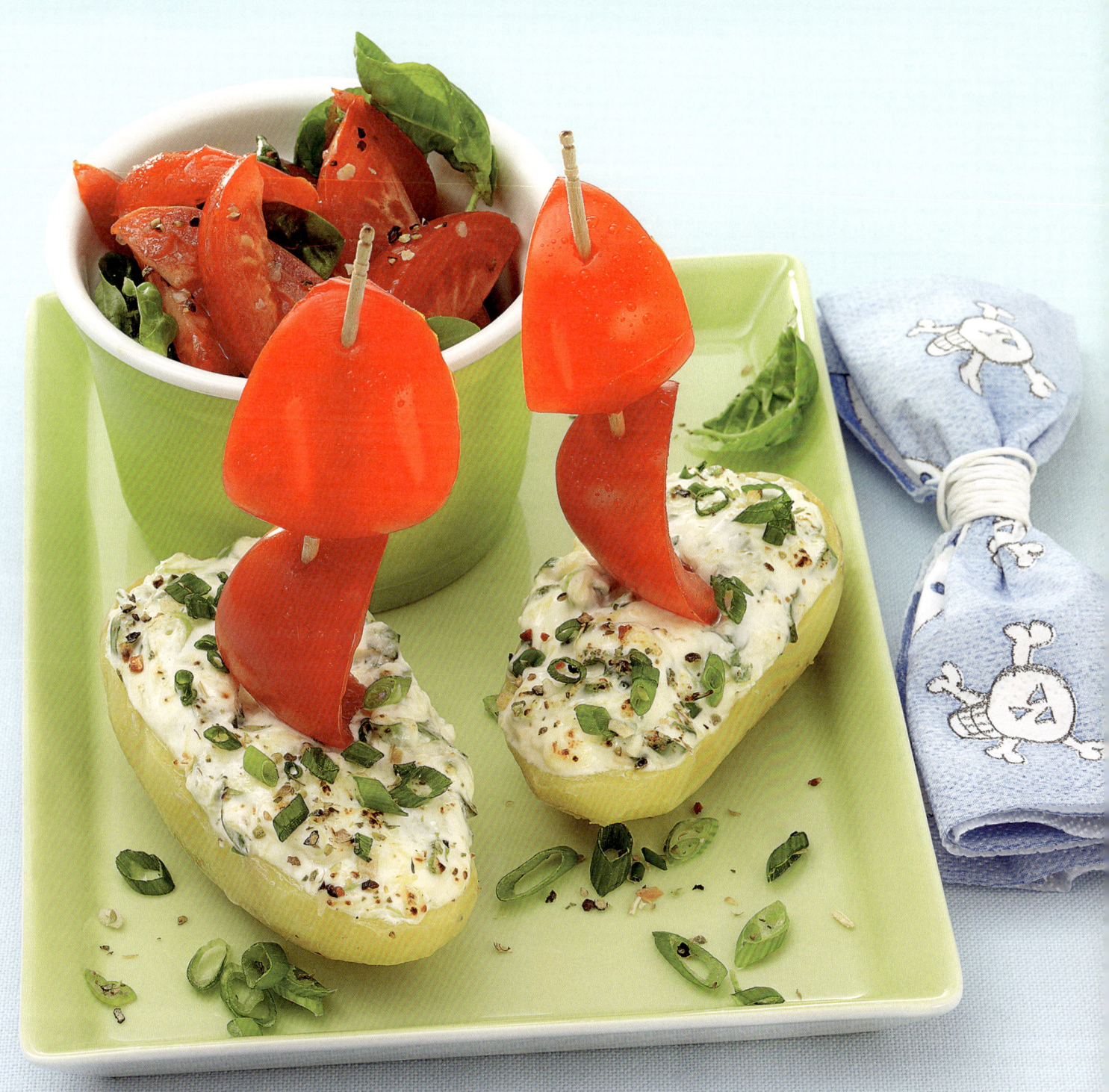

Seeräubernudeln mit Lachs

Mit Lachs

250 g trockene grüne Bandnudeln (ersatzweise weiße) • 800 g Broccoliröschen (TK) • 300 g Lachsfilet (frisch oder TK, aufgetaut) • 250 ml fettarme Milch • 150 ml Gemüsebrühe (½ TL gekörnte Brühe) • 1 EL Speisestärke • 1 EL gehackte Petersilie (frisch oder TK) • 3 EL Crème légère • Salz • Pfeffer
Für 4 Personen • Fertig in: 30 Minuten

1 Bandnudeln nach Packungsanweisung ins kochende Salzwasser geben und 5 Minuten garen. Broccoliröschen zufügen und ca. 8 Minuten köcheln lassen (bis die Nudeln gar sind).

2 Lachsfilet abspülen, mit Küchenpapier trocken tupfen und fein würfeln. 200 ml Milch mit Gemüsebrühe aufkochen. Lachswürfel zugeben und ca. 8 Minuten darin gar ziehen lassen. Speisestärke mit 50 ml Milch anrühren. Zum Lachs geben und weitere ca. 2 Minuten leicht köcheln lassen.

3 Sauce mit Salz und Pfeffer würzen, mit Petersilie und Crème légère verfeinern. Nudeln und Broccoliröschen abgießen und mit Lachssauce servieren.

Variante

Statt Broccoliröschen können Sie auch Blumenkohlröschen verwenden. Ersetzen Sie dann die Petersilie durch 1 EL gehackten Dill (frisch oder TK).

Piratentopf

Mit Thunfisch • Zum Einfrieren • Schmeckt auch den Kleinen

1 Zwiebel • je 1 rote und gelbe Paprika • 2 TL Pflanzenöl • 1 EL Tomatenmark • 400 g stückige Tomaten • 500 ml Tomatensaft • 100 ml Gemüsebrühe (½ TL gekörnte Brühe) • 200 g trockene Vollkorn-Spiralnudeln • 1 Dose Thunfisch, im eigenen Saft (150 g Abtropfgewicht) • 150 g Erbsen (TK) • 1 TL gehackter Oregano (frisch oder getrocknet) • ½ TL Paprikapulver • Salz • Pfeffer
Für 4 Personen • Fertig in: 40 Minuten

Gut zu wissen

Crème légère schmeckt fast wie Crème fraîche, enthält aber nur 15 Prozent Fett. So bekommen Sie eine sahnige Konsistenz, ohne dass die Crème gleich mit mindestens 30 Prozent Fett zu Buche schlägt. Schmand enthält 20 bis 29 Prozent Fett und Sauerrahm oder saure Sahne 10 Prozent. Saure Sahne ist also eine echte Alternative zu Crème légère. Damit die Crème nicht gerinnt, sollte sie erst ganz zum Schluss untergerührt und nicht mehr aufgekocht werden.

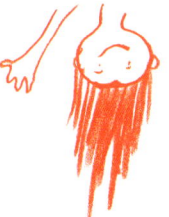

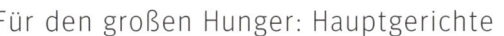

1 Zwiebel schälen. Paprika waschen, halbieren, entkernen und mit Zwiebel in Würfel schneiden. Öl in einem Topf erhitzen, Paprika- und Zwiebelwürfel darin ca. 3 Minuten anbraten. Tomatenmark zufügen und anschwitzen. Mit Tomaten, Tomatensaft und Brühe ablöschen. Nudeln einrühren und ca. 20–25 Minuten garen, dabei regelmäßig durchmischen.

2 Thunfisch abtropfen lassen und mit einer Gabel zerpflücken. Mit Erbsen zu den Nudeln geben und weitere ca. 5 Minuten garen. Mit Oregano und Paprikapulver würzen und mit Salz und Pfeffer abschmecken.

Variante: Wikingertopf mit Hackfleisch

1 200 g trockene Vollkornnudeln in Salzwasser garen. 300 g Tatar (Rinderhackfleisch) mit 1 EL Magerquark, 1 EL Paniermehl, 1 TL Tomatenmark, Salz und Pfeffer verkneten. Zu 16 kleinen Bällchen formen und in einer Pfanne in 2 TL Pflanzenöl ca. 5 Minuten rundherum braten.

2 1 geschälte Zwiebel in Würfeln mit 800 g geputzten Möhren in Scheiben in 1 TL Pflanzenöl andünsten. 350 ml Gemüsebrühe (1 TL gekörnte Brühe) zufügen und zugedeckt ca. 15 Minuten garen.

3 Nudeln abgießen und mit 1 Dose Mais (285 g Abtropfgewicht), Hackbällchen und 100 g Kräuterfrischkäse (bis 1 % Fett absolut) unter die Möhren-Zwiebel-Mischung heben. Kurz erwärmen, mit Salz und Pfeffer abschmecken und servieren.

Kinder können ...

... mit Ihrer Unterstützung die Paprika in Würfel schneiden. Später rühren Sie gemeinsam vorsichtig die Nudeln unter. Füllen Sie den abgetropften Thunfisch in eine kleine Schüssel um, dort können die Kinder ihn gut mit einer Gabel zerpflücken.

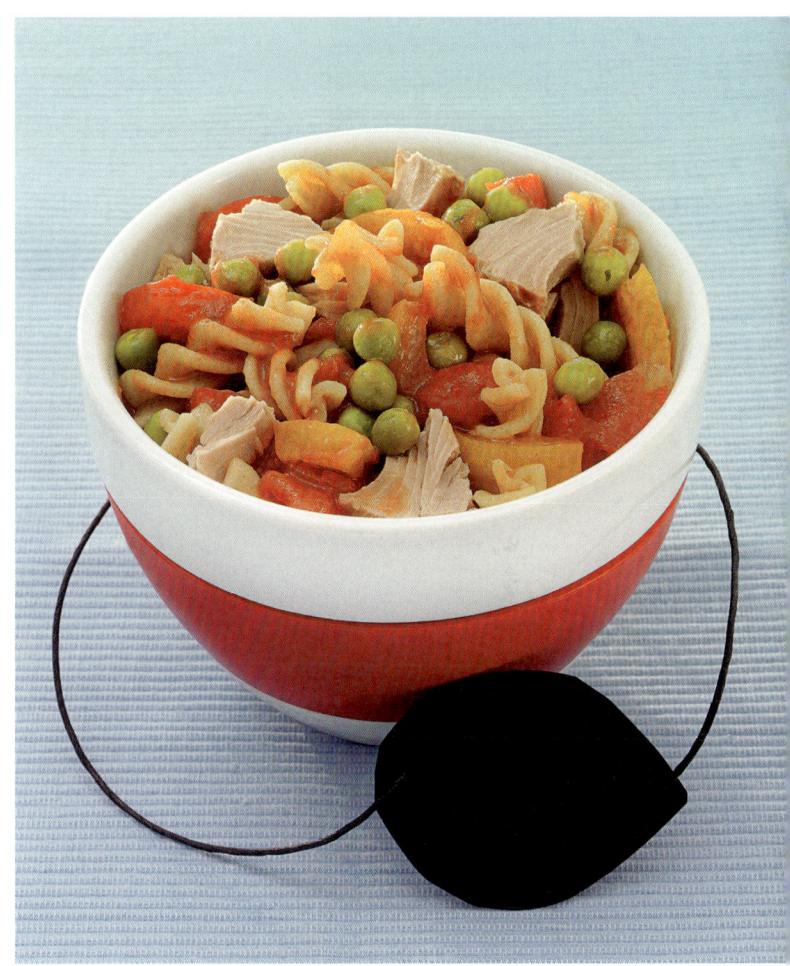

Fischstäbchen süßsauer

Mit Seelachs

200 g trockener Langkornreis • 400 g Möhren • 2 Stangen Lauch • 1 Knoblauchzehe • 500 g Seelachsfilet • ½ Zitrone • 2 TL Pflanzenöl • 1 EL Tomatenmark • 250 ml Wasser • 1 Dose Ananasringe oder -stücke (235 g Abtropfgewicht) • 1 EL Apfelessig • 1 TL Honig • Salz • Pfeffer
Für 4 Personen • Fertig in: 40 Minuten

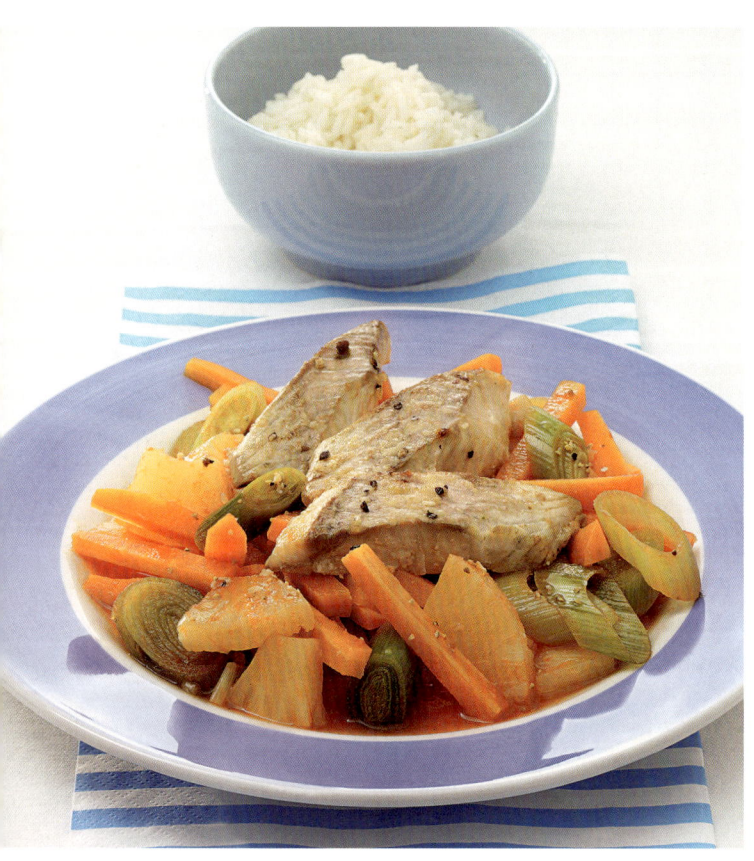

1   Reis nach Packungsanweisung in Salzwasser garen. Möhren schälen und in Stifte schneiden. Lauch waschen und in Ringe schneiden. Knoblauch pressen. Seelachsfilet abspülen, mit Küchenpapier trocken tupfen und in lange Stücke schneiden. Zitronenhälfte auspressen. Seelachsfiletstücke mit Zitronensaft, Salz und Pfeffer würzen.

2   Öl in einer Pfanne erhitzen, Seelachsstücke darin ca. 3 Minuten von jeder Seite braten und herausnehmen. Möhrenstifte mit Knoblauch im Bratensatz ca. 3 Minuten andünsten. Tomatenmark einrühren, Lauchringe zugeben und mit Wasser ablöschen. Ca. 10 Minuten köcheln lassen.

3   Ananas abtropfen lassen, gegebenenfalls in Stücke schneiden und zum Gemüse geben. Mit Apfelessig, Honig, Salz und Pfeffer würzen. Fischstäbchen auf die Sauce geben und kurz erwärmen. Mit Reis servieren.

Kinder können ...

... die Möhren schälen und den Knoblauch pressen, die Zitronenhälfte auspressen und den Fisch mit Zitronensaft beträufeln. Später können sie die Ananas abtropfen lassen und gegebenenfalls in Stücke schneiden.

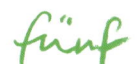

Schnitzelsuppe

Mit Schweinefleisch • Zum Einfrieren

300 g Schweineschnitzel • je 1 rote, grüne und gelbe Paprika • 1 Zwiebel • 2 TL Pflanzenöl • 800 g passierte Tomaten • 350 ml Gemüsebrühe (1 TL gekörnte Brühe) • 2 EL Schmand • 1 EL gehackte Petersilie (frisch oder TK) • 1 TL Paprikapulver • 1 TL Pizzagewürz (ersatzweise Oregano) • 1 Prise Zucker • Salz • Pfeffer • 4 Vollkornbrötchen
Für 4 Personen • Fertig in: 40 Minuten

1 Schweineschnitzel mit einem Küchentuch trocken tupfen und in Streifen schneiden. Paprika waschen, halbieren, entkernen und in Stücke schneiden. Zwiebel schälen und in Streifen schneiden. Öl in einem Topf erhitzen. Schnitzelstreifen darin ca. 2 Minuten rundherum braten, salzen und pfeffern. Paprikastücke und Zwiebelstreifen zugeben und kurz mitbraten.

Gut zu wissen

Schweineschnitzel, die aus der Hüfte geschnitten wurden, sind in der Regel die besten. Die Fleischstücke sollten quer zur Faser geschnitten sein. Achten Sie auf eine gleichmäßige hellrosa Farbe sowie matt glänzende Schnittflächen. Das sind Anzeichen für eine gute Fleischqualität. Mit nur 2 Prozent Fettanteil ist das magere Schnitzelfleisch eine gute Proteinquelle.

2 Mit Tomaten und Brühe ablöschen und ca. 20 Minuten köcheln lassen. Suppe mit Schmand verfeinern und mit Petersilie, Paprikapulver, Pizzagewürz und Zucker würzen. Mit Salz und Pfeffer abschmecken und mit Vollkornbrötchen servieren.

Variante: Schnitzelsuppe mit Reis

Statt die Suppe mit Vollkornbrötchen zu servieren, können Sie auch 120 g trockenen 10-Minuten-Reis mit den Tomaten und der Brühe zur Suppe geben und mitgaren. Erhöhen Sie dann die Menge an Gemüsebrühe auf 600 ml (2 TL gekörnte Brühe).

Kinder können …

… die Schnitzel in Streifen und die Paprika in Stücke schneiden. Später können sie Tomaten und Brühe zugeben und den Schmand einrühren. Schmecken Sie zum Schluss die Suppe gemeinsam ab.

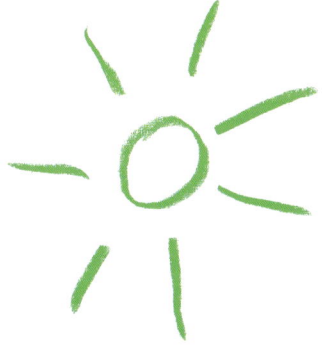

Kleine Helfer

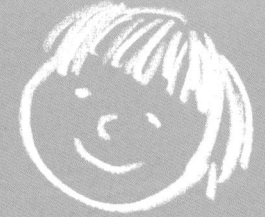

Alle Eltern wünschen sich, dass ihre Kinder eine gesunde Einstellung zum Essen entwickeln. Im Alltag sollte man die Erwartungen realistisch halten. Freuen Sie sich auch über kleine Schritte – wenn Ihr Kind freiwillig ein unbekanntes Gemüse probiert oder endlich mal etwas anderes zum Abendessen möchte als Nudeln mit Butter, ist das ein Erfolg! Die Vorlieben Ihres Kindes werden Sie wahrscheinlich nicht ändern, aber Sie können ihm helfen, allmählich seinen Horizont zu erweltern, indem Sie ihm vielfältige Geschmackserfahrungen ermöglichen.

Es gibt einen einfachen, guten Trick, um neue Lebensmittel interessant zu machen: Lassen Sie Ihr Kind beim Kochen helfen. Die meisten Kinder finden es spannend, in der Küche dabei sein zu dürfen, und es gibt für jedes Alter passende Tätigkeiten. Hier ein paar Vorschläge:

3 bis 4 Jahre

Die Kleinen können schon viel mit ihren Händen machen. Sie sind stolz, wenn sie kleine Aufgaben ausführen können. So ertwas macht ihnen sicher Spaß:

- ◎ Obst und Gemüse waschen und abtrocknen.
- ◎ Petersilie und Minze vom Stängel zupfen.
- ◎ Die Arbeitsfläche oder den Esstisch mit einem Tuch abwischen.
- ◎ Salat mit den Händen in kleine Stücke zerteilen.
- ◎ Bananen schälen.
- ◎ Eine Pizza oder ein Sandwich mit Zutaten belegen.
- ◎ Das Dressing über den Salat geben.

5 bis 9 Jahre

In diesem Alter sind Kinder schon ganz schön stark, verfügen über gute Koordination und können sich länger konzentrieren. Das werden sie gerne tun:

- ◎ Schnittlauch mit einer (kindersicheren) Schere schnippeln.
- ◎ Weiches Obst wie Bananen und Erdbeeren in Stücke schneiden (das geht auch mit einem Plastikmesser).
- ◎ Zutaten in einer Schüssel mischen, verrühren, schlagen.
- ◎ Zutaten abwiegen oder abmessen.
- ◎ Zitronen auspressen.
- ◎ Margarine aufs Brot und Glasur auf den Kuchen streichen.
- ◎ Den Tisch decken.

10 bis 12 Jahre

Die Kinder können jetzt Rezepte lesen und verstehen. Mit ein wenig Anleitung und Hilfe können sie die meisten einfachen Arbeiten erledigen. Ermuntern Sie sie zu diesen Dingen:

- ◎ Zutaten klein schneiden, die später in den Topf kommen: Pilze, Zucchini, Käse, Oliven …
- ◎ Die Eier aufschlagen.
- ◎ Möhren, Gurken und Kartoffeln mit einem Sparschäler schälen.
- ◎ Parmesan reiben.
- ◎ Dosen öffnen.
- ◎ Teig ausrollen.
- ◎ Das Essen auf Servierplatten attraktiv anrichten.

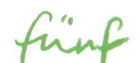

Ratatouille-Farfalle

Vegetarisch • Zum Einfrieren

200 g trockene Farfalle • 1 Aubergine (ca. 500 g) • 1 Zucchino (ca. 300 g) • 1 gelbe Paprika • 1 Zwiebel • 1 Knoblauchzehe • 2 TL Olivenöl • 400 g stückige Tomaten • 1 TL gehackter Majoran (frisch oder getrocknet) • 3 Stängel Basilikum • Salz • Pfeffer
Für 4 Personen • Fertig in: 40 Minuten

1 Farfalle nach Packungsanweisung in Salzwasser garen. Aubergine, Zucchino und Paprika waschen. Zucchino längs halbieren und in dünne Scheiben schneiden, Aubergine fein würfeln. Paprika entkernen und in kleine Stücke schneiden. Zwiebel schälen und würfeln, Knoblauch pressen.

2 Öl in einem Topf erhitzen und Zwiebelwürfel mit Knoblauch darin kurz andünsten. Auberginen- und Zucchinischeiben mit Paprikastücken zufügen und ca. 3 Minuten anbraten. Mit Tomaten ablöschen, mit Majoran, Salz und Pfeffer würzen und ca. 15 Minuten köcheln lassen.

2 Farfalle abgießen und unter die Sauce mischen. Mit Salz und Pfeffer abschmecken. Basilikum waschen, trocken schütteln und die Blätter in Streifen schneiden. Ratatouille-Farfalle mit Basilikumstreifen bestreut servieren.

Variante: Nudelauflauf

Füllen Sie die Ratatouille-Farfalle in eine Auflaufform (ca. 20 x 30 cm) und bestreuen Sie das Ganze mit 1 Kugel Mozzarella light in Würfeln und 3 EL geriebenem Parmesan. Überbacken Sie den Auflauf im vorgeheizten Backofen bei 200° (Gas: Stufe 3, Umluft: 180°) auf mittlerer Schiene ca. 20–25 Minuten.

Kinder können ...

… Sie dabei unterstützen, das ganze Gemüse zu waschen. Wenn Ihre Kinder schon etwas größer sind, können Sie gemeinsam das Gemüse in Stücke schneiden. Natürlich darf dabei auch einmal genascht werden!

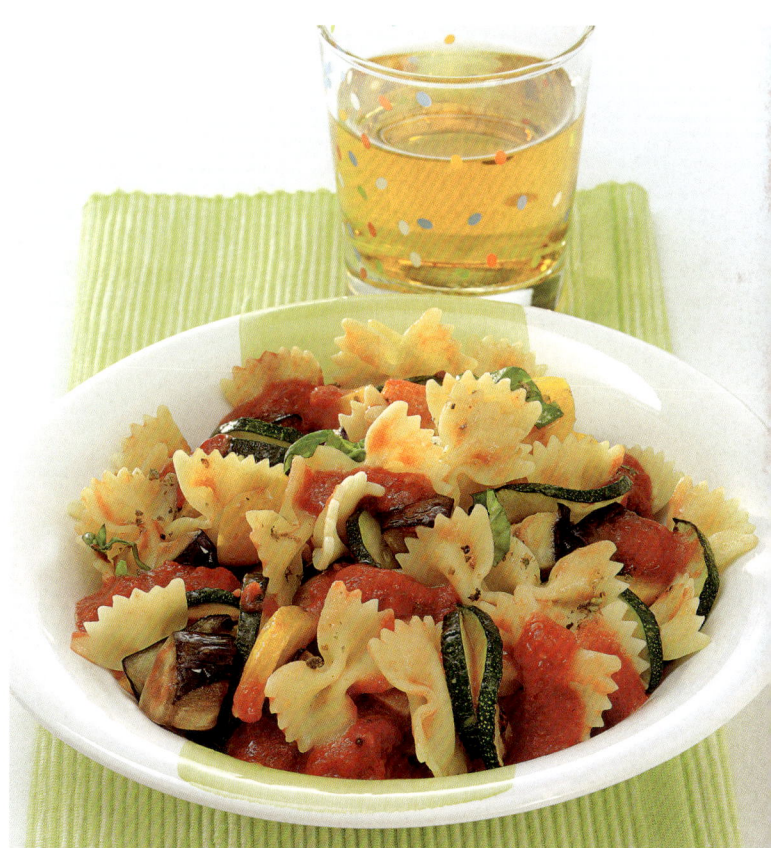

Kunterbunte Schupfnudeln

Vegetarisch

400 g mehligkochende Kartoffeln • 1 Ei • 5 EL Mehl • 4 EL Hartweizengrieß • 1 Prise geriebene Muskatnuss • 250 g Möhrenscheiben (TK) • 500 g Broccoliröschen (TK) • 150 ml Gemüsebrühe (½ TL Instantpulver) • 2 TL Pflanzenöl • 1 Dose Mais (285 g Abtropfgewicht) • 100 g Kräuterfrischkäse (bis 1 % Fett absolut) • ½ TL Paprikapulver • 1 EL gehackte Petersilie (frisch oder TK) • Salz • Pfeffer
Für 4 Personen *• Fertig in: 75 Minuten*

1 Kartoffeln schälen und in Salzwasser ca. 20–25 Minuten garen. Abgießen und durch eine Kartoffelpresse drücken. Mit Ei, 4 EL Mehl und Grieß zu einem glatten Teig verkneten und mit Muskatnuss, Salz und Pfeffer würzen. Teig auf restlichem Mehl zu einer Rolle formen, in Stücke schneiden und zu Schupfnudeln formen.

2 Salzwasser aufkochen, die Schupfnudeln portionsweise zugeben und ca. 5 Minuten gar ziehen lassen, dabei nicht mehr kochen. Die Schupfnudeln sind gar, wenn sie oben schwimmen. Mit einer Schaumkelle herausnehmen, kurz mit kaltem Wasser abschrecken und gut abtropfen lassen.

Tipp

Wenn es schnell gehen soll, können Sie auch 500 g fertige Schupfnudeln (aus der Kühltheke im Supermarkt) verwenden.

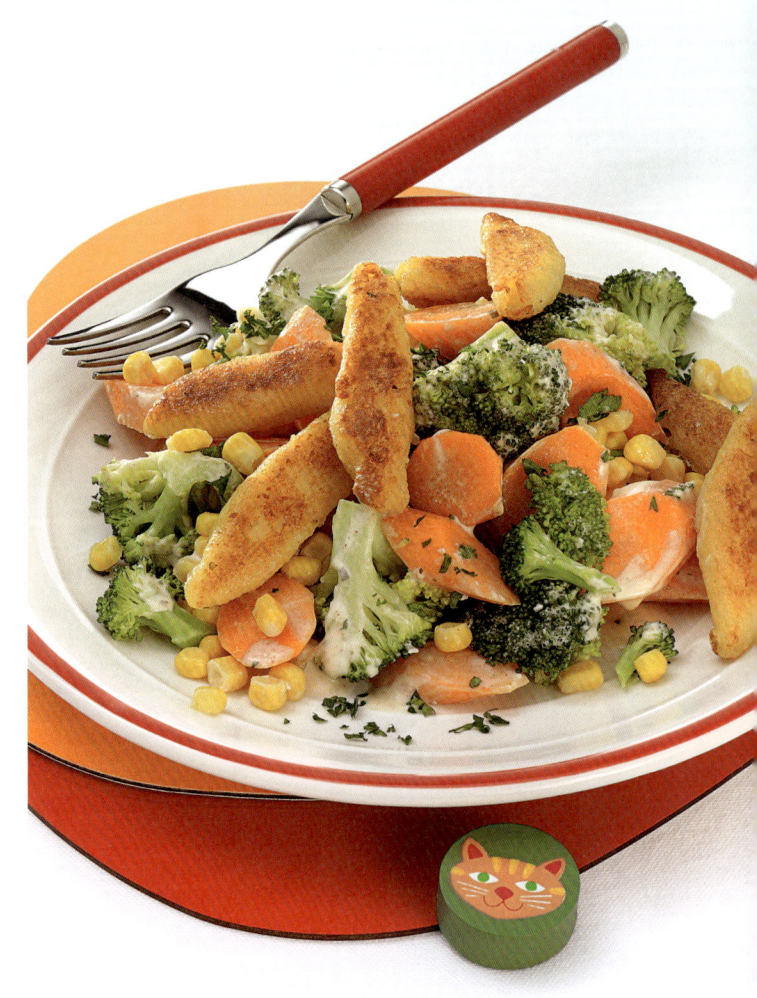

3 Möhrenscheiben und Broccoliröschen in Brühe ca. 8 Minuten dünsten. Öl in einer Pfanne erhitzen und Schupfnudeln darin ca. 5 Minuten rundherum anbraten. Mais abtropfen lassen und mit Kräuterfrischkäse zum Gemüse geben. Mit Paprikapulver, Salz und Pfeffer abschmecken. Gemüse mit Petersilie bestreuen und mit Schupfnudeln servieren.

Variante mit Hähnchenbrust

Servieren Sie die Schupfnudeln zusätzlich mit gebratenen Hähnchenbrustfilets. Dafür 4 Hähnchenbrustfilets (à 120 g) mit Paprikapulver und Salz würzen. In 2 TL Pflanzenöl ca. 5–8 Minuten von jeder Seite braten und dazu servieren.

Kinder können …

… die Teigrollen in Stücke schneiden, beim Formen der Schupfnudeln helfen oder die fertigen Schupfnudeln mit der Schaumkelle aus dem Wasser holen.

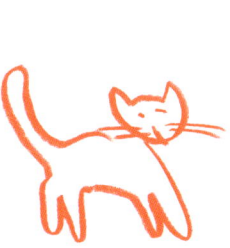

Gefüllte Pfannkuchen

Mit Geflügel

140 g Vollkornmehl • 2 Eier • 650 ml fettarme Milch • 4 TL Pflanzenöl • 400 g Putenschnitzel • 200 g Aprikosen (Konserve) • 2 EL Schmand • 1 TL Paprikapulver • 2 gelbe Paprika • 2 TL gehackte Petersilie (frisch oder TK) • Salz • Pfeffer
Für 4 Personen • Fertig in: 40 Minuten + Quellzeit: 10 Minuten

1 Vollkornmehl mit Eiern und 250 ml Milch verrühren. Salzen und ca. 10 Minuten quellen lassen. 2 TL Öl in einer Pfanne erhitzen und aus dem Teig nacheinander 4 Pfannkuchen backen, dabei von jeder Seite ca. 3 Minuten goldbraun braten. Herausnehmen und im Backofen bei 50° warm stellen.

2 Putenschnitzel abspülen, mit Küchenpapier trocken tupfen und in fingerdicke Streifen schneiden. Aprikosen abtropfen lassen und in Spalten schneiden. 2 TL Öl im Bratensatz erhitzen und Putenschnitzelstreifen darin ca. 5 Minuten rundherum braten. Mit Salz und Pfeffer würzen.

3 Aprikosenspalten und 400 ml Milch zufügen und aufkochen. Sauce mit Schmand verfeinern und mit Salz und Paprikapulver abschmecken. Paprika waschen, halbieren, entkernen und in Streifen schneiden. Sauce in die Pfannkuchen füllen und zusammenklappen. Mit Petersilie bestreuen und mit Paprikarohkost servieren.

Frikadellen mit Fußballpüree

Mit Rindfleisch • Schmeckt auch den Kleinen

*400 g Tatar (Rinderhackfleisch) • 200 g Magerquark •
2 EL Vollkornpaniermehl (ersatzweise helles) • 2 TL gehackter Kerbel (frisch oder getrocknet) • 600 g mehligkochende Kartoffeln • 2 TL Pflanzenöl • 300 g Erbsen (TK)
• 350 ml fettarme Milch • 1 TL Saucenbinder • 2 EL
Schmand • Salz • Pfeffer*
Für 4 Personen • Fertig in: 40 Minuten

1 Hackfleisch mit Quark, Paniermehl und Kerbel verkneten, salzen, pfeffern. Zu 20 kleinen runden Frikadellen
formen. Kartoffeln schälen, würfeln und in Salzwasser
ca. 10 Minuten garen.

2 Öl in einer Pfanne erhitzen und Frikadellen darin ca.
8 Minuten rundherum braten. Erbsen zu den Kartoffeln
geben und weitere ca. 5 Minuten garen. Frikadellen zur Seite stellen. Bratensatz mit 200 ml Milch ablöschen, Saucenbinder einrühren und aufkochen. Mit Salz und Pfeffer würzen. Frikadellen zugeben und kurz erwärmen.

3 Kartoffelwürfel und Erbsen abgießen. Mit 150 ml
Milch und Schmand zerstampfen und mit Salz und Pfeffer
abschmecken. Püree auf eckige Teller streichen, Frikadellen
mit Sauce zum Fußballpüree servieren.

Kinder können ...

... mit Ihrer Hilfe das Fußballpüree selbst
zerstampfen. Dann schmeckt es gleich noch-
mal so gut.

Tipp

Das Fußballpüree sieht besonders toll aus,
wenn Sie zusätzlich die Linien eines Spielfelds
daraufzeichnen. Zerstampfen Sie dafür die Kartoffeln nur mit Milch. Schneiden Sie die Ecke
eines kleinen Gefrierbeutels fein ab, füllen Sie
den Schmand ein und zeichnen Sie damit das
Spielfeld nach.

Gut zu wissen

Fußballer müssen schnell laufen und kräftig
schießen können. Dafür brauchen sie starke
Muskeln, vor allem in den Beinen. Tatar und
Magerquark sind gute Proteinquellen, die den
Körper mit viel wertvollem Eiweiß versorgen
und wenig Fett enthalten. So können ordent-
lich Muskeln gebildet werden.
Erbsen enthalten reichlich Kalium und Magnesium. Kalium wird für die Energieproduktion
benötigt und schützt, ebenso wie Magnesium,
vor Muskelkrämpfen.
Im Fußballpüree steckt also alles, was Fußballer brauchen, um viele Tore zu schießen.

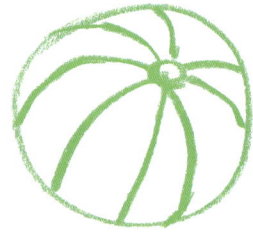

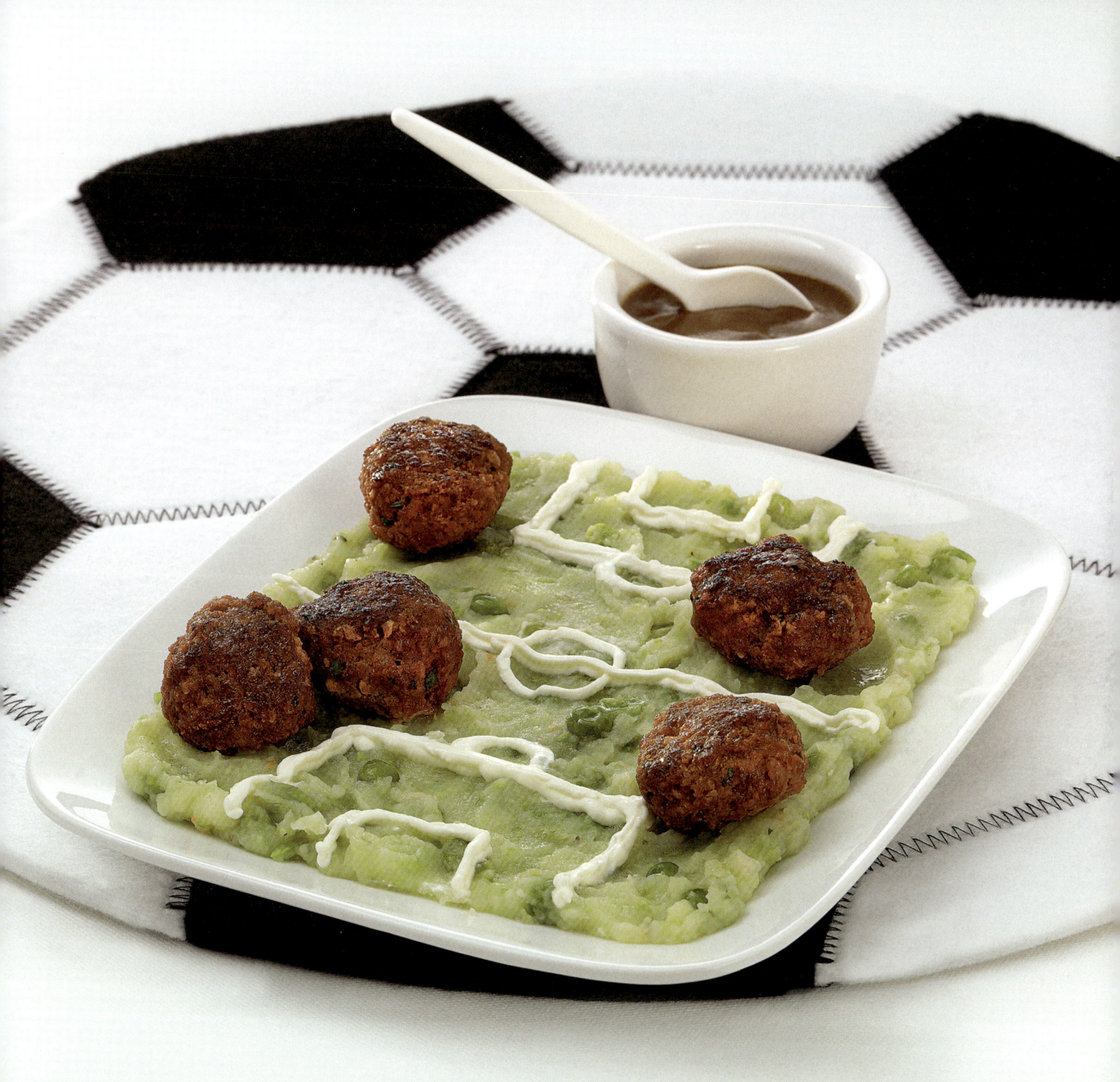

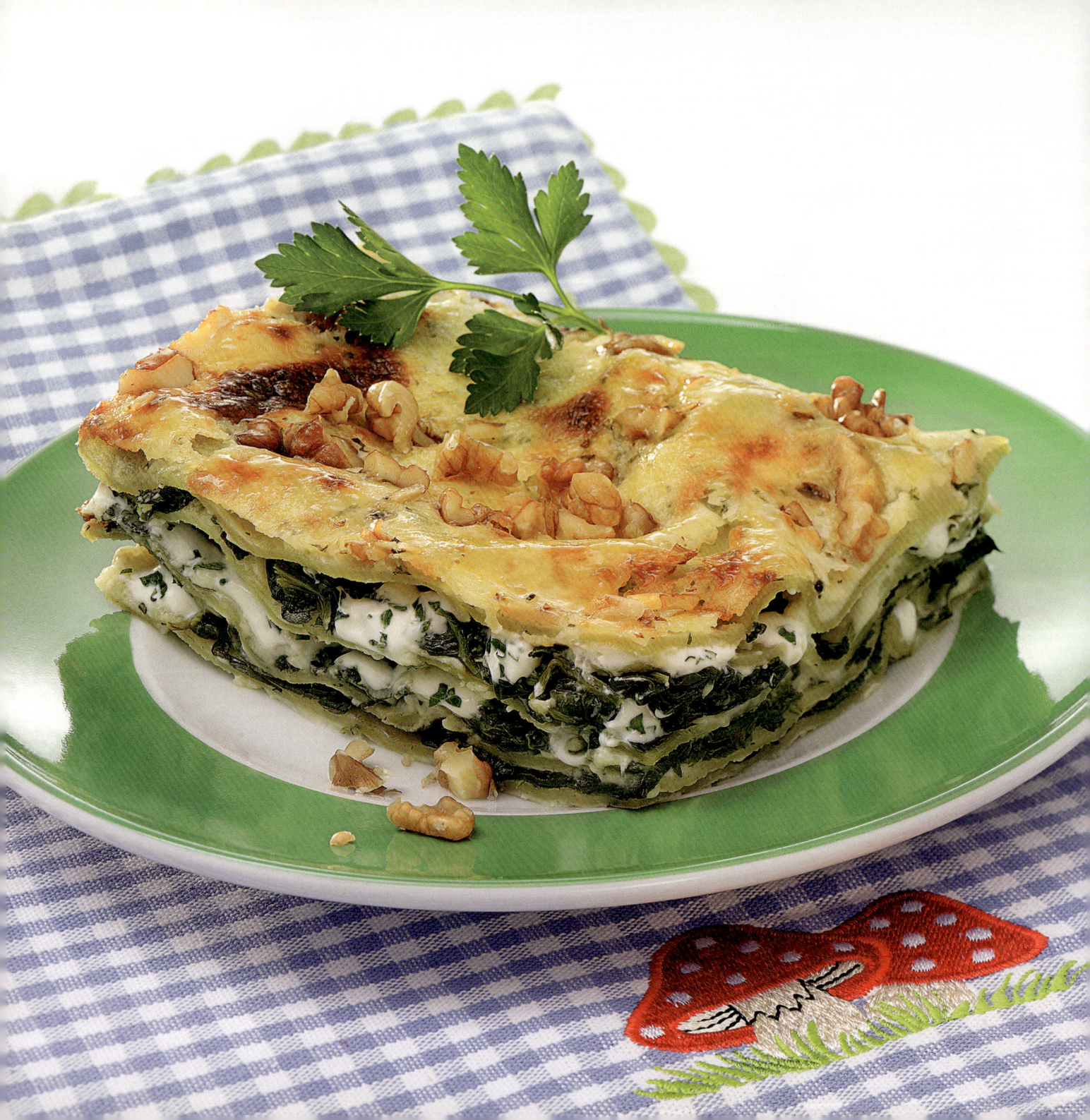

Grüne Lasagne

Vegetarisch • Zum Einfrieren

1 TL Pflanzenöl • 900 g Blattspinat (TK) • 2 EL Halbfett-margarine • 2 EL Mehl • 250 ml fettarme Milch • 150 ml Gemüsebrühe (½ TL gekörnte Brühe) • 50 g Kräuterfrisch-käse (bis 1 % Fett absolut) • 1 TL Senf • 1 EL gehackte Peter-silie (frisch oder TK) • 12 trockene grüne Lasagneplatten (ersatzweise weiße) • 80 g geriebener Käse (bis 30 % Fett i. Tr.) • 2 EL gehackte Walnüsse • Salz • Pfeffer
Für 4 Personen • Fertig in: 65 Minuten

1 Öl in einem Topf erhitzen. Spinat zugeben und ca. 3 Minuten dünsten. Mit Salz und Pfeffer würzen. Margari-ne in einem Topf schmelzen. Mehl zufügen und unter stän-digem Rühren hellgelb anschwitzen. Mit Milch und Brühe unter Rühren ablöschen und ca. 5 Minuten köcheln lassen. Backofen auf 180° (Gas: Stufe 2, Umluft: 160°) vorheizen. Sauce mit Kräuterfrischkäse, Senf und Petersilie verfeinern und mit Salz und Pfeffer abschmecken.

2 Erst Sauce, dann Lasagneplatten, dann Spinat im Wechsel in eine Auflaufform (ca. 20 x 30 cm) schichten, dabei mit Sauce abschließen. Mit Käse bestreuen und im Backofen auf mittlerer Schiene ca. 35 Minuten backen. Lasagne mit Walnüssen bestreuen und servieren.

Kinder können ...

... die Lasagneplatten einschichten und Käse oder Walnüsse darüberstreuen.

Variante: Hackfleisch-Lasagne

1 300 g Tatar (Rinderhackfleisch) mit 1 Zwiebel in Wür-feln in 1 TL Pflanzenöl krümelig braten. 1 EL Tomaten-mark einrühren, mit 600 g stückigen Tomaten ablöschen. Mit 1 TL gehacktem Oregano, Salz und Pfeffer würzen.

2 2 EL Halbfettmargarine schmelzen, 2 EL Mehl darin hellgelb anschwitzen, mit 150 ml fettarmer Milch und 250 ml Gemüsebrühe (½ TL gekörnte Brühe) ablöschen und ca. 5 Minuten köcheln lassen. Mit geriebener Mus-katnuss, Salz und Pfeffer abschmecken.

3 Sauce mit 12 trockenen Lasagneplatten und Hack-fleischmasse in eine Auflaufform (ca. 20 x 30 cm) schich-ten, dabei mit Sauce anfangen und abschließen. Mit 80 g geriebenem Käse (bis 30 % Fett i. Tr.) bestreuen und im vorgeheizten Backofen bei 180° (Gas: Stufe 2, Umluft: 160°) auf mittlerer Schiene ca. 30–35 Minuten backen. Dazu schmeckt ein gemischter Salat.

Gut zu wissen

Spinat ist reich an Vitamin A und stärkt so die körpereigene Abwehr. Walnüsse enthalten reichlich ungesättigte Fettsäuren – sie sorgen für ein günstiges Fettsäuremuster. Wenn Sie die Walnusskerne in der Pfanne ohne Fett goldbraun anrösten, schmeckt's noch besser.

Käsekohlrabi mit Steaks

Mit Rind oder Schwein

1 kg Kohlrabi • 200 g trockene Vollkornnudeln • 250 ml Gemüsebrühe (1 TL gekörnte Brühe) • 1 EL Mehl • 50 ml Wasser • 3 EL geriebener Käse (bis 30 % Fett i. Tr.) • 4 Rindersteaks (à 120 g, ersatzweise Schweineschnitzel) • 2 TL Pflanzenöl • 80 g Schmelzkäse (bis 20 % Fett i. Tr.) • 1 EL gehackte Petersilie (frisch oder TK) • Salz • Pfeffer

Für 4 Personen • Fertig in: 50 Minuten

1 Kohlrabi schälen und in Stifte schneiden. Vollkornnudeln nach Packungsanweisung in Salzwasser garen. Kohlrabistifte in Gemüsebrühe ca. 10 Minuten dünsten. Mehl mit Wasser anrühren und zu den Kohlrabistiften geben. Käse einrühren und weitere ca. 3 Minuten köcheln lassen.

2 Rindersteaks mit Küchenpapier trocken tupfen, salzen und pfeffern. Öl in einer Pfanne erhitzen und Steaks darin von jeder Seite ca. 3–5 Minuten braten. Kohlrabi mit Schmelzkäse und Petersilie verfeinern und mit Salz und Pfeffer abschmecken. Nudeln abgießen und mit Käsekohlrabi und Steaks servieren.

Kinder können ...

... die Kohlrabi in Stifte schneiden, nachdem Sie die Knollen geschält und in Scheiben geschnitten haben.

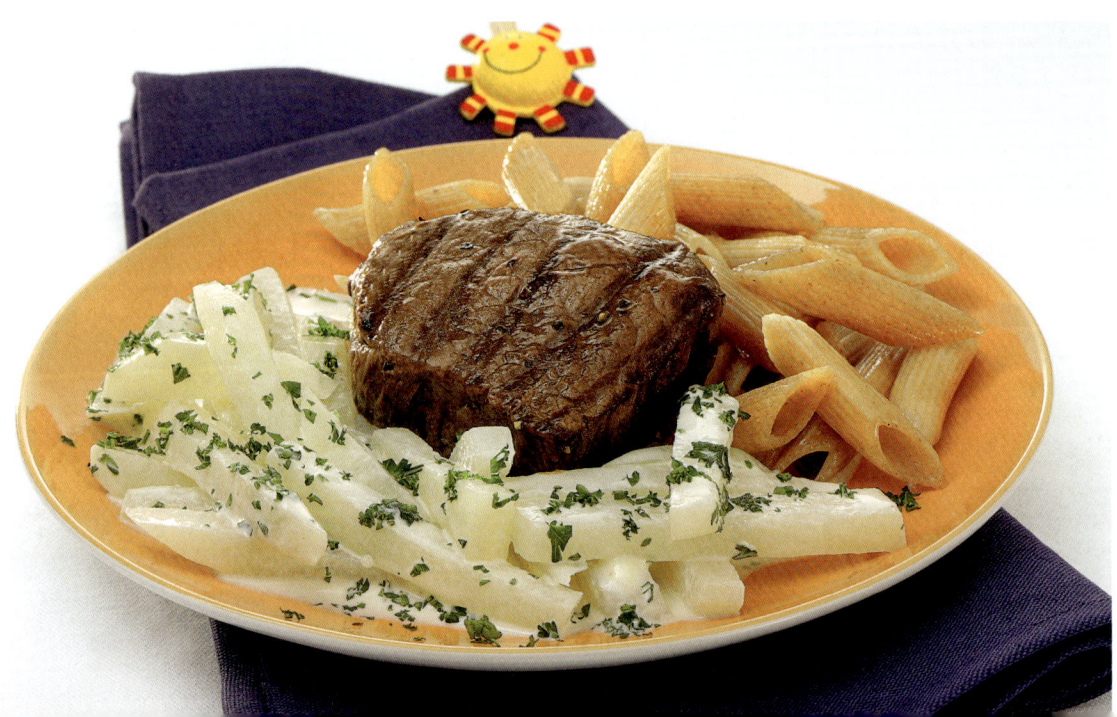

Reisgulasch

Mit Rind und Schwein • Zum Einfrieren

200 g Rindergulasch • 200 g Schweinegulasch • 3 grüne Paprika • 1 Zwiebel • 1 Knoblauchzehe • 1 EL Pflanzenöl • Paprikapulver • 1 EL Tomatenmark • 400 g passierte Tomaten • 800 ml Wasser • 200 g trockener Langkornreis • 1 Prise Zucker • Salz • Pfeffer
Für 4 Personen • Fertig in: 2 Stunden 20 Minuten

1   Rinder- und Schweinegulasch mit einem Küchentuch trocken tupfen und eventuell kleiner schneiden. Paprika waschen, halbieren, entkernen und würfeln. Zwiebel schälen und in Würfel schneiden. Knoblauch pressen.

2   Öl in einem Topf erhitzen und Gulasch darin ca. 5 Minuten rundherum kräftig anbraten. Mit Salz, Pfeffer und 1 TL Paprikapulver würzen. Paprika- und Zwiebelwürfel mit Knoblauch zufügen und weitere ca. 2 Minuten braten. Tomatenmark zugeben und anschwitzen. Mit passierten Tomaten und 300 ml Wasser ablöschen und zugedeckt bei kleiner Hitze ca. 1,5 Stunden schmoren.

3   Reis und 500 ml Wasser zugeben und weitere ca. 30 Minuten garen, dabei regelmäßig durchmischen. Reisgulasch mit Zucker verfeinern, mit Paprikapulver und Salz abschmecken und servieren.

Tipp
Reisgulasch schmeckt noch besser, wenn es eine Weile durchziehen durfte und dann aufgewärmt wird. Deshalb eignet es sich auch prima zum Vorkochen.

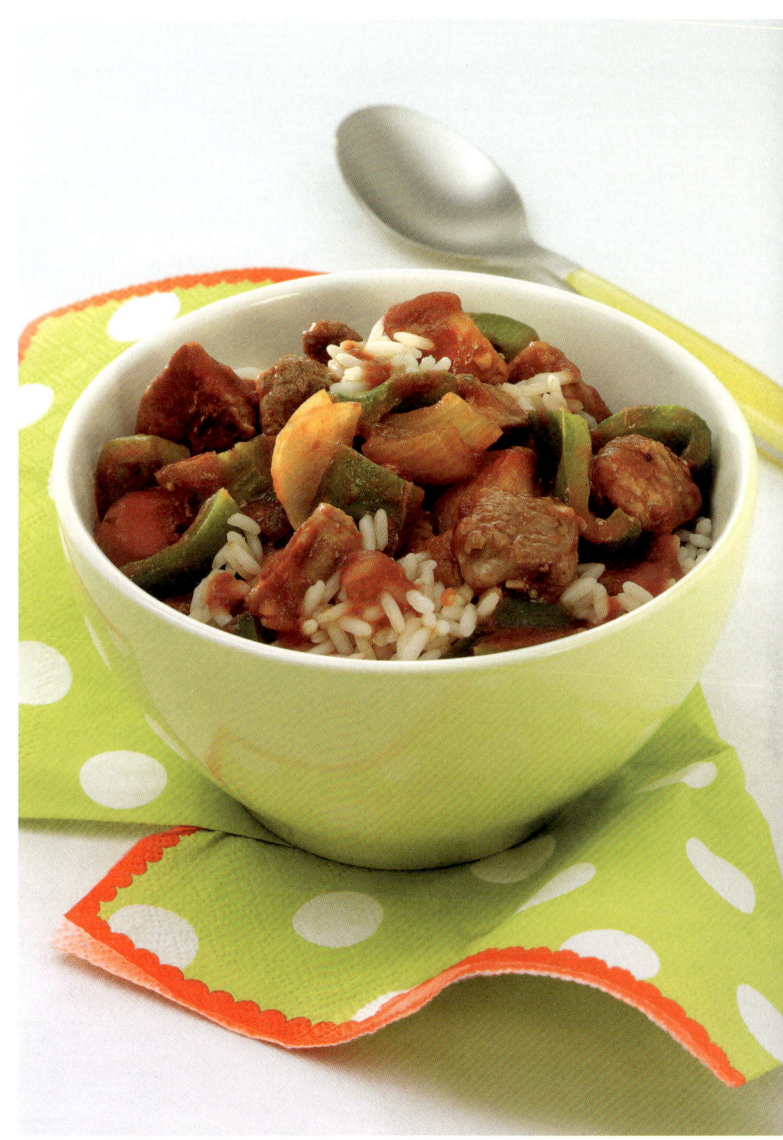

Bunte Gemüsepizza

Vegetarisch • Zum Einfrieren

300 g Broccoliröschen (TK) • 1 Würfel Hefe • 1 Prise Zucker • 300 ml lauwarmes Wasser • 510 g Vollkornmehl • 4 TL Pflanzenöl • je 1 grüne und gelbe Paprika • 1 Dose Mais (285 g Abtropfgewicht) • 1 Kugel Mozzarella light • 300 ml passierte Tomaten • 1 TL Pizzagewürz • 60 g geriebener Käse (bis 30 % Fett i. Tr.) • Salz • Pfeffer • Backpapier
Ergibt 12 Stücke • Fertig in: 50 Minuten plus 60 Minuten Gehzeit

1 Broccoliröschen auftauen lassen. Hefe zerbröckeln und mit Zucker in Wasser auflösen. 500 g Mehl in eine Schüssel geben, in die Mitte eine Vertiefung drücken und die aufgelöste Hefe hineingießen. Mit etwas Mehl verrühren und den Vorteig an einem warmen Ort zugedeckt ca. 15 Minuten gehen lassen.

2 Vorteig mit 1 TL Salz und Öl verkneten. Weitere ca. 30 Minuten zugedeckt an einem warmen Ort gehen lassen. Teig auf restlichem Mehl ausrollen und auf ein mit Backpapier ausgelegtes Backblech legen. Weitere ca. 15 Minuten gehen lassen. Backofen auf 200° (Gas: Stufe 3, Umluft: 180°) vorheizen.

3 Paprika waschen, halbieren, entkernen und in Stücke schneiden. Mais und Mozzarella gut abtropfen lassen, Mozzarella in Scheiben schneiden. Teig mit Tomaten bestreichen und mit Pizzagewürz, Salz und Pfeffer würzen. Mit Broccoliröschen, Paprikastücken und Mais belegen. Mozzarellascheiben daraufgeben und Pizza mit geriebenem Käse bestreuen. Im Backofen auf mittlerer Schiene ca. 30–35 Minuten backen und servieren.

Kinder können ...

... die Pizza belegen, wenn Sie den Teig und die Zutaten vorbereitet haben.

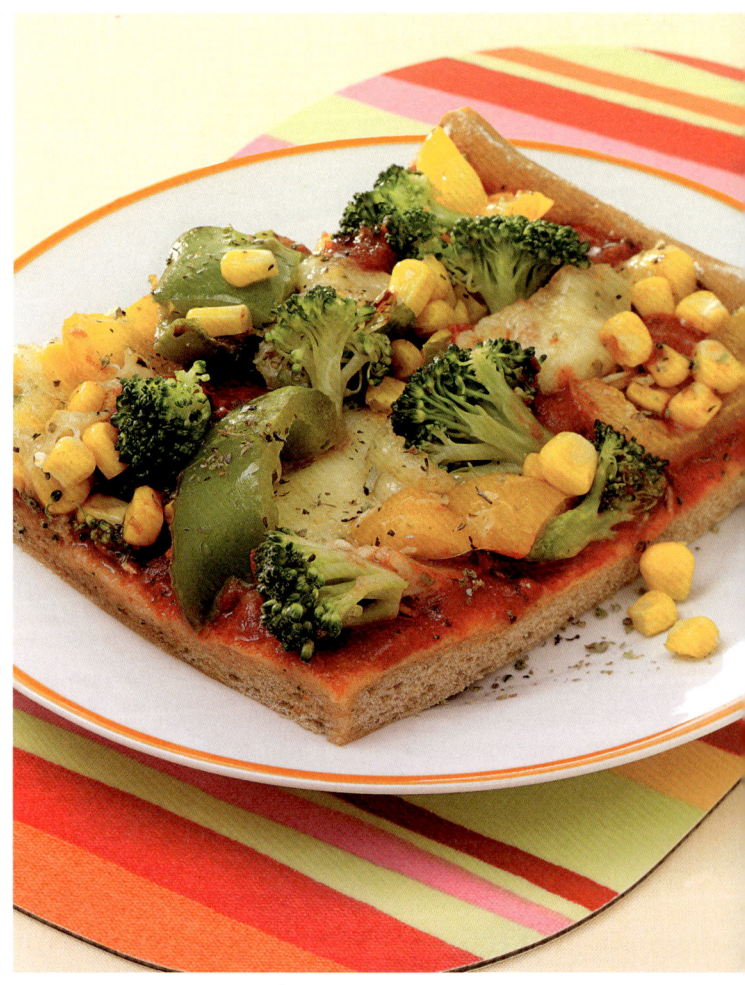

Variante: Schinken-Spinat-Pizza

1 Bereiten Sie die Pizza wie oben beschrieben vor. Belegen Sie die Tomatensauce mit 150 g gekochtem Schinken in Stücken und 200 g Champignons in Scheiben.

2 Würzen Sie 450 g aufgetauten, ausgedrückten TK-Blattspinat mit 2 EL Schmand, 1 gepressten Knoblauchzehe, 1 Prise geriebener Muskatnuss, Salz und Pfeffer, und verteilen Sie alles auf der Pizza. Pizza wie beschrieben mit Mozzarella belegen, mit Käse bestreuen und backen.

Kartoffelplätzchen

Vegetarisch

600 g mehligkochende Kartoffeln • 300 g braune Champignons • 50 g Mehl • 1 Ei • 2 EL gemischte gehackte Kräuter (frisch oder TK) • geriebene Muskatnuss • 3 TL Pflanzenöl • 450 g Blattspinat (TK) • 250 ml Gemüsebrühe (1 TL Instantpulver) • 100 g Frischkäse (bis 1 % Fett absolut) • 2 EL Mandelblättchen • Salz • Pfeffer
Für 4 Personen** • **Fertig in: 70 Minuten

1 Kartoffeln waschen und mit Schale in Salzwasser ca. 20 Minuten kochen. Champignons trocken abreiben und vierteln. Kartoffeln abgießen, pellen und durch eine Kartoffelpresse drücken. 1 EL Mehl zur Seite stellen. Kartoffelmasse mit Ei, restlichem Mehl und Kräutern verkneten und mit Muskatnuss, Salz und Pfeffer würzen. Aus der Masse 8 Plätzchen formen.

2 2 TL Öl in einer Pfanne erhitzen und die Kartoffelplätzchen portionsweise ca. 5 Minuten von jeder Seite gold-

Kinder können ...

... die Champignons abreiben und vierteln. Größere Kinder können auch dabei helfen, die Kartoffeln zu pellen und durch die Kartoffelpresse zu drücken.

braun braten. Im Backofen auf einem Teller bei 50° warm stellen. 1 TL Öl im Bratensatz erhitzen und Champignonviertel darin ca. 3 Minuten rundherum braten. Blattspinat zufügen und ca. 5–8 Minuten dünsten.

3 Gemüse mit dem aufbewahrten EL Mehl bestäuben und kurz anschwitzen. Mit Brühe ablöschen und ca. 5 Minuten köcheln lassen. Gemüse mit Frischkäse verfeinern, mit Muskatnuss, Salz und Pfeffer abschmecken. Mit Mandelblättchen bestreut zu den Kartoffelplätzchen servieren.

Tipp

Während der Pfifferlingsaison können Sie statt der Champignons auch frische Pfifferlinge nehmen.

Zucchini-Rennwagen

Mit Rindfleisch • Zum Einfrieren • Schmeckt auch den Kleinen

*4 Zucchini (à ca. 200 g) • 1 Schalotte • 1 TL Pflanzenöl •
400 g stückige Tomaten • 1 TL gehackter Thymian (frisch
oder getrocknet) • 400 g Tatar (Rinderhackfleisch) •
1 EL gehackte Haselnüsse • 1 TL gehackter Oregano (frisch
oder getrocknet) • 70 g geriebener Käse (bis 30 % Fett i.
Tr.) • 2 mittelgroße Möhren • 200 g trockener Vollkornreis
• Salz • Pfeffer*
Für 4 Personen • Fertig in: 50 Minuten

1   Backofen auf 180° (Gas: Stufe 2, Umluft: 160°) vorheizen. Zucchini waschen, Enden abschneiden und die Frucht längs halbieren. Mit einem Teelöffel leicht aushöhlen und das Fruchtfleisch hacken. Schalotte schälen und fein würfeln. Öl in einer Pfanne erhitzen und Zucchinifruchtfleisch mit Schalottenwürfeln darin andünsten. Mit Tomaten ablöschen und mit Thymian, Salz und Pfeffer würzen. Die Tomatensauce in eine Auflaufform (ca. 25 x 35 cm) füllen.

2   Hackfleisch mit Haselnüssen und Oregano verkneten, salzen und pfeffern. Masse in die Zucchini füllen und auf die Tomatensauce legen. Zucchini mit Käse bestreuen. Im Backofen auf mittlerer Schiene ca. 30 Minuten backen.

3   Für die Räder Möhren schälen und in 32 Scheiben schneiden. Reis nach Packungsanweisung in Salzwasser garen. Zucchini und Tomatensauce auf Tellern anrichten. Die Möhrenscheiben als Räder an die Zucchini stellen. Die Zucchini-Rennwagen mit Reis servieren

Kinder können ...

... die Zucchini aushöhlen – ältere Kinder können auch das Fruchtfleisch selbst hacken – die Hackfleischmasse in die Zucchinihälften füllen und den Auflauf mit Käse bestreuen.

Gut zu wissen

Vollkornreis wird auch als Naturreis bezeichnet, ist fettarm sowie reich an Ballaststoffen und Niacin. Die enthaltenen Ballaststoffe sorgen für eine lang anhaltende Sättigung. Niacin – auch Vitamin B3 – spielt bei vielen Vorgängen im Körper eine wichtige Rolle, so bei der Energiegewinnung oder beim Fettstoffwechsel. In weißem, also geschältem Reis stecken dagegen kaum noch Mineralstoffe und Vitamine, weil diese vor allem unter der Schale sitzen.

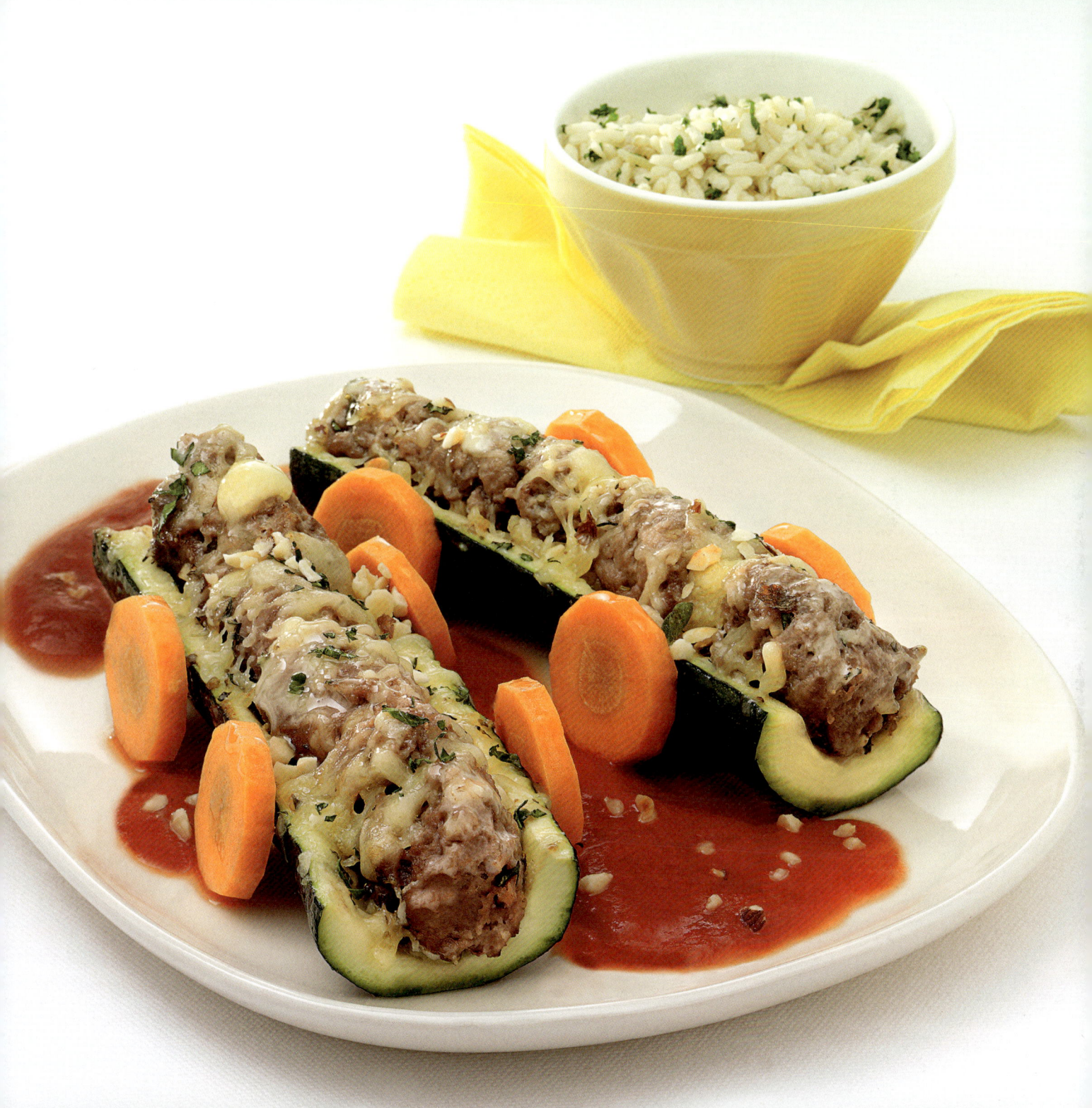

Fruchtige Kürbissuppe

Vegetarisch • Zum Einfrieren • Schmeckt auch den Kleinen

1 Hokkaido-Kürbis (ca. 900 g) • 2 würzige Äpfel (zum Beispiel Jonagold) • 1 TL Pflanzenöl • 800 ml Gemüsebrühe (3 TL gekörnte Brühe) • 160 ml Kokosmilch • 1 TL Currypulver • 3 EL Crème légère • 1 EL Schnittlauchringe (frisch oder TK) • 1 EL gehackte Walnüsse • 4 Scheiben Vollkornbrot • Salz • Pfeffer
Für 4 Personen • Fertig in: 45 Minuten

1 Kürbis waschen, halbieren, die Kerne mit einem Löffel entfernen und den Kürbis mit Schale in Würfel schneiden. Äpfel schälen, vierteln, entkernen und würfeln. Öl in einem Topf erhitzen und Kürbis- und Apfelwürfel darin ca. 3 Minuten zugedeckt dünsten.

2 Mit Brühe und Kokosmilch ablöschen, mit Currypulver, Salz und Pfeffer würzen und zugedeckt ca. 20 Minuten köcheln lassen. Suppe mit dem Pürierstab pürieren und mit Crème légère verfeinern. Mit Salz und Pfeffer abschmecken. Suppe mit Schnittlauchringen und Walnüssen bestreut servieren, Vollkornbrot dazureichen.

Variante: Fruchtige Möhrensuppe

Verwenden Sie statt Kürbis 900 g Möhren in Stücken, und garnieren Sie die Suppe statt mit Crème légère und Walnüssen mit einer Petersiliencreme. Dafür ½ Bund glatte Petersilie waschen, trocken schütteln und Blättchen abzupfen. Mit 1 Knoblauchzehe, 1 EL Wasser und 1 EL Pflanzenöl pürieren, salzen und pfeffern. Suppe mit Petersiliencreme garniert servieren.

Tipp

Dünsten Sie mit den Kürbis- und Apfelstücken zusätzlich 15 g geschälten, fein gehackten Ingwer an. So wird die Suppe besonders würzig und wärmt an kalten Tagen extra gut von innen. Denn Ingwer wirkt erwärmend auf den Körper, indem er den Kreislauf anregt. Und er unterstützt die Verdauung.

Kinder können ...

... nur davon profitieren, wenn sie frühzeitig möglichst viele Lebensmittel kennenlernen und erfahren, wie man sie zubereitet. So bleiben sie offen und neugierig – nach dem Motto: Lieber die Nase neugierig hineinstecken als misstrauisch rümpfen! Beim Kürbis können Kinder zum Beispiel die Kerne mit dem Löffel herauslösen. Ältere Kinder können Ihnen auch beim Schneiden der Zutaten helfen.

Leichte Mahlzeiten

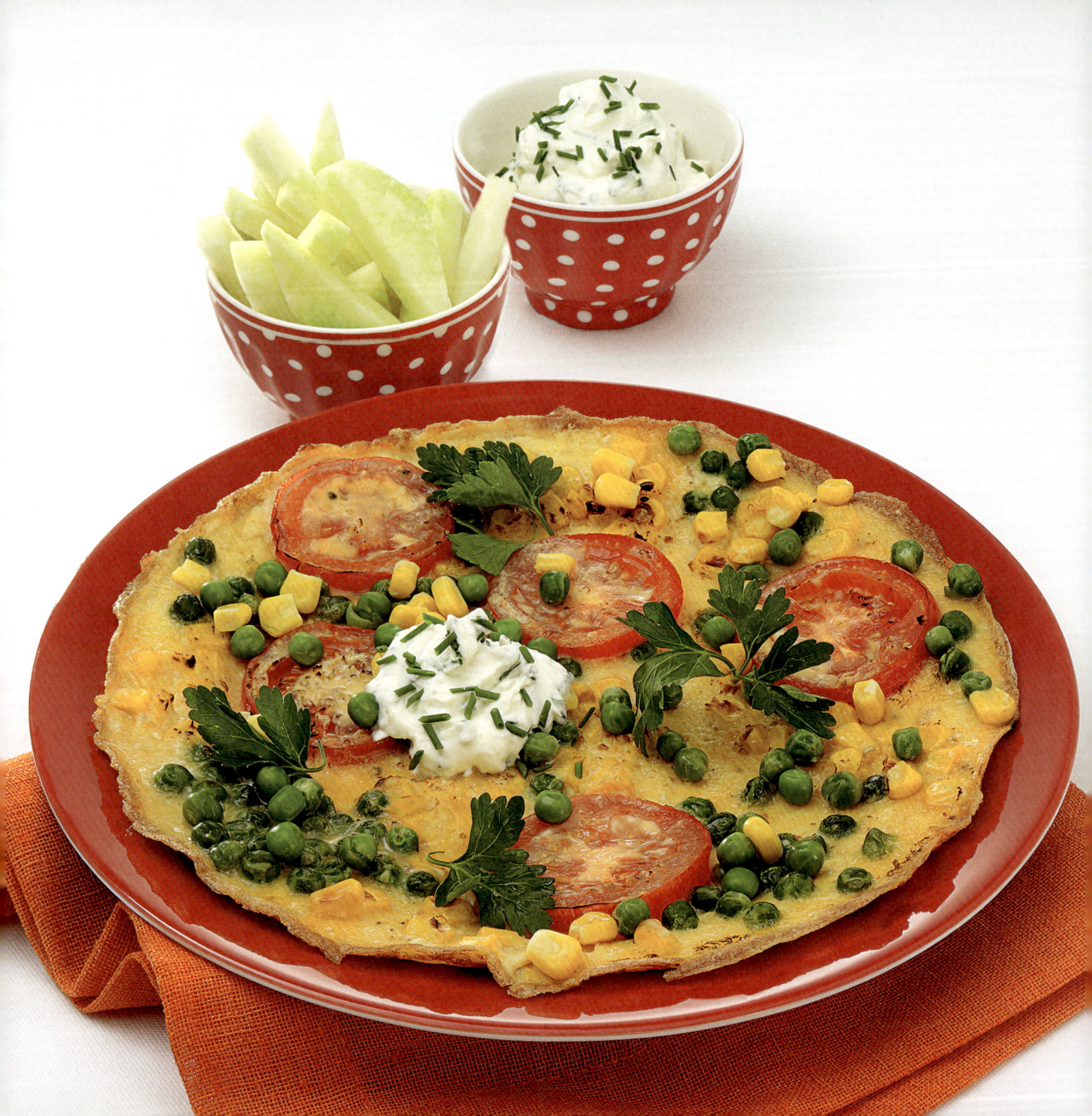

Omelette Kunterbunt

Vegetarisch • Schmeckt auch den Kleinen

4 EL Erbsen (TK) • 4 kleine Tomaten • 8 Eier • 200 ml fett-arme Milch • Salz • Pfeffer • 2 TL Pflanzenöl • 4 EL Mais (Konserve) • 150 g Magerquark • 4 EL saure Sahne • 2 EL Schnittlauchringe (frisch oder TK) • 2 Kohlrabi • einige Blätter glatte Petersilie
Für 4 Personen • Fertig in: 45 Minuten

1 Erbsen antauen lassen. Tomaten waschen, vom Stielansatz befreien und in Scheiben schneiden. Eier mit Milch schaumig verquirlen, salzen und pfeffern. ½ TL Öl in einer Pfanne (Ø ca. 20 cm) erhitzen. Ein Viertel der Eiermilch zugeben und ca. 1 Minute bei mittlerer Hitze leicht stocken lassen. Ein Viertel der Tomatenscheiben auf die Eiermasse legen und in die Zwischenräume je 1 EL Erbsen und Mais streuen. Zugedeckt weitere ca. 5 Minuten bei niedriger Hitze stocken lassen (bis die Masse fest geworden ist).

2 Omelette auf einem Teller im Backofen warm stellen. Restliche Omelettes mit restlichem Öl ebenso zubereiten. Für den Dip Magerquark mit saurer Sahne und Schnittlauchringen verrühren. Mit Salz und Pfeffer abschmecken. Kohlrabi schälen und in Stifte schneiden. Omelettes mit Petersilie bestreuen und mit Kräuterdip und Kohlrabistiften servieren.

Kinder können ...

... das Omelette selbst belegen, wenn es leicht gestockt ist. Nur immer daran denken: Am heißen Herd ist Vorsicht geboten.

Gut zu wissen

Eier sind reich an Vitamin A. Vor allem das Eigelb enthält hohe Mengen des Vitamins. Doch auch andere Vitamine und Mineralstoffe sind in konzentrierter Form im Ei enthalten, weshalb es auch als »Nährstoffwunder« bezeichnet wird. Das Eiprotein kann vom Körper gut aufgenommen und leicht zu körpereigenem Eiweiß umgebaut werden. Allerdings enthalten Eier relativ viel Fett, deshalb sollten sie nicht zu oft auf dem Speiseplan stehen.

157

Pizzabrötchen

Mit Geflügel

4 Vollkornbrötchen • 2 EL Tomatenmark • 2 EL milder Ajvar (ersatzweise Tomatenmark) • 1 TL gehackter Oregano (frisch oder getrocknet) • 600 g Tomaten • 2 Kugeln Mozzarella light • 8 Scheiben Geflugelsalami (à 10 g) • einige Blätter Basilikum • Salz • Backpapier
Ergibt 8 Stück • Fertig in: 20 Minuten

1 Backofen auf 180° (Gas: Stufe 2, Umluft: 160°) vorheizen. Vollkornbrötchen halbieren. Tomatenmark mit Ajvar verrühren, leicht salzen und Brötchenhälften damit bestreichen. Mit Oregano bestreuen.

2 Tomaten waschen, vom Stielansatz befreien und in Scheiben schneiden. Mozzarella abtropfen lassen und in Scheiben schneiden. Brötchenhälften mit den Tomaten- und Mozzarellascheiben belegen. Salami in Streifen schneiden und auf den Brötchenhälften verteilen.

3 Brötchen auf ein mit Backpapier ausgelegtes Backblech legen und im Backofen auf mittlerer Schiene ca. 5–10 Minuten backen. Basilikumblätter waschen, trocken schütteln, Pizzabrötchen mit Basilikum bestreuen und mit restlichen Tomatenscheiben servieren.

Tipp

Sitzen jüngere Kinder mit am Tisch, bietet es sich an, statt Vollkornbrötchen 8 Scheiben Vollkorntoast zu verwenden. So sind die Pizzabrötchen leichter zu essen.

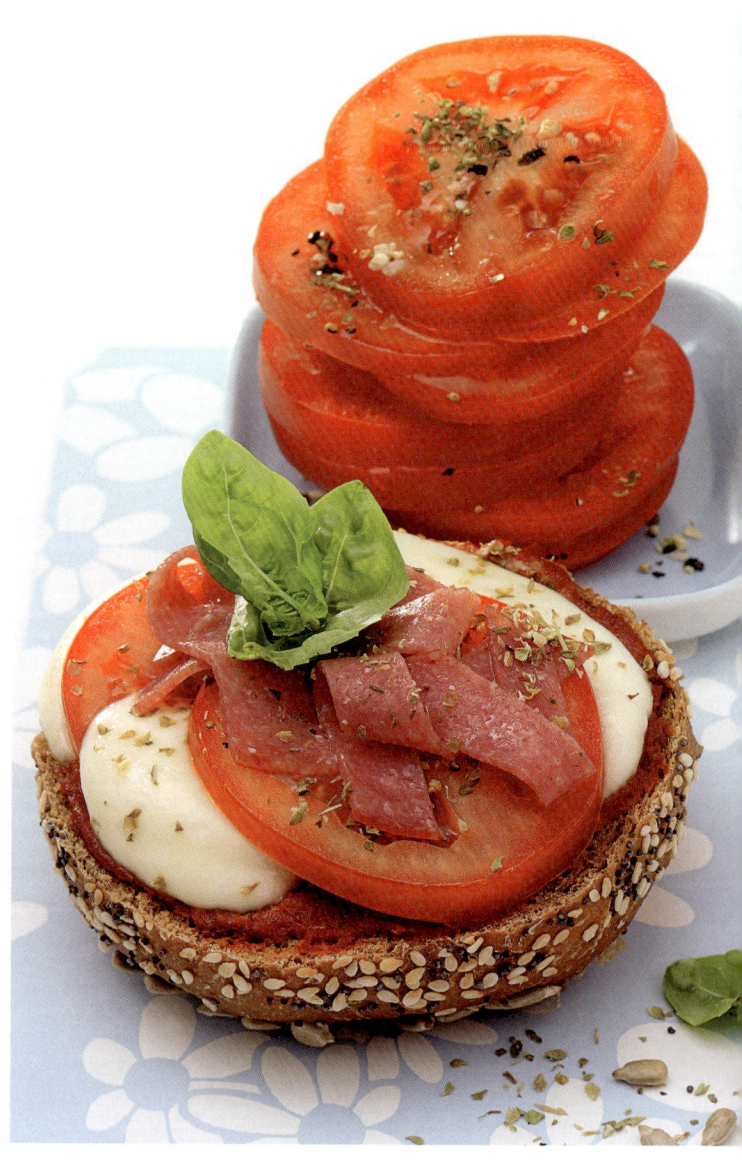

Tex-Mex-Wrap

Mit Geflügel

2 kleine Avocados (à 100 g) • ½ unbehandelte Zitrone •
200 g Frischkäse (bis 1 % Fett absolut) • 4 Tortillafladen
(à 40 g) • 4 Blätter Lollo bionda (oder Kopfsalat) • 12 Schei-
ben Geflügelbrustaufschnitt • 2 rote Paprika • 4 EL Kidney-
bohnen (Konserve) • 4 EL Mais (Konserve) • Salz • Pfeffer
Für 4 Personen • Fertig in: 20 Minuten

1 Avocados halbieren, Stein entfernen, Fruchtfleisch mit
einem Löffel herauslösen und mit einer Gabel zerdrücken.
Zitrone heiß waschen, etwas Schale abreiben und Saft auspressen. Avocadofruchtfleisch mit Frischkäse, 2 TL Zitronensaft und 1 Prise Zitronenschale verrühren, salzen, pfeffern. Creme auf die Tortillafladen streichen.

2 Salatblätter waschen und trocken schütteln. Auf die
Creme legen. Geflügelbrustaufschnitt daraufgeben. Paprika
waschen und entkernen. Eine halbe Paprika fein würfeln,
den Rest in Streifen schneiden. Kidneybohnen abspülen
und mit Mais gut abtropfen lassen. Paprikawürfel, Mais
und Kidneybohnen auf den Tortillas verteilen und das
Ganze fest aufrollen. Eventuell zur Hälfte mit Butterbrot-
papier umwickeln. Mit Paprikastreifen servieren.

Kinder können ...

... je nach Altergruppe helfen: Kleine Kinder
können das Avocadofruchtfleisch zerdrücken
und die Creme anrühren. Ältere Kinder können die Paprika zerkleinern. Beim Belegen der
Wraps sind dann alle gefragt.

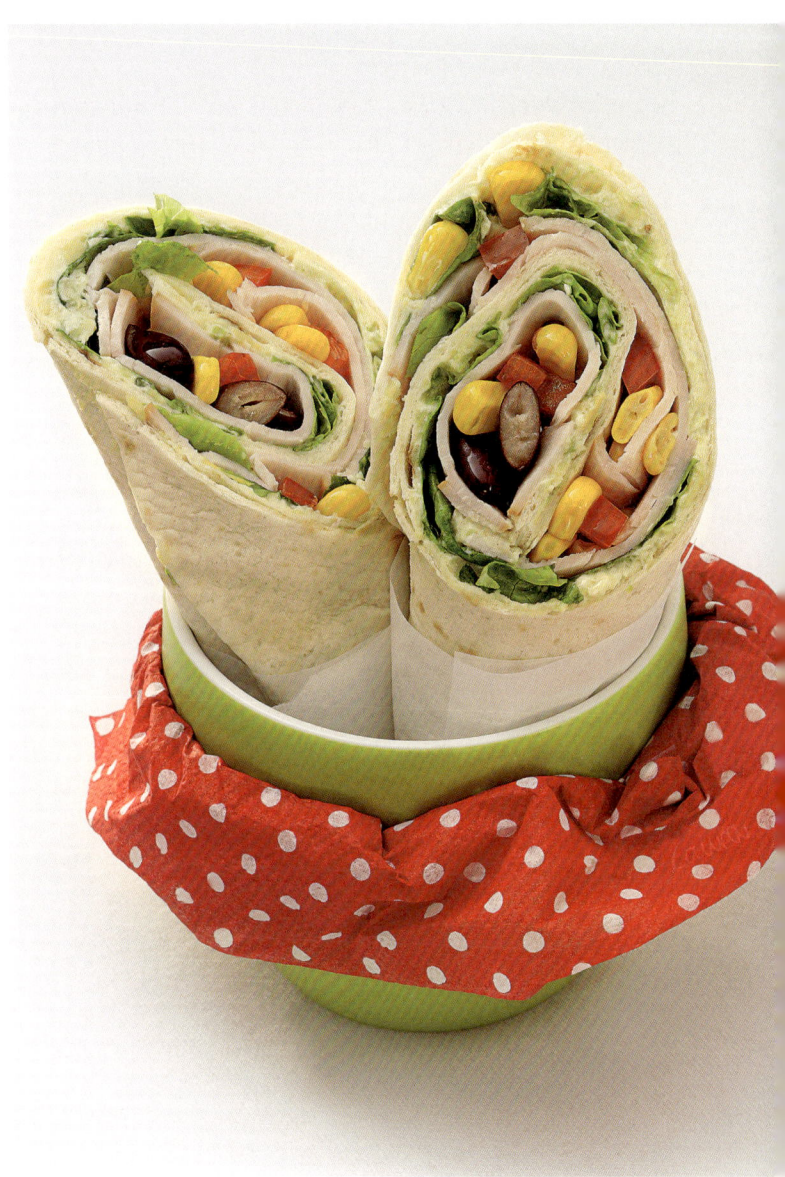

Grüne Klößchensuppe

Mit Schweinefleisch • Zum Einfrieren

300 g mehligkochende Kartoffeln • 1,2 Liter Gemüsebrühe (2 EL gekörnte Brühe) • 800 g Broccoliröschen (TK) • 2 rohe Bratwürste (à 100 g) • 3 EL Magerquark • 1 Prise geriebene Muskatnuss • 1 EL gehackte Haselnüsse • Salz • Pfeffer • 4 Vollkornbrötchen
Für 4 Personen • Fertig in: 40 Minuten

1   Kartoffeln schälen und in ca. 2 cm große Würfel schneiden. In Brühe aufkochen, Broccoliröschen zugeben und ca. 20 Minuten bei geschlossenem Deckel und mittlerer Hitze garen. Bratwürste aus der Pelle lösen, mit Quark verkneten und mit angefeuchteten Händen zu kleinen Klößchen formen.

2   Suppe pürieren und mit Muskatnuss, Salz und Pfeffer würzen. Fleischklößchen zur Suppe geben und weitere ca. 10–15 Minuten garen, dabei nicht mehr kochen. Klößchensuppe mit Haselnüssen bestreuen. Die Vollkornbrötchen in Scheiben schneiden und zur Suppe servieren.

Kinder können …

…, wenn sie schon etwas älter sind, beim Zubereiten der Fleischbällchen helfen. Bereiten Sie gemeinsam die Klößchenmasse zu. Ihr Kind kann anschließend die Klößchen mit feuchten Händen formen.

Fruchtiges Geflügelsandwich

Mit Geflügel

2 Hähnchenbrustfilets (à 120 g) • 2 TL Pflanzenöl • ½ Orange • 150 g Hüttenkäse (20 % Fett i. Tr.) • Currypulver • 4 Scheiben Vollkorntoast • 4 Blätter Römersalat • 2 Nektarinen • Salz • Pfeffer
Für 4 Personen • Fertig in: 25 Minuten

1   Filets abspülen, mit Küchenpapier trocken tupfen und mit Salz und Pfeffer würzen. Öl in einer Pfanne erhitzen und das Fleisch darin ca. 8 Minuten von jeder Seite anbraten. Leicht abkühlen lassen und in Scheiben schneiden.

2   Orange auspressen. Hüttenkäse mit 2 EL Orangensaft verrühren und mit Currypulver, Salz und Pfeffer abschmecken. Vollkorntoastscheiben mit der Creme bestreichen.

3   Salatblätter waschen und trocken schütteln. Auf die Toastscheiben legen. Nektarinen waschen, halbieren, entkernen und in Spalten schneiden. Nektarinenspalten und Hähnchenbrustfiletscheiben auf die Toastscheiben geben, mit Currypulver bestäuben und servieren.

Variante mit Schweinefilet

1   240 g Schweinefilet, in 12 Scheiben geschnitten, in 2 TL Pflanzenöl ca. 3 Minuten von jeder Seite braten.

2   6 EL Frischkäse (1 % Fett) mit Paprikapulver, Salz, Pfeffer würzen. 4 Vollkorntoasts damit bestreichen. Mit je 1 Lollo-rosso-Blatt belegen. Filetscheiben, 2 Tomaten und 1 Mozzarella light in Scheiben darauflegen und servieren.

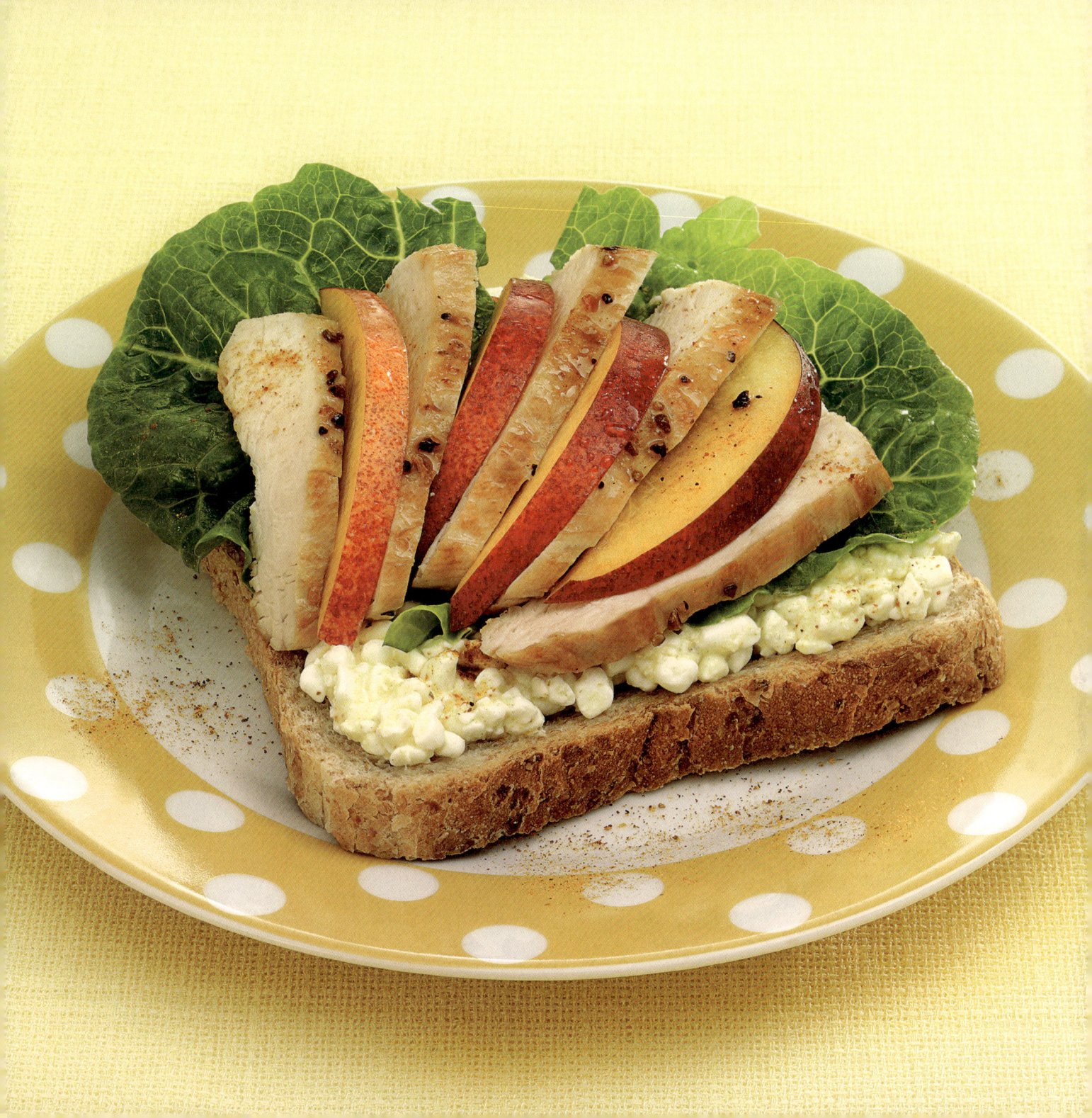

Pikanter Pfannkuchensalat

Vegetarisch

80 g Buchweizenmehl • 70 g Vollkornmehl • 2 Eier • 100 ml fettarme Milch • 150 ml Mineralwasser mit Kohlensäure • 60 g geriebener Cheddar (50 % Fett i. Tr.) • 2 EL Schnittlauchringe • 2 TL Pflanzenöl • 1 Eichblattsalat • 1 Dose Mais (285 g Abtropfgewicht) • 1 Salatgurke • 250 g Magermilchjoghurt • 4 EL Ketchup • 2 EL heller Balsamicoessig • 1 TL Honig • Salz • Pfeffer

Für 4 Personen • *Fertig in: 50 Minuten + Quellzeit: 30 Minuten*

1 Buchweizen- und Vollkornmehl mischen. Mit Eiern, Milch und Mineralwasser verquirlen und ca. 30 Minuten quellen lassen. Cheddar und Schnittlauchringe untermischen und mit Salz würzen. Öl in einer Pfanne erhitzen und nacheinander 4 Pfannkuchen backen, dabei von jeder Seite ca. 2–3 Minuten braten. Pfannkuchen aufrollen und in Streifen schneiden.

2 Eichblattsalat waschen, trocken schleudern und in mundgerechte Stücke zerteilen. Mais gut abtropfen lassen. Gurke waschen und in Würfel schneiden. Salat mit Pfannkuchenstreifen, Mais und Gurkenwürfeln mischen.

3 Für das Dressing Joghurt mit Ketchup, Balsamicoessig und Honig verrühren. Mit Salz und Pfeffer abschmecken und über den Salat träufeln.

Tipp
Wenn Ihr Supermarkt kein Buchweizenmehl führt, bekommen Sie es im Bioladen.

Kinder können ...

... hier gut helfen: Die Kleineren können den Salat trocken schleudern und in Stücke zupfen. Größere Kinder können die Pfannkuchen in Streifen schneiden und die Gurke würfeln.

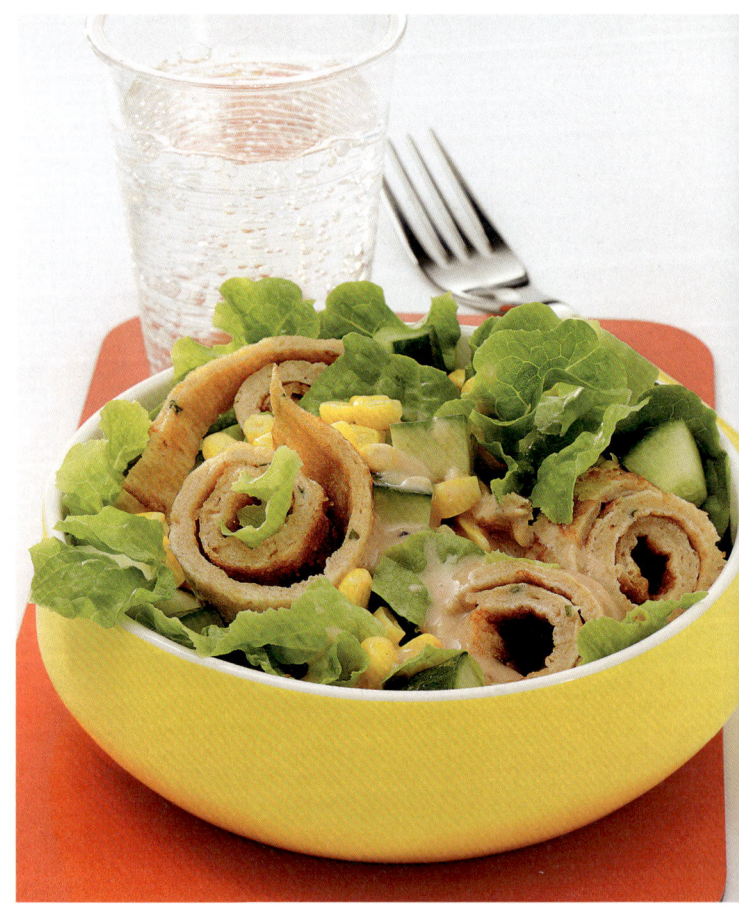

Möhren-Zucchini-Taler

Vegetarisch • Schmeckt auch den Kleinen

*600 g mehligkochende Kartoffeln • 400 g Möhren • 200 g
Zucchini • 1 EL Mehl • 1 Ei • 3 EL Vollkornhaferflocken •
2 EL gehackte Petersilie (frisch oder TK) • 2 EL Pflanzen-
öl • 150 g saure Sahne • 1 EL Schnittlauchringe (frisch oder
TK) • 1 Kopfsalat • 1 Becher Weight Watchers Dressing
Joghurt Zitrone • Salz • Pfeffer*
Für 4 Personen • *Fertig in: 45 Minuten*

1   Kartoffeln und Möhren schälen. Zucchini waschen
und die Enden abschneiden. Zucchini, Möhren und Kartoffeln in der Küchenmaschine oder mit einer Reibe raspeln. Gemüseraspel mit Mehl, Ei, Haferflocken und Petersilie vermischen und mit Salz und Pfeffer würzen.

2   Öl in einer Pfanne erhitzen und 12 Taler backen, dabei
von jeder Seite ca. 5 Minuten braten (bis die Taler goldbraun und nicht mehr feucht sind).

3   Für den Dip saure Sahne mit Schnittlauchringen verrühren, salzen und pfeffern. Salat waschen, trocken schleudern und in mundgerechte Stücke zerteilen. Mit dem fertigen Dressing beträufeln und zu den Möhren-Zucchini-
Talern mit Dip servieren.

Kinder können ...

... beim Schälen von Kartoffeln und Möhren
helfen, am besten mit einem Sparschäler.
Größere Kinder können Ihnen auch beim Ge-
müseraspeln helfen oder den Saure-Sahne-
Dip anrühren.

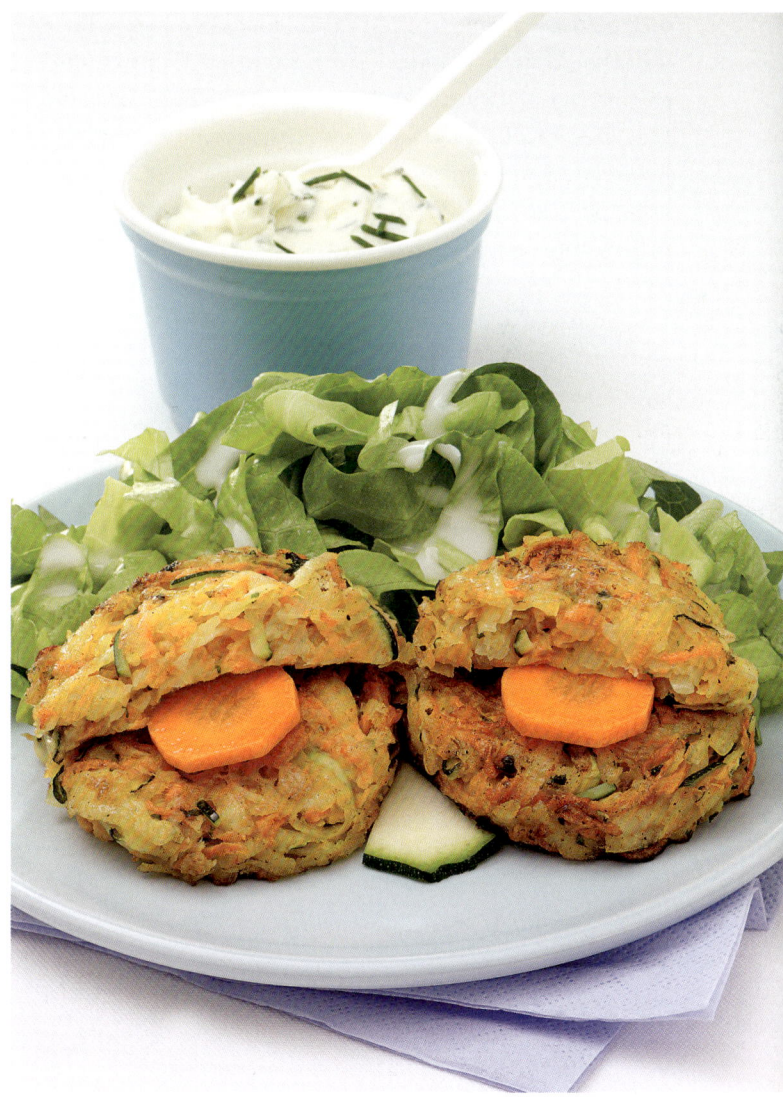

Toast Hawaii

Mit Schweinefleisch

4 Scheiben Vollkorntoast • 2 TL Tomatenmark • ½ TL gehackter Majoran (frisch oder getrocknet) • 4 Scheiben gekochter Schinken • 1 Ananas • 100 g geriebener Käse (bis 30 % Fett i. Tr.) • ¼ TL Paprikapulver • 1 kleiner Chinakohl • 2 TL Pflanzenöl • 75 ml Gemüsebrühe (3 Prisen gekörnte Brühe) • 2–3 EL Apfelessig • 2 TL Aprikosenkonfitüre • Salz • Pfeffer
Ergibt 4 Stück • Fertig in: 35 Minuten

1   Backofen auf 200° (Gas: Stufe 3, Umluft: 180°) vorheizen. Vollkorntoast mit Tomatenmark bestreichen und mit Salz, Pfeffer und Majoran würzen. Mit gekochtem Schinken belegen. Ananas schälen, vierteln, den Strunk entfernen und würfeln. Schinken mit einigen Ananaswürfeln belegen und mit Käse bestreuen. Mit Paprikapulver bestäuben und im Backofen auf mittlerer Schiene ca. 10–15 Minuten backen.

2   Chinakohl waschen, putzen, vierteln, den Strunk entfernen und in Streifen schneiden. Mit restlichen Ananaswürfeln mischen. Für das Dressing Öl mit Brühe, Essig und Konfitüre verquirlen. Mit Salz und Pfeffer abschmecken und unter den Salat mischen. Mit Toast Hawaii servieren.

Kinder können ...

... beim Belegen der Toastscheiben helfen – den Kleinen schmeckt es dann gleich doppelt so gut. Größere Kinder können auch die Ananasviertel würfeln.

Tipp

Für die Geburtstagsparty können Sie mehrere Ringelraupen-Spieße zum Servieren auf eine halbierte Honigmelone stecken.

Ringelraupe

Vegetarisch

8 Kugeln Mini-Mozzarella • 20 Cocktailtomaten • 16 Blätter Basilikum • 1 TL dunkler Balsamicoessig • 2 TL Pesto • 2 EL Gemüsebrühe (1 Prise gekörnte Brühe) • 4 Scheiben Baguette • 4 Holzspieße
Ergibt 4 Stück • Fertig in: 15 Minuten

1   Mini-Mozzarella-Kugeln abtropfen lassen. Cocktailtomaten und Basilikum waschen, Basilikum trocken schütteln. Cocktailtomaten, Mozzarellakugeln und Basilikumblätter abwechselnd auf Holzspieße stecken.

2   Balsamicoessig mit Pesto und Brühe verrühren und die Spieße damit beträufeln. Baguettescheiben auf dem Toaster rösten und zu den Spießen servieren.

Variante: Wienerle-Spieße

1   200 g Gurke waschen und in grobe Würfel schneiden. Mit 2 *Weight Watchers Delikatess Wiener Würstchen* (à 45 g) in dicken Scheiben auf 4 Holzspieße stecken.

2   300 g fettarmen Joghurt mit 2 TL gemischten gehackten Kräutern, Paprikapulver und Salz abschmecken. 2 Scheiben Schwarzbrot toasten, in Würfel schneiden und mit Joghurtdip zu den Spießen servieren.

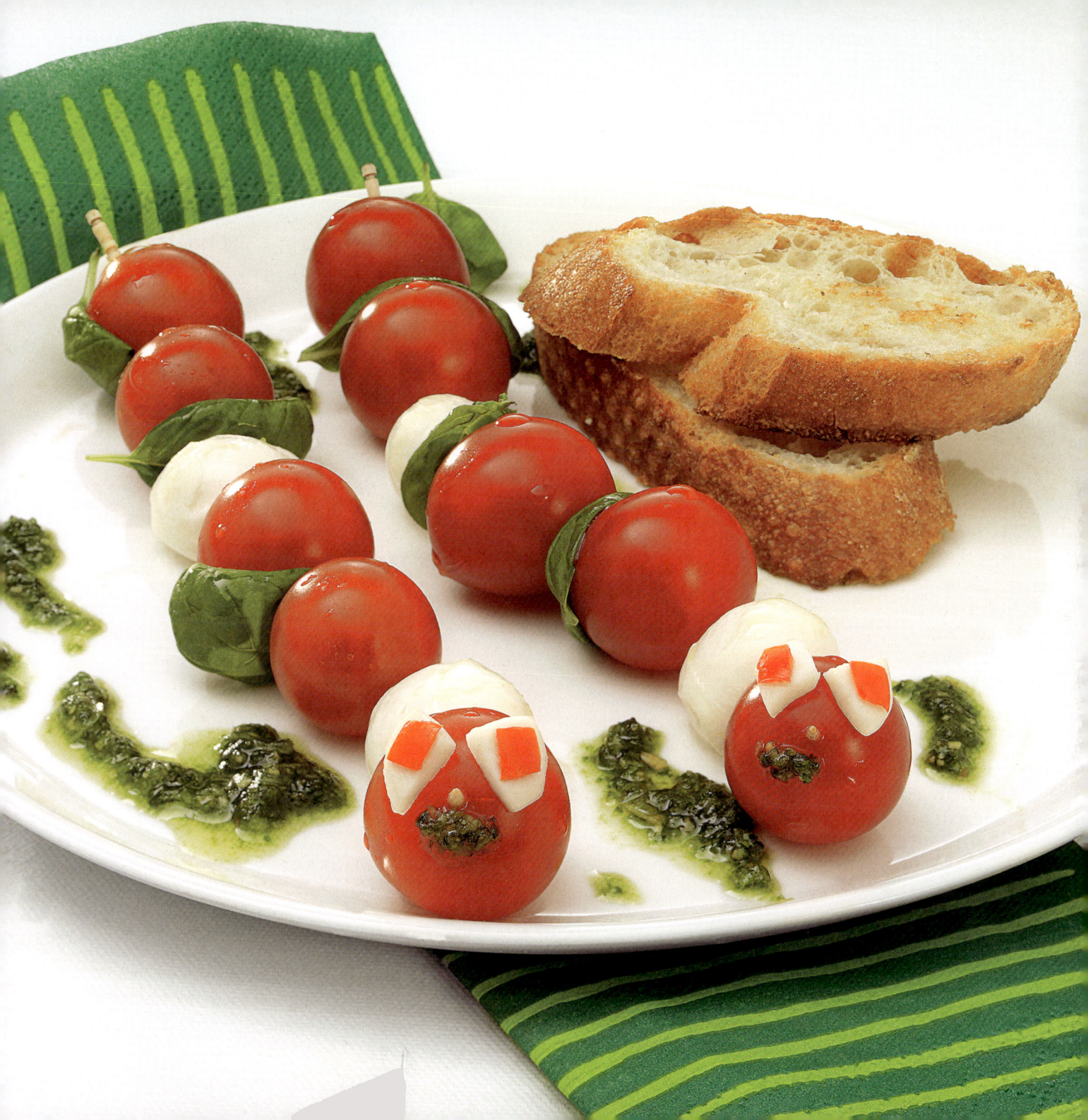

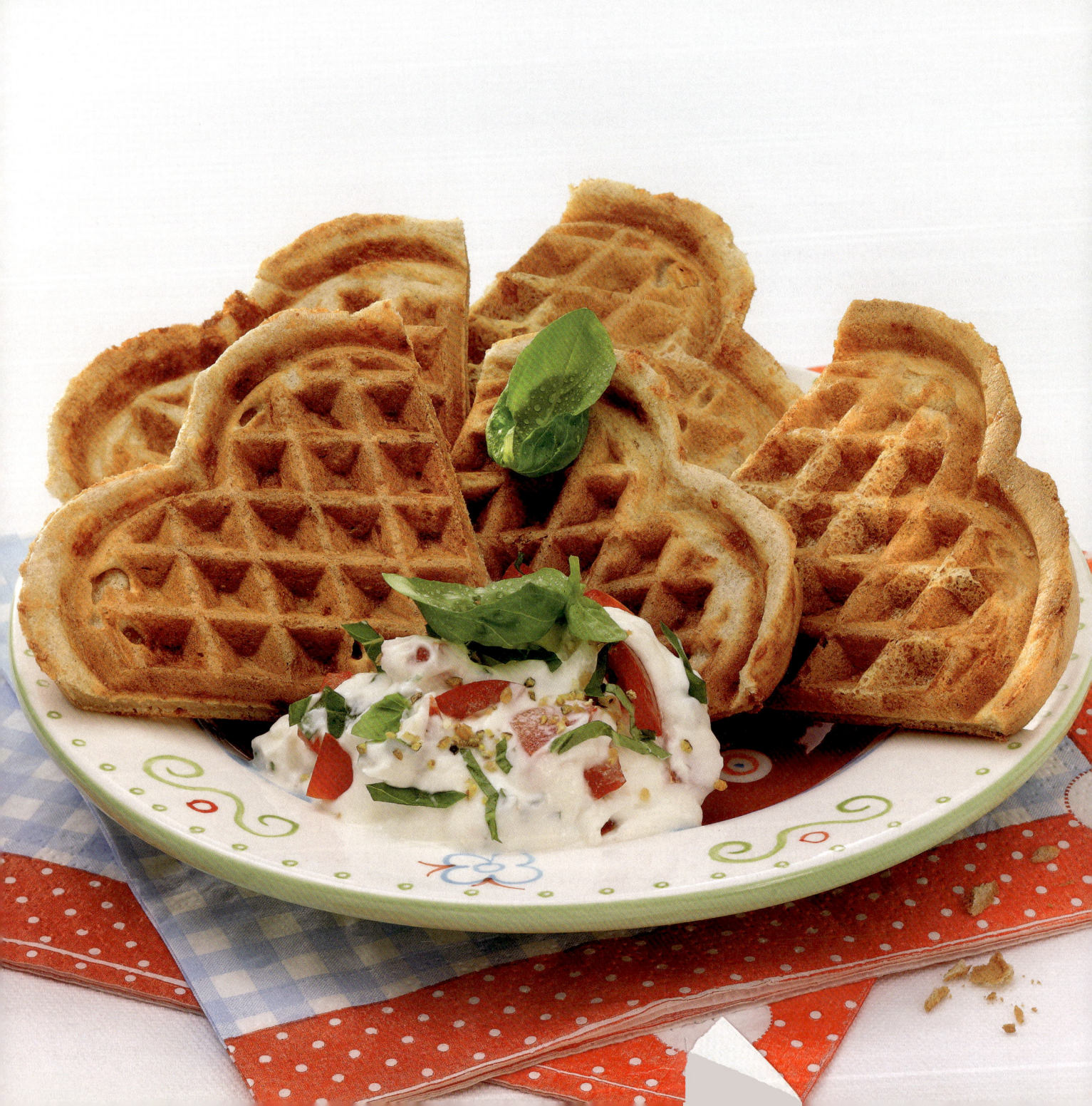

Käseherzen

Vegetarisch • Schmeckt auch den Kleinen

200 g Vollkornmehl • 1 TL Backpulver • 3 Eier • 320 ml fettarme Milch • 100 g geriebener Edamer (30 % Fett i. Tr.) • 2 TL Pflanzenöl • 2 Tomaten • 200 g Frischkäse (bis 1 % Fett absolut) • 1 EL gehacktes Basilikum (frisch oder TK) • Salz • Pfeffer

Für 8 Stück • Fertig in: 45 Minuten

1   Vollkornmehl mit Backpulver mischen. Eier mit 300 ml Milch und ½ TL Salz verquirlen. Mehl unterrühren. Edamer unterheben. Waffeleisen mit Öl auspinseln und nacheinander 8 Waffeln backen.

2   Für den Dip die Tomaten waschen, vom Stielansatz befreien und fein würfeln. Frischkäse mit 20 ml Milch glatt rühren, Tomatenwürfel und Basilikum untermischen. Dip mit Salz und Pfeffer abschmecken und zu den Käsewaffeln servieren.

Tipp

Servieren Sie die Käse- oder Kräuterwaffeln mit knackig-frischer Rohkost nach Wahl.

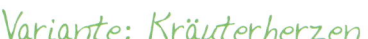

Variante: Kräuterherzen

1   200 g Vollkornmehl mit 1 TL Backpulver, 50 g Halbfettmargarine, 3 Eiern, 300 ml fettarmer Milch, 3 EL gemischten gehackten Kräutern (frisch oder TK), 2 TL Pesto und 1 TL Salz verrühren. Die Waffeln wie zuvor beschrieben backen.

2   1 Avocado halbieren, den Stein entfernen, das Fruchtfleisch mit einem Löffel herauslösen und mit einer Gabel zerdrücken. Mit 200 g Frischkäse (bis 1 % Fett absolut) und 40 ml fettarmer Milch verrühren. Dip mit 1 TL Zitronensaft, Salz und Pfeffer abschmecken.

Gut zu wissen

Vollkornmehl ist immer die gesündere Wahl, da hier das ganze Korn drinsteckt mit allen Ballaststoffen, Vitaminen und Mineralien. Das feine weiße Auszugsmehl (Type 405) enthält kaum noch etwas davon. Die Typenbezeichnung gibt übrigens den Anteil der noch im Mehl vorhandenen Mineralstoffe an. Je niedriger die Typenbezeichnung, desto niedriger der Anteil. 100-prozentige Vollkornmehle haben daher keine Typenbezeichnung. Beim Backen mit diesem Mehl muss man übrigens bis zu 20 Prozent mehr Flüssigkeit zugeben – das ist bei unseren Rezepten natürlich schon berücksichtigt. Probieren Sie neben Weizen- auch mal Dinkelmehl.

Hamburgerbrot

Mit Rindfleisch

400 g Tatar (Rinderhackfleisch) • 1 Ei • 2 EL Paniermehl •
1 TL Senf • 1 EL gehackte Schnittlauchringe (frisch oder
TK) • 2 TL Pflanzenöl • 50 g fettarmer Joghurt • 1 EL Salat-
creme (bis 10 % Fett) • 2 EL Ketchup • 1 EL gehackte Peter-
silie (frisch oder TK) • 4 Scheiben Vollkornbrot • 4 Blätter
Eisbergsalat • 4 Tomaten • 4 Gewürzgurken • Salz • Pfeffer
Für 4 Personen • Fertig in: 45 Minuten

1   Hackfleisch mit Ei, Paniermehl, Senf und Schnittlauchringen verkneten. Mit ½ TL Salz und Pfeffer würzen.
Aus der Masse mit angefeuchteten Händen 4 flache Frikadellen formen. Öl in einer Pfanne erhitzen und Frikadellen
darin ca. 5 Minuten von jeder Seite braun anbraten.

2   Für die Sauce Joghurt mit Salatcreme, Ketchup und
Petersilie verrühren. Vollkornbrotscheiben mit der Creme
bestreichen und halbieren. Salatblätter waschen und trocken schütteln. Tomaten waschen und vom Stielansatz befreien, Gewürzgurken gut abtropfen lassen; beides in
Scheiben schneiden.

3   4 Brotscheibenhälften mit Salatblättern, Frikadellen,
einigen Tomaten- und Gewürzgurkenscheiben belegen. Mit
restlichen Brotscheibenhälften abdecken. Hamburgerbrot
mit restlichen Tomaten- und Gurkenscheiben servieren.

Variante

Für klassische Hamburger tauschen Sie das Vollkornbrot
gegen 4 halbierte Hamburgerbrötchen aus.

Gut zu wissen

Auf diesen beiden Seiten gibt es zweimal
gesundes Fast Food, das Ihre Kinder mit einer
Extraportion Eisen versorgt. Eisen steckt im
Fleisch und sorgt für einen optimalen Sauer-
stofftransport im Blut. Das beugt Müdigkeit
vor und versorgt Ihre Kinder mit Energie.
Verwenden Sie für die Hamburger besser Tatar
als normales Rinder- oder Schweinehack-
fleisch, weil es weniger Fett enthält.

Kinder können ...

... wunderbar den Belag vorbereiten: die Sauce
anrühren, Salatblätter waschen und trocken
schütteln und Tomaten und Gurken in Scheiben schneiden. Füllen Sie alle Zutaten in
Schüsseln und stellen Sie diese auf den Tisch.
So kann sich jeder sein eigenes Brot belegen.

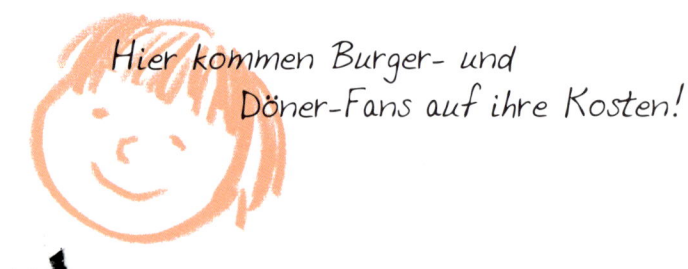

Hier kommen Burger- und
Döner-Fans auf ihre Kosten!

Dönertaschen

Mit Geflügel

*2 Hähnchenbrustfilets (à 120 g) • 2 TL Pflanzenöl • 2 Knob-
lauchzehen • 300 g fettarmer Joghurt • 2 EL Weißweinessig •
2 TL gehackte Petersilie (frisch oder TK) • Chilipulver •
2 Romanasalatherzen • ½ Salatgurke • 2 Tomaten • 4 Pitataschen (à 60 g) • Salz • Pfeffer*
Für 4 Personen • Fertig in: 30 Minuten

1   Hähnchenbrustfilet abspülen, mit Küchenpapier trocken tupfen und in Streifen schneiden. Öl in einer Pfanne
erhitzen und Hähnchenstreifen darin ca. 5 Minuten rundherum braten, salzen, pfeffern.

2   Knoblauch pressen, mit Joghurt, Essig und Petersilie
verrühren. Mit Chilipulver, Salz und Pfeffer abschmecken.
Romanasalatherz waschen, trocken schleudern und in
Streifen schneiden. Gurke schälen, Tomaten waschen und
vom Stielansatz befreien; beides würfeln. Gemüse mit
Hähnchenstreifen mischen.

3   Pitataschen mit etwas Joghurtcreme ausstreichen
und Füllung hineingeben. Restliche Füllung mit restlicher
Joghurtcreme zu den Dönertaschen servieren.

Kinder können ...

... den Knoblauch pressen und die Joghurtcreme anrühren. Beim Abschmecken der
Creme sollten Sie etwas helfen. Je nach Alter
können Ihre Kinder Ihnen beim Waschen
und Schneiden des Gemüses helfen und die
Pitataschen füllen.

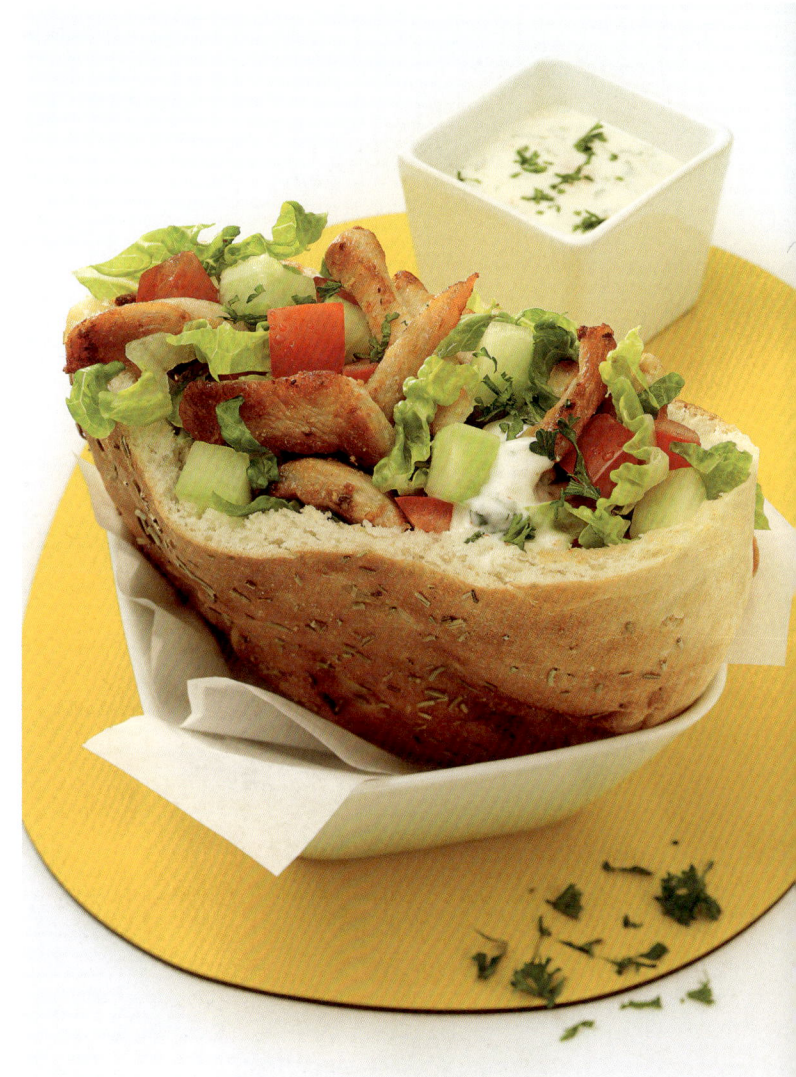

Käse-Schinken-Schnecken

Mit Schweinefleisch • Zum Einfrieren

1 Packung fertiger Pizzateig (Kühltheke) • 200 g Schafskäse light • 200 g Frischkäse (bis 1 % Fett absolut) • 100 g magere Schinkenwürfel • 1 TL gehackter Thymian (frisch oder getrocknet) • 1 TL gehackte Petersilie (frisch oder getrocknet) • Salz • Pfeffer
Ergibt 12 Stück • Fertig in: 45 Minuten

1   Backofen auf 200° (Gas: Stufe 3, Umluft: 180°) vorheizen. Pizzateig nach Packungsanweisung zu einem langen Rechteck ausrollen. Schafskäse zerbröckeln und mit Frischkäse, Schinkenwürfeln und Thymian mischen. Mit Salz und Pfeffer würzen.

2   Masse auf den Teig streichen und von der Längsseite her aufrollen. In 12 Teile schneiden und auf 2 mit Backpapier ausgelegte Backbleche legen. Im Backofen auf mittlerer Schiene 15–20 Minuten backen. Mit Petersilie bestreuen.

Tipp
Servieren Sie Rohkost wie Möhren oder Cocktailtomaten dazu oder einen grünen Salat.

Dazu: Salat mit Kräuterdressing

1 Eisbergsalat waschen, trocken schleudern und in mundgerechte Stücke zerteilen. Für das Dressing 50 ml Gemüsebrühe (2 Prisen gekörnte Brühe) mit 1 TL Zitronensaft, 1 EL gemischten, gehackten Kräutern (frisch oder TK) und 1 Prise Zucker verquirlen. Mit Salz und Pfeffer abschmecken. Dressing unter den Salat mischen.

Kinder können ...
... die Füllung selbst zubereiten und auf den Teig streichen – unterstützen Sie lediglich etwas beim Würzen und Aufrollen.

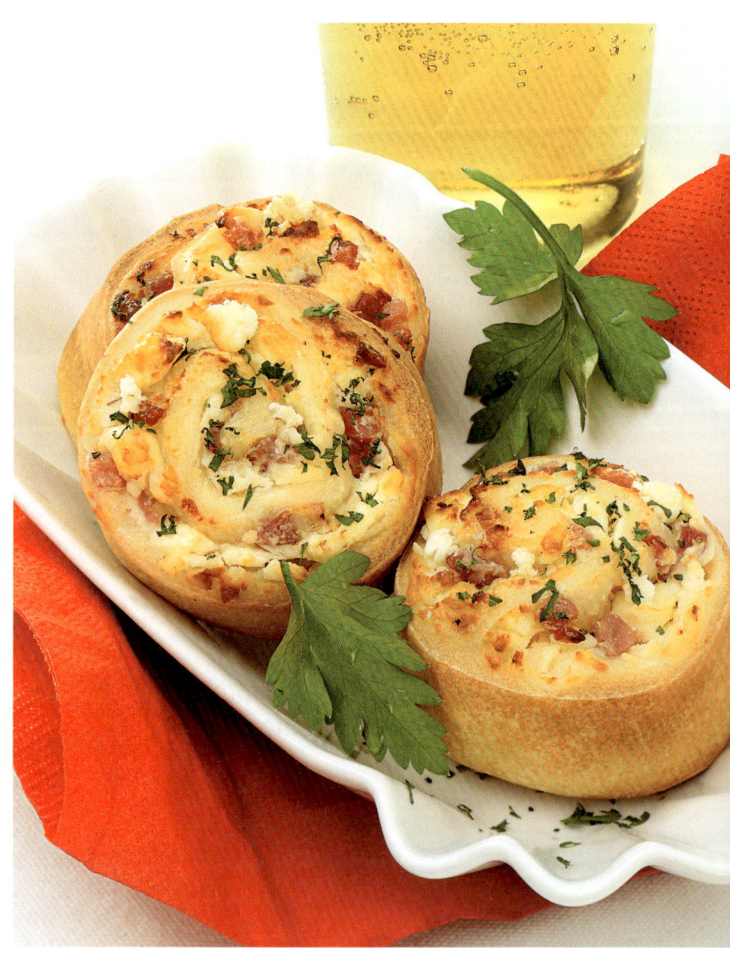

Käpt'n Lecker

Mit Lachs

*800 g festkochende Kartoffeln • 150 g Räucherlachs •
200 g Frischkäse (bis 1 % Fett absolut) • 150 g saure Sahne •
2 EL Schnittlauch (frisch oder TK) • 1 TL Meerrettich (Glas)
• ½ Zitrone • 1 Bund Radieschen • Salz • Pfeffer*
Für 4 Personen • Fertig in: 25 Minuten

1   Kartoffeln waschen und mit Schale in Salzwasser
ca. 20 Minuten köcheln. Räucherlachs in Streifen schnei-
den. Frischkäse mit saurer Sahne, Schnittlauch und
Meerrettich verrühren. Zitronenhälfte auspressen und
Creme mit Zitronensaft, Salz und Pfeffer abschmecken.
Lachsstreifen unterheben.

2   Radieschen waschen und Enden abschneiden. Pellkartoffeln abgießen und mit Lachscreme und Radieschen
servieren.

Kinder können ...

... den Frischkäse mit der sauren Sahne, dem
Schnittlauch und dem Meerrettich verrühren
und später auch vorsichtig – eventuell mit
Ihrer Hilfe – den Lachs unterheben. Ältere Kin-
der können die Zitrone auspressen und den
Lachs in Streifen schneiden.

Variante mit warmem Paprikadip

2 rote Paprika in Würfeln mit 1 Zwiebel in Würfeln in
1 TL Pflanzenöl andünsten. Mit 200 ml Tomatensaft
ablöschen und zugedeckt ca. 7 Minuten garen. Pürieren,
mit Salz, Pfeffer, Paprikapulver und ½ TL gehacktem
Majoran würzen.

Variante mit Apfel-Zwiebel-Dip

½ Bund Frühlingszwiebeln in Ringen mit 1 Apfel in Würfeln, 250 g Magermilchjoghurt und 2 EL Schmand verrühren. Mit 1 EL gehackter Petersilie (frisch oder TK),
½ TL Currypulver, Salz und Pfeffer würzen.

Tipp

Statt zu Pellkartoffeln schmecken die Dips
auch gut zu Käsefüßen.

Statt Kartoffeln: Käsefüße

1   250 g Vollkornmehl mit 2 TL Backpulver und ½ TL
Salz mischen. Mit 150 g Kräuterfrischkäse (bis 1 % Fett
absolut) und 100 ml fettarmer Milch zu einem glatten Teig
verkneten.

2   Den Teig zwischen Folie ca. 1 cm dick ausrollen und
mit einer Ausstechform 20 Füße (ersatzweise Kreise)
ausstechen. Auf ein mit Backpapier ausgelegtes Backblech
legen. Im vorgeheizten Backofen bei 200° (Gas: Stufe 3,
Umluft: 180°) auf mittlerer Schiene ca. 10 Minuten backen.
Lauwarm servieren.

Schnelle Tomaten-Bruschetta

Vegetarisch

1 Baguette (250 g) • 1 kleine Knoblauchzehe • 3 Toma-
ten • ½ TL Pizzagewürz • 2 EL geriebener Parmesan •
1 EL gehacktes Basilikum (frisch oder TK) • Salz • Pfeffer
Ergibt 8 Stück • Fertig in: 15 Minuten

1   Backofen auf 200° (Gas: Stufe 3, Umluft: 180°) vorheizen. Baguette in 8 Scheiben schneiden. Knoblauch schälen,
halbieren und die Baguettescheiben damit abreiben. Tomaten waschen, vom Stielansatz befreien und fein würfeln.
Mit Pizzagewürz und Parmesan mischen, salzen, pfeffern
und auf die Baguettescheiben geben.

2   Baguettescheiben auf ein mit Backpapier ausgelegtes
Backblech legen und im Ofen auf mittlerer Schiene ca.
10 Minuten überbacken. Mit Basilikum bestreut servieren.

Würstchen-Bruschetta

8 Scheiben (250 g) Baguette mit 2 EL Ketchup bestreichen. 3 Gewürzgurken und 2 *Weight Watchers Delikatess
Wiener Würstchen* klein würfeln und mischen. Auf den
Baguettescheiben verteilen und mit 6 EL geriebenem Käse
(30 % Fett i. Tr.) bestreuen. Überbacken und servieren.

Thunfisch-Bruschetta

100 g Frischkäse (bis 1 % Fett absolut) mit 150 g Thunfisch
im eigenen Saft (Konserve) verrühren. 4 EL Mais (Konserve) untermischen und mit Paprikapulver, Salz und Pfeffer würzen. Die Creme auf 8 Scheiben Baguette (250 g)
streichen und im Backofen überbacken. Mit 1 EL gehackter
Petersilie bestreuen.

Gut zu wissen

Bruschetta mit Tomaten wird in guten italienischen Restaurants gern
als kleine Vorspeise gereicht und »Brusketta« ausgesprochen.
Tomaten enthalten viele gesunde Inhaltsstoffe – zum Beispiel Kalium, das
wichtig für die Herzfunktion und den Wasserhaushalt des Körpers ist.
Andere wertvolle Kaliumlieferanten sind übrigens Pilze, Bohnen, Bananen
und Kartoffeln. Nehmen Sie ruhig Tomaten aus der Dose: Sie enthalten oft
mehr Vitamine als frische Tomaten, die zu früh geerntet wurden.

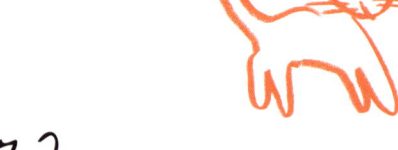

Süße Naschereien

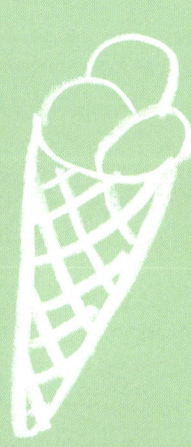

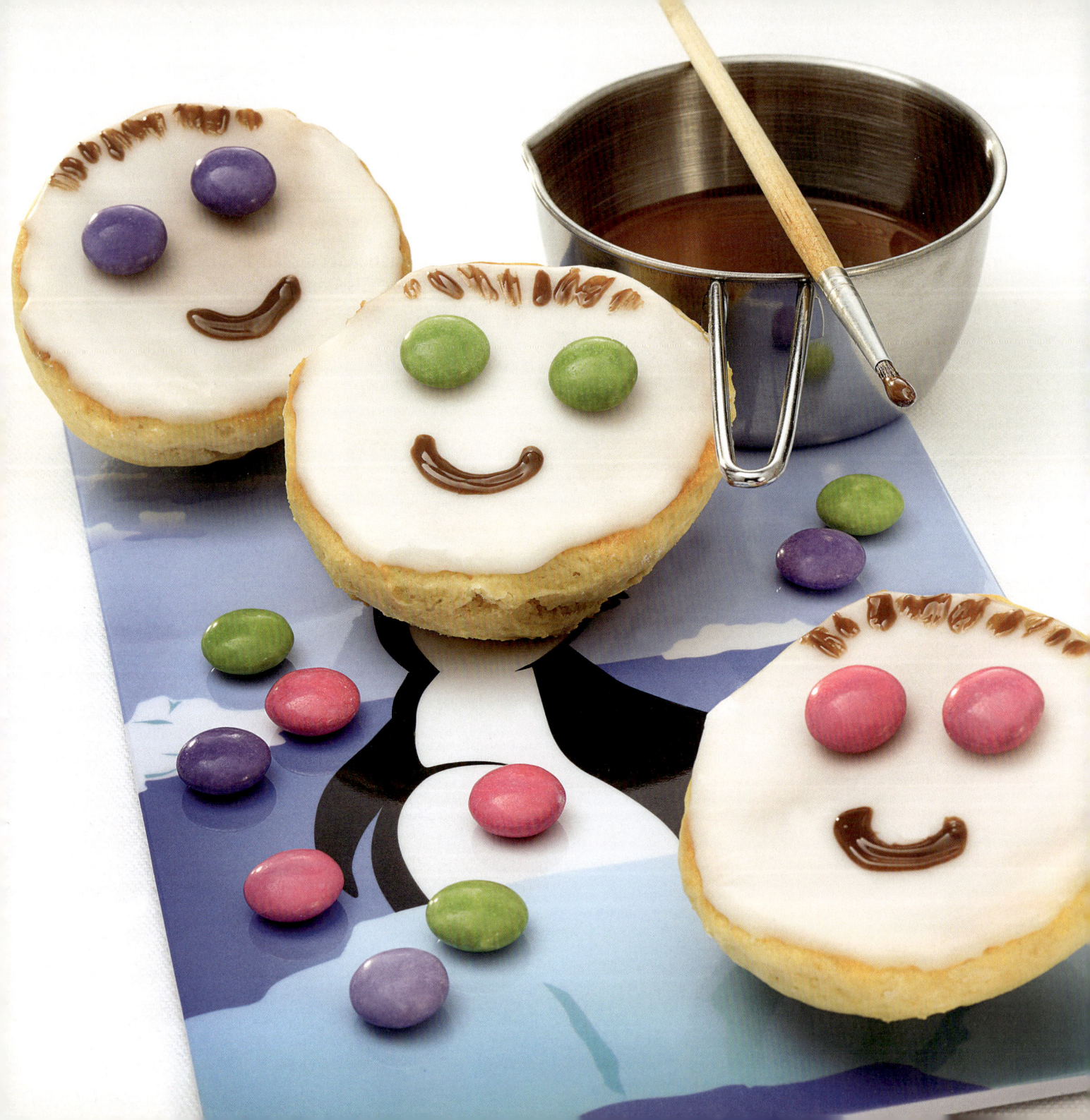

Lachgesichter

Vegetarisch • Zum Einfrieren •
Schmeckt auch den Kleinen

60 g Halbfettmargarine • 60 g Zucker • 2 Eier • 1 Prise
Salz • 60 ml fettarme Milch • 250 g Mehl • 2 TL Backpulver
• 2 ½ TL Wasser • 80 g Puderzucker • 48 Smarties •
10 g Kuvertüre • Backpapier
Ergibt 24 Stück • Fertig in: 45 Minuten

1   Backofen auf 180° (Gas: Stufe 2, Umluft: 160°) vorheizen. Margarine mit Zucker und Eiern cremig rühren. Salz und Milch zugeben. Mehl und Backpulver vermischen und unterheben.

2   Mit Hilfe von zwei Esslöffeln kleine Teighäufchen auf ein mit Backpapier ausgelegtes Backblech setzen und auf mittlerer Schiene ca. 10 Minuten backen. Mini-Amerikaner auskühlen lassen.

3   Wasser mit Puderzucker verrühren. Die glatte Seite des Gebäcks damit bestreichen, je 2 Smarties als Augen daraufsetzen und fest werden lassen. Kuvertüre über einem Wasserbad schmelzen und mit Hilfe eines Pinsels lachende Münder und Haare auf die Gesichter malen.

Kinder können ...

... beim Verzieren helfen. Dieses Rezept ist ideal für jeden Kindergeburtstag. Planen Sie genug Zeit ein und lassen Sie das Geburtstagskind kreativ werden.

Tipp

Die Mini-Amerikaner lassen sich besonders gut mit einem Eis-Portionierer auf dem Backpapier verteilen.

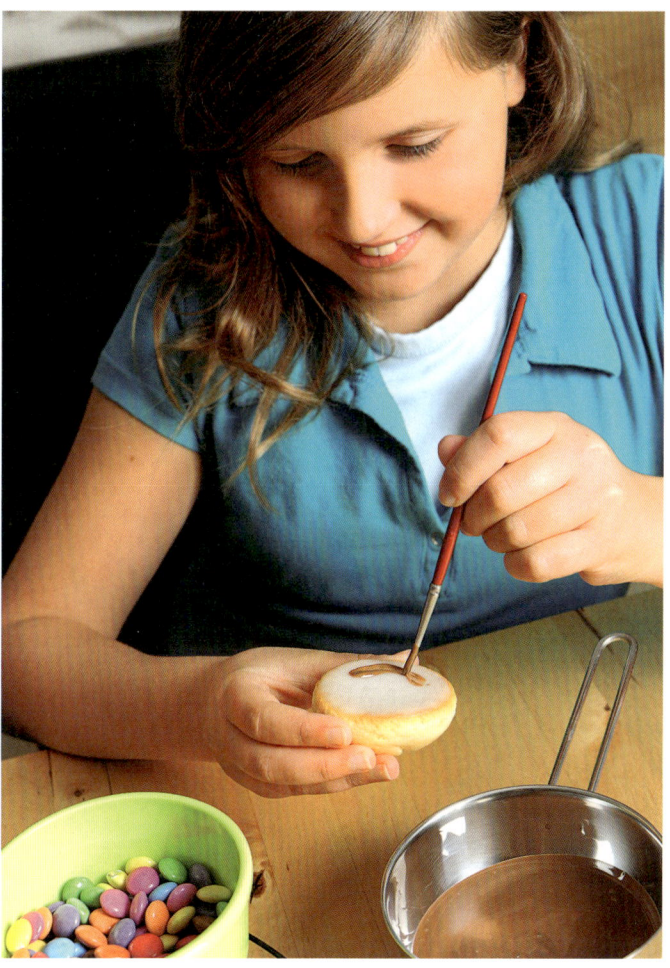

Waffeln mit Nussquark

Vegetarisch

½ Würfel Hefe • 40 g Zucker • 250 ml lauwarme fettarme Milch • 250 g Mehl • 80 g Halbfettmargarine • 2 Eier • 1 Prise Salz • 4 EL Walnüsse • 300 g Magerquark • 4 TL Nuss-Nougat-Creme • 2 TL Honig • 1 Honigmelone • 2 TL Pflanzenöl • Waffeleisen
Ergibt 10 Stück • Fertig in: 45 Minuten plus 45 Minuten Gehzeit

1   Hefe zerbröckeln. Mit Zucker in Milch auflösen. Mehl in eine Schüssel geben, in die Mitte eine Vertiefung drücken und aufgelöste Hefe hineingießen. Mit etwas Mehl verrühren und Vorteig an einem warmen Ort zugedeckt ca. 15 Minuten gehen lassen.

2   Margarine, Eier und Salz zum Vorteig geben. Zu einem glatten Teig verkneten und weitere ca. 30 Minuten zugedeckt an einem warmen Ort gehen lassen.

3   Walnüsse hacken. Quark mit Nuss-Nougat-Creme, Honig und Walnüssen verrühren. Honigmelone halbieren und Kerne mit Hilfe eines Löffels entfernen. Melone in Spalten schneiden, Fruchtfleisch von der Schale schneiden und würfeln.

4   Waffeleisen mit Öl dünn einpinseln und aus dem Teig nacheinander 10 Waffeln backen. Waffeln mit Nussquark und Melonenwürfeln servieren.

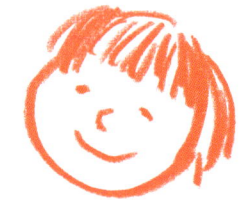

Gut zu wissen

Nüsse enthalten reichlich ungesättigte Fettsäuren, schützen so Herz und Kreislauf. Und sie sind vollgepackt mit Vitaminen und Mineralstoffen. Die B-Vitamine beispielsweise braucht das Gehirn. Nüsse sind deshalb ideales Brainfood für Schule und Büro.

Knusperküsschen

Vegetarisch

200 g weiße Schokolade • 50 g getrocknete Cranberries • 60 g Cornflakes • 2 EL Mandelstifte • Backpapier
Ergibt 45 Stück • Fertig in: 20 Minuten

1   Weiße Schokolade grob hacken und über dem warmen Wasserbad schmelzen. Cranberries fein hacken und mit Cornflakes und Mandelstiften unter die Schokolade heben.

2   Masse mit Hilfe von 2 Teelöffeln als kleine Häufchen auf Backpapier setzen und fest werden lassen.

Kinder können …

… locker mithelfen, diese Blitz-Nascherei herzustellen. Ältere Kinder können sie schon ganz allein zubereiten – mit etwas Unterstützung beim Schmelzen der Schokolade und beim Hacken der Cranberries.

Affenschmarrn

Vegetarisch

2 EL Haselnüsse • 2 Eier • 40 g Zucker • ¼ TL Zimtpulver • 1 Prise Salz • 180 g Mehl • 200 ml fettarme Milch • 1 EL Rosinen • 2 EL Vollkornhaferflocken • 2 Bananen • 2 TL Pflanzenöl • 1 EL Puderzucker
Für 4 Personen • Fertig in: 40 Minuten

1 Haselnüsse hacken. Eier trennen. Eigelb mit Zucker, Zimtpulver und Salz schaumig schlagen. Abwechselnd Mehl und Milch zugeben. Haselnüsse, Rosinen und Haferflocken unterheben und ca. 10 Minuten quellen lassen.

2 Bananen schälen und in kleine Stücke schneiden. Eiweiß steif schlagen und mit den Bananenstücken unter den Teig heben. 1 TL Öl in einer Pfanne erhitzen, die Hälfte des Teiges zugeben und bei mittlerer Hitze ca. 5 Minuten stocken lassen.

3 Den Schmarrn wenden, ca. 3 Minuten stocken lassen und mit Hilfe eines Pfannenwenders zerrupfen. Weitere ca. 2 Minuten braten und auf einem Teller anrichten. Restlichen Teig mit 1 TL Öl ebenso zubereiten. Affenschmarrn mit Puderzucker bestäuben und servieren.

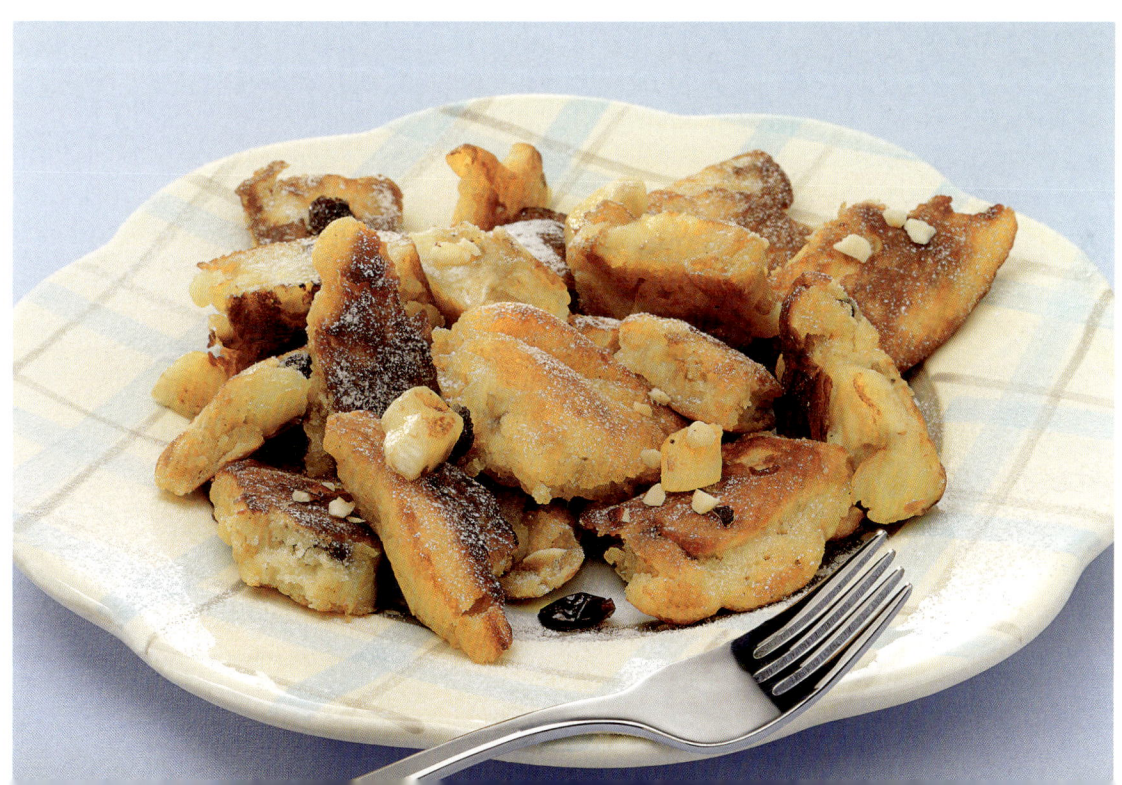

Löffelküchlein

*Vegetarisch • Zum Einfrieren •
Schmeckt auch den Kleinen*

*50 g getrocknete Aprikosen • 3 Eier • 70 g Zucker • 250 g
Magermilchjoghurt • 4 EL Pflanzenöl • 100 ml Mineralwasser (mit Kohlensäure) • 150 g Vollkornmehl • 100 g weißes Mehl • 2 TL Backpulver • 2 EL Kakaopulver • ½ TL
Zimtpulver • 2 TL Halbfettmargarine • 1 TL Puderzucker
• 12 kleine ofenfeste Gläser (ca. 100 ml Inhalt)*
Ergibt 12 Stück • Fertig in: 35 Minuten

1 Backofen auf 180° (Gas: Stufe 2, Umluft: 160°) vorheizen. Aprikosen fein hacken. Eier mit Zucker, Joghurt und
Öl verrühren. Mineralwasser unterrühren. Mehl mit Backpulver, Kakao- und Zimtpulver vermischen und die Apri-
kosenstücke unterheben.

2 Die Gläser mit Halbfettmargarine fetten. Teig einfüllen
und im Backofen auf mittlerer Schiene ca. 20 Minuten backen. Löffelküchlein auskühlen lassen, mit Puderzucker bestäuben und servieren.

Kinder können ...

... diese Küchlein schon ganz selbstständig
backen, wenn sie etwas größer sind (mit ein
bisschen Hilfe von Ihnen). Die Löffelküchlein
eignen sich übrigens gut für Kindergeburts-
tage – kleine Bäcker oder Bäckerinnen werden
sie gern ihren Freunden servieren.

Tipp

Wenn Sie keine solchen ofenfesten Gläser haben
oder kaufen wollen, können Sie die Küchlein auch
in einem gefetteten Muffinblech backen.

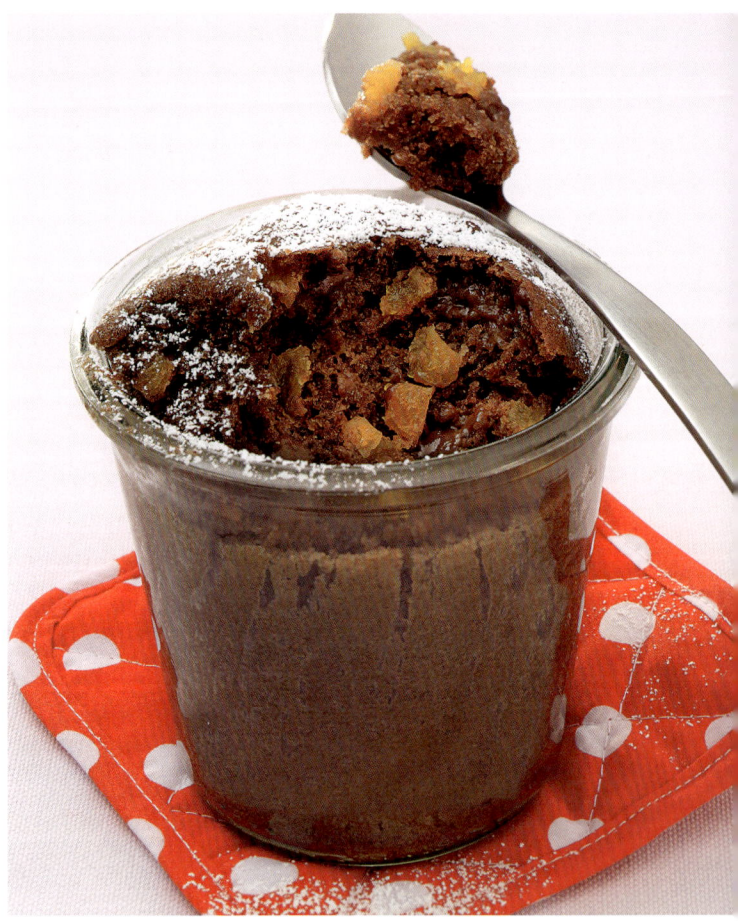

Rotes Zebra

Vegetarisch • Schmeckt auch den Kleinen

4 EL Grieß • 500 ml fettarme Milch • 2 EL Zucker • 2 Päckchen Vanillezucker • 800 g Erdbeeren • 2 EL gehackte Minze • einige Tropfen flüssiger Süßstoff
Für 4 Personen • Fertig in: 30 Minuten

1 Grieß mit Milch, Zucker und Vanillezucker aufkochen und ca. 10 Minuten quellen lassen.

2 Erdbeeren waschen, mit Küchenpapier trocken tupfen und 4 Erdbeeren als Deko zur Seite stellen. Die anderen Erdbeeren vom Stielansatz befreien und mit Minze pürieren. Erdbeerpüree mit Süßstoff abschmecken.

3 Grießbrei mit Erdbeerpüree abwechselnd in vier Gläser schichten. Mit den restlichen Erdbeeren garnieren und servieren.

Gut zu wissen

Erdbeeren schmecken reif geerntet am besten. Gehen Sie mit Ihren Kindern in der Saison (Mai bis August) zum Pflücken auf Erdbeerfelder! Achten Sie darauf, dass die Erdbeeren gleichmäßig rot sind, denn sie reifen nicht nach. Zwar werden sie noch etwas dunkler, aber das volle Aroma erreichen sie nicht mehr.

Kinder können …

… die Erdbeeren waschen. Und auch das Befüllen der Gläser lässt sich perfekt zu zweit erledigen: Einer füllt den Grießpudding ein und einer das Erdbeerpüree.

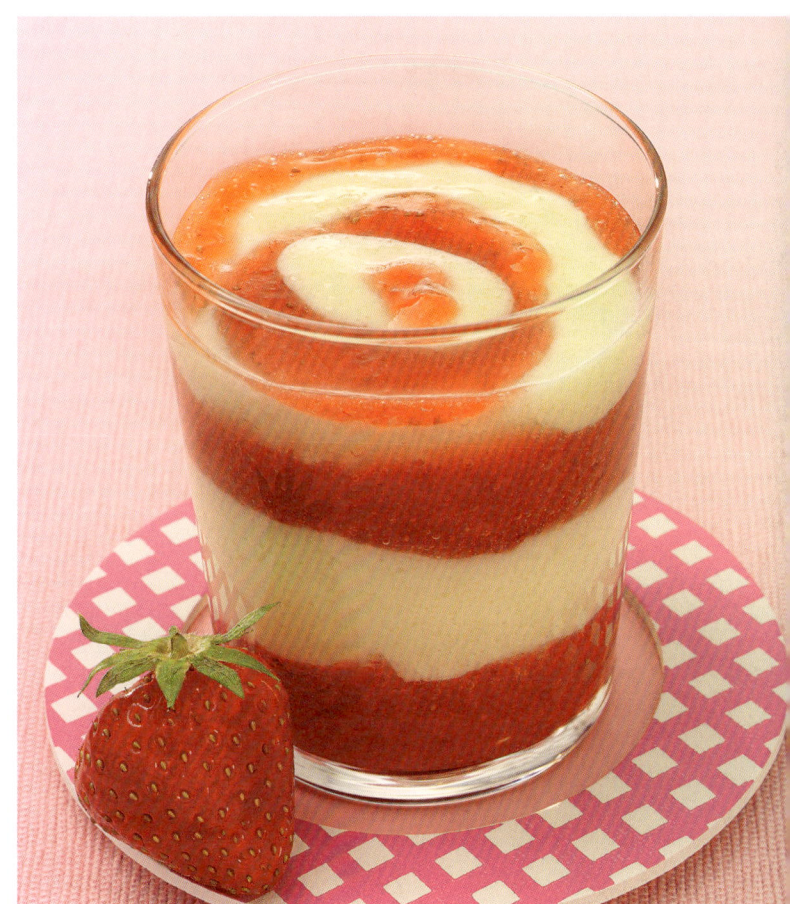

Schokopudding mit Birnenmus

*1 Packung Schokoladenpuddingpulver • 50 g Zucker •
500 ml fettarme Milch • 4 Birnen (etwa Williams-Christ-
Birne) • ½ Zitrone • 1 Päckchen Vanillezucker • 2 EL Mandelblättchen • 4 Puddingförmchen (ca. 150 ml Inhalt)
Für 4 Personen • Fertig in: 40 Minuten*

1 Puddingpulver mit Zucker mischen und mit 6 EL
Milch anrühren. Restliche Milch aufkochen und Pudding-
mischung einrühren. Unter Rühren ca. 1 Minute köcheln
lassen. Puddingförmchen kalt ausspülen und Pudding einfüllen. Schokoladenpudding ca. 4 Stunden kalt stellen und
fest werden lassen.

2 Birnen waschen, halbieren, entkernen, schälen und
in kleine Würfel schneiden. Zitronenhälfte auspressen.
Birnenwürfel mit Vanillezucker und 2 TL Zitronensaft
in einen Topf geben, ca. 5 Minuten köcheln lassen und
mit einer Gabel zu Mus zerdrücken. Mandelblättchen
in einer Pfanne ohne Fett goldbraun rösten.

3 Birnenmus auf 4 Teller verteilen. Schokopudding auf
das Birnenmus stürzen. Mit Mandelblättchen bestreuen
und servieren.

Tipp

Der Schokopudding sieht besonders schön
aus, wenn Sie zum Beispiel Sternförmchen
verwenden.

Kinder können ...

... für die Müsliecken die Zitronenschale
abreiben oder die Masse auf dem Backblech
verstreichen.

Müsliecken

Vegetarisch

*1 unbehandelte Zitrone • 100 g Haselnüsse • 100 g getrock-
nete Aprikosen • 100 g Halbfettmargarine • 200 g Zucker •
100 g Honig • 200 g zarte Haferflocken • 60 g Vollkorn-
Haferfleks (zum Beispiel von Kölln)
Ergibt 30 Stück • Fertig in: 45 Minuten*

1 Backofen auf 150° (Gas: Stufe 1, Umluft: 130°) vorheizen. Zitrone heiß waschen und ca. ¼ TL Schale auf einer
feinen Reibe abreiben. Haselnüsse und Aprikosen fein hacken. Margarine mit Zucker und Honig in einem Topf
schmelzen und kurz aufkochen. Haferflocken, Haferfleks,
Nüsse, Aprikosen und Zitronenschale unterheben.

2 Müsli-Masse auf einem mit Backpapier ausgelegten
Backblech zu einer Größe von ca. 25 x 35 cm ausstreichen
und im Backofen auf mittlerer Schiene ca. 20 Minuten
backen. Noch warm in 15 Quadrate schneiden, in Dreiecke
teilen und auskühlen lassen. In einer Dose luftdicht verschlossen aufbewahren.

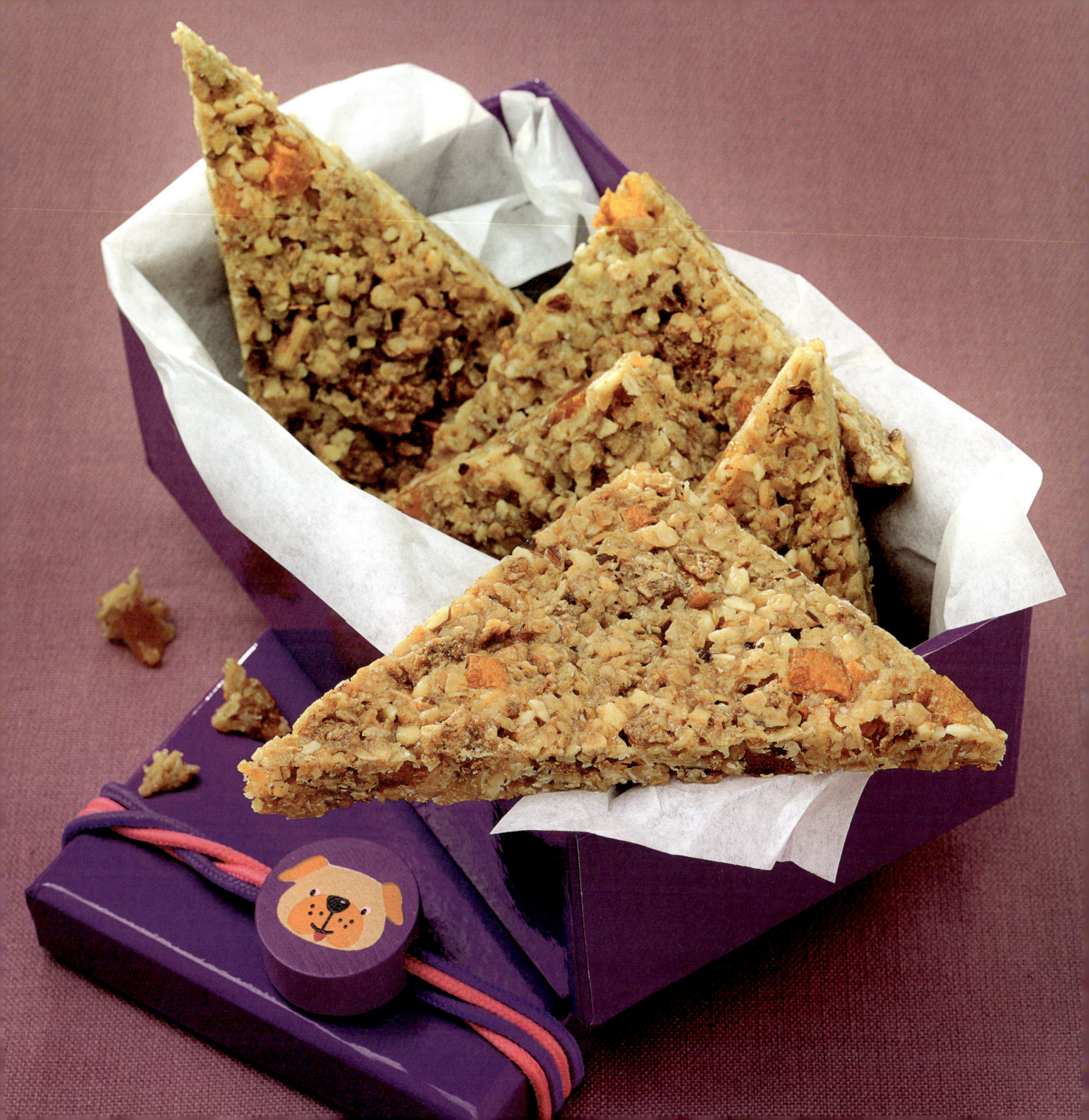

Eisbären am Stiel

Vegetarisch • Schmeckt auch den Kleinen

300 g gemischte Beeren (TK) • 1 unbehandelte Limette • 150 g Magermilchjoghurt • 30 g Zucker • 1 EL gehackte Zitronenmelisse (ersatzweise Minze) • 10 Bärenförmchen (ca. 50 ml)

***Ergibt 10 Stück • Fertig in:** 30 Minuten + **Gefrierzeit:** 5 Stunden*

1 Beeren auftauen lassen. Limette heiß waschen und auf einer Reibe ca. ¼ TL Schale abreiben. Limettensaft auspressen. Beeren mit Joghurt, Zucker, Limettenschale und 3 TL Limettensaft pürieren. Zitronenmelisse unterheben.

2 Beerenmasse in die Eisförmchen füllen und für mindestens 5 Stunden einfrieren. Eis kurz vor dem Servieren aus dem Gefrierschrank holen, kleine Eisstiele aus Holz hineinstecken und servieren.

Varianten

Sie können natürlich auch handelsübliche Formen für Eis am Stiel verwenden.
Außerdem können Sie den Beerenjoghurt auch als leckeren Smoothie servieren, wenn Sie ihn nicht einfrieren.

Kinder können …

… dabei helfen, den Beerenjoghurt in die Portionsförmchen zu füllen. Zwischendurch können Sie gemeinsam nachschauen, wie das Beereneis langsam fest wird.

Früchte und Milchprodukte machen süße Sachen gesund.

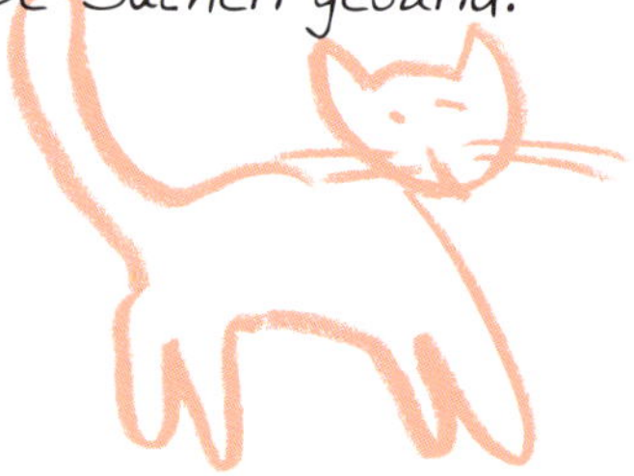

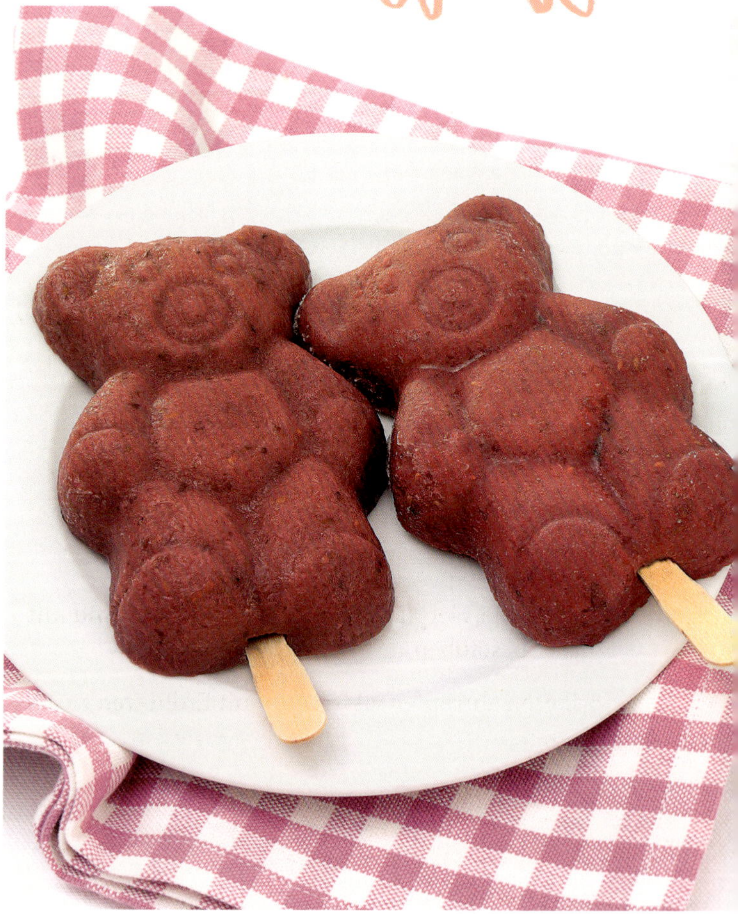

Quarkzoo mit Fruchtsauce

Vegetarisch

*200 g Erdbeeren (TK) • 150 g Magerquark • 2 Eier •
100 g brauner Zucker • 40 ml Pflanzenöl • 50 ml fettarme
Milch • 180 g Vollkornmehl • 170 g weißes Mehl • 2 TL
Backpulver • 1 EL Puderzucker • 1 Glas Aprikosen (340 g
Abtropfgewicht, ohne Zucker) • einige Tropfen flüssiger
Süßstoff • Frischhaltefolie • Backpapier • Ausstechformen
mit verschiedenen Tiermotiven*
*Ergibt 45 Stück • Fertig in: 50 Minuten • Ruhezeit:
15 Minuten*

1 Erdbeeren auftauen lassen. Quark in einem Sieb abtropfen lassen. Eier mit Quark, Zucker, Öl und Milch glatt rühren. Mehl mit Backpulver mischen, unter den Quark kneten und den Teig ca. 15 Minuten ruhen lassen. Backofen auf 180° (Gas: Stufe 2, Umluft: 160°) vorheizen.

2 Die Arbeitsplatte mit Frischhaltefolie auslegen, Teig daraufgeben, mit Frischhaltefolie bedecken und dünn ausrollen. Aus dem Teig mit Plätzchenformen 45 Tiere ausstechen, dabei die Ausstecher zwischendurch kalt abspülen. Auf ein mit Backpapier ausgelegtes Backblech legen und im Backofen auf mittlerer Schiene ca. 15 Minuten backen. Anschließend die Tierplätzchen auskühlen lassen und mit Puderzucker bestäuben.

3 Aprikosen abtropfen lassen und mit Erdbeeren zusammen pürieren. Mit Süßstoff abschmecken und mit dem Quarkzoo servieren.

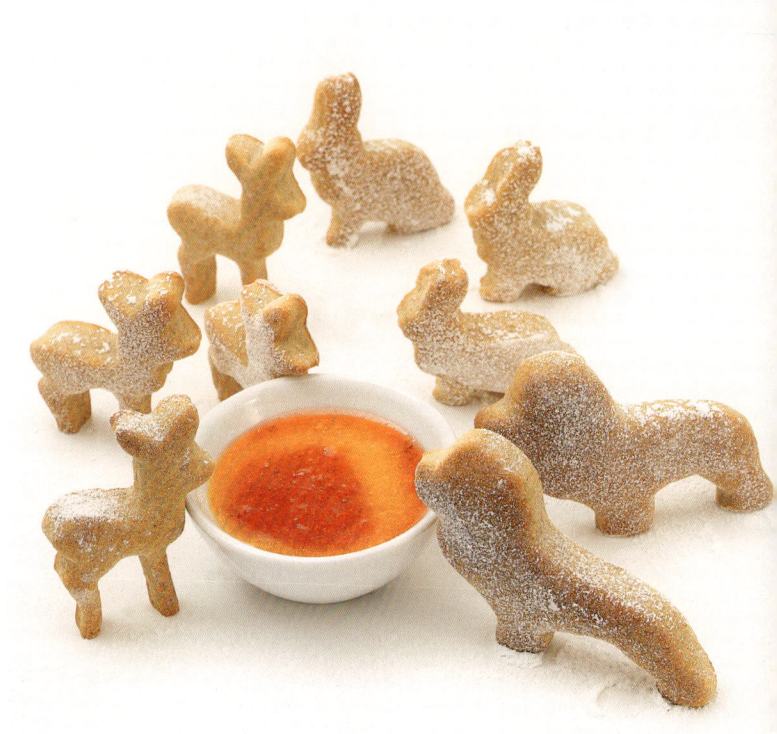

Kinder können ...

... den Quarkzoo gemeinsam mit Ihnen ausstechen. Kinder lieben Plätzchenbacken!

Sachregister

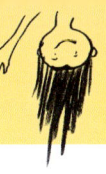

Rezepte von A bis Z

Hier finden Sie alle Rezepte alphabetisch sowie nach Hauptzutaten geordnet. Übersicht nach Rezeptart:
Frühstück und Pausenbrote 111
Warme Gerichte 129, 155
Naschereien & Desserts 173
Für die Kleinen (ab 3 Jahre) 124

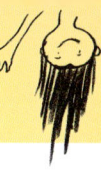

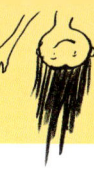

Rezepte nach ProPoints® Werten

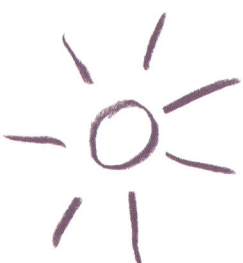

Weight Watchers bietet kein auf Kinder zugeschnittenes Ernährungs- oder Gewichtsmanagement-programm an. Als Information für Eltern, die mit dem *ProPoints*® Plan vertraut sind, sind hier jedoch die Rezepte aus diesem Buch nach *ProPoints*® Werten aufgelistet.

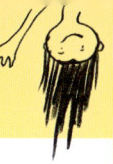

Bücher und Adressen, die weiterhelfen

Bücher

... aus dem GRÄFE UND UNZER VERLAG

**10 Diätmythen und die ganze Wahrheit:
So finden Sie Ihre Erfolgsstrategie.**
Weight Watchers

Kochen für die Familie. Susanne Bodensteiner, Julia Skowronek, Martina Kittler, Dagmar von Cramm

300 Fragen zur Kinderernährung.
Patricia Davis, Marika Miklautsch, Sabine Dietrich

Babyernährung. Astrid Laimighofer

Kinderhits. Dagmar von Cramm

Gesund essen mit Spaß. Susanne Klug

Jedes Kind kann richtig essen.
Annette Kast-Zahn

Familienalltag sicher im Griff.
Cordula Nussbaum

Wie aus Kindern glückliche Erwachsene werden. Gerald Hüther, Cornelia Nitsch

Das Erziehungs-ABC. Monika Murphy-Witt, Petra Stamer-Brandt

Typgerecht fördern und erziehen.
Christine Kaniak-Urban, Cornelia Nitsch

Babyspielzeit: Der große Spieleschatz für kleine Entdecker. Sabine Bohlmann

Spiele für drinnen und draußen.
Gisela Walter

Mein schönster Kindergeburtstag.
Angelika Muxfeldt, Michaela Bendel

Die schönsten Rituale für Kinder.
Petra Kunze, Catharina Salamander

Adressen

DGE – Deutsche Gesellschaft für Ernährung e. V.
Godesberger Allee 18, 53175 Bonn
www.dge.de

aid Infodienst – Ernährung, Landwirtschaft, Verbraucherschutz e. V.
Heilsbachstraße 16, 53123 Bonn
www.aid.de, www.was-wir-essen.de

Verbraucher-Initiative e. V.
Elsenstraße 106, 12435 Berlin
www.zusatzstoffe-online.de

Bundesministerium für Ernährung, Landwirtschaft und Verbraucherschutz (BMELV)
Wilhelmstraße 54, 10117 Berlin;
Postanschrift: 11055 Berlin.
www.bmelv.de

Plattform Ernährung und Bewegung e. V. (peb)
Wallstraße 65, 10179 Berlin
E-Mail: plattform@ernaehrung-und-bewegung.de
www.ernaehrung-und-bewegung.de

Forschungsinstitut für Kinderernährung
Heinstück 11, 44225 Dortmund
www.fke-do.de

Sarah Wiener Stiftung »Für gesunde Kinder und was Vernünftiges zu essen«
Charlottenstraße 13, 10969 Berlin
Postanschrift: Rudolf-Hell-Str.19,
69126 Heidelberg
E-Mail: info@sw-stiftung.de
www.sarah-wiener-stiftung.org

Deutsche Gesellschaft für Kinder- und Jugendmedizin e. V.
Chausseestr. 128/129, 10115 Berlin
E-Mail: info@dgkj.de
Internet: www.dgkj.de

Deutsche Sportjugend
Otto-Fleck-Schneise 12
60528 Frankfurt am Main
E-Mail: hunz@dsj.de
Ansprechpartnerin: Julia Hunz
www.kinderwelt-bewegungswelt.de
www.dsj.de

Ernährungsfachkräfte:

DGE (siehe oben Mitte)

Verband der Oecotrophologen e. V. (VDOE)
Reuterstr. 161, 53113 Bonn
www.vdoe.de

Verband der Diätassistenten (VDD) Deutscher Bundesverband e. V.
Susannastr. 13, 45136 Essen
www.vdd.de

Deutsche Gesellschaft für Ernährungsmedizin e. V.
Olivaer Platz 7, 10707 Berlin
www.dgem.de

Bundesverband Deutscher Ernährungsmediziner e. V.
Reichsgrafenstr. 11
79102 Freiburg
www.bdem.de

Impressum

© 2010 Weight Watchers International Inc., Eigentümer der Marken **Weight Watchers** und *ProPoints*®
Titel der Originalausgabe:
Eat! Move! Play! – A Parent's Guide for Raising Healthy, Happy Kids

Für diese Ausgabe:
© 2011 GRÄFE UND UNZER VERLAG GmbH, München
Alle Rechte vorbehalten.

ISBN: 978-3-8338-2058-8

Projektleitung: Sarah Schocke

Programmleitung Weight Watchers: Ute Gerwig

Projektleitung Weight Watchers: Dr. Hanna Stegbauer

Übersetzung: Stephan Naguschewski

Wissenschaftliches Lektorat Weight Watchers:
Dr. Simone Mickelat

Rezeptentwicklung: The Food Professionals Köhnen AG, Sprockhövel; Claudia Thienel

Titelgestaltung: independent Medien-Design, Horst Moser, München

Innenlayout: Claudia Hautkappe, independent Medien-Design

Satz: Felicitas Holdau

Repro: Repro Ludwig, Zell am See

Druck und Bindung: Firmengruppe APPL, Wemding

Bildnachweis

Fotoproduktion Food: Stefan Schulte-Ladbeck

Fotoproduktion People: Tanja de Maan

Cover: getty 98437130 (rechts), Stockfood 275500 (links)

Illustrationen: Claudia Hautkappe, independent Medien-Design

2. Auflage 2011

www.graefeundunzer-verlag.de

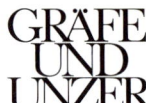

GRÄFE
UND
UNZER

Ein Unternehmen der
GANSKE VERLAGSGRUPPE